MEIN NEUSTART MIT *Yoga*

Für alle Tagträumer, Vorreiter und diejenigen, die an Magie glauben.
Für die schwarzen Schafe, seltsamen Vögel und solche mit wirren Haaren und verworrenen Herzen.
Für diejenigen, die mich in meinen dunkelsten Stunden geliebt und mir geholfen haben,
meinen Weg aus der Tiefe zurückzufinden.
Und für dich, Dad. Dafür, dass du mich dazu ermutigt hast, so furchtlos zu sein, meine Seele mit der Welt zu teilen.
Ich werde dich wiedersehen, auf der anderen Seite des Himmels.

Nicola Jane Hobbs

MEIN NEUSTART MIT *Yoga*

Mit dem 21-Tage-Programm
Ängste besiegen,
Stress abbauen und neue
Stärken entdecken

südwest

Impressum
1. Auflage

Die Originalausgabe erschien 2018 unter dem Titel „Thrive Through Yoga. A 21-Day Journey To Ease Anxiety, Love Your Body and Feel More Alive“ bei Bloomsbury.

Hinweis: Das vorliegende Buch ist sorgfältig erarbeitet worden. Dennoch erfolgen alle Angaben ohne Gewähr. Lassen Sie sich in allen Zweifelsfällen zuvor durch einen Arzt oder Therapeuten beraten. Yoga-Neulingen wird empfohlen, zur Ergänzung einen Yoga-Kurs zu besuchen, um die Haltungen unter Anleitung zu üben. Weder Autorin noch Verlag können für eventuelle Nachteile oder Schäden, die aus den im Buch gegebenen Hinweisen resultieren, eine Haftung übernehmen.

Projektleitung: Nina Sahm
Übersetzung: Petra Frese, Dortmund
Lektorat: Ulrike Reinen, Köln
Redaktion und Satz: trans texas publishing GmbH, Köln
Umschlaggestaltung für die deutschsprachige Ausgabe:
zeichenpool, München, unter Verwendung eines Fotos von © Glen Burrows

Druck und Bindung: C&C Offset Printing Co.

Printed in China

MIX
Paper from responsible sources
FSC® C008047

ISBN 978-3-517-09795-4

www.suedwest-verlag.de

Inhalt

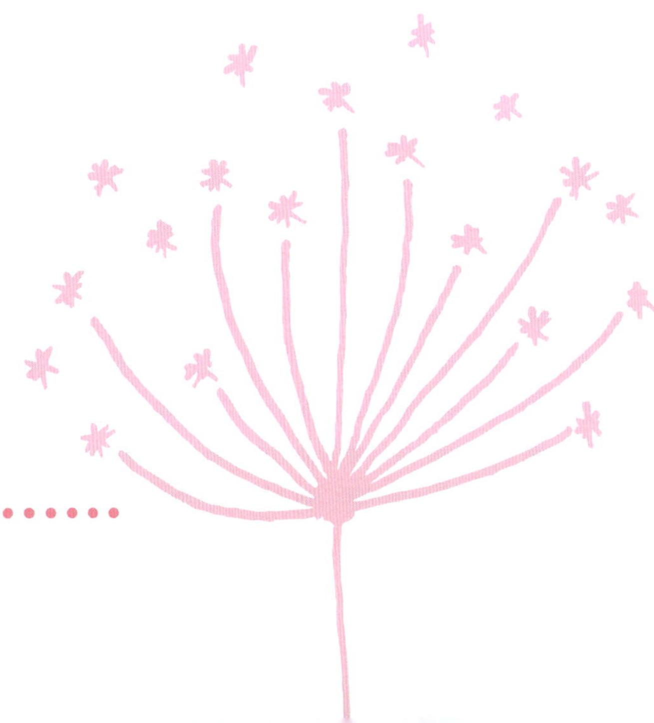

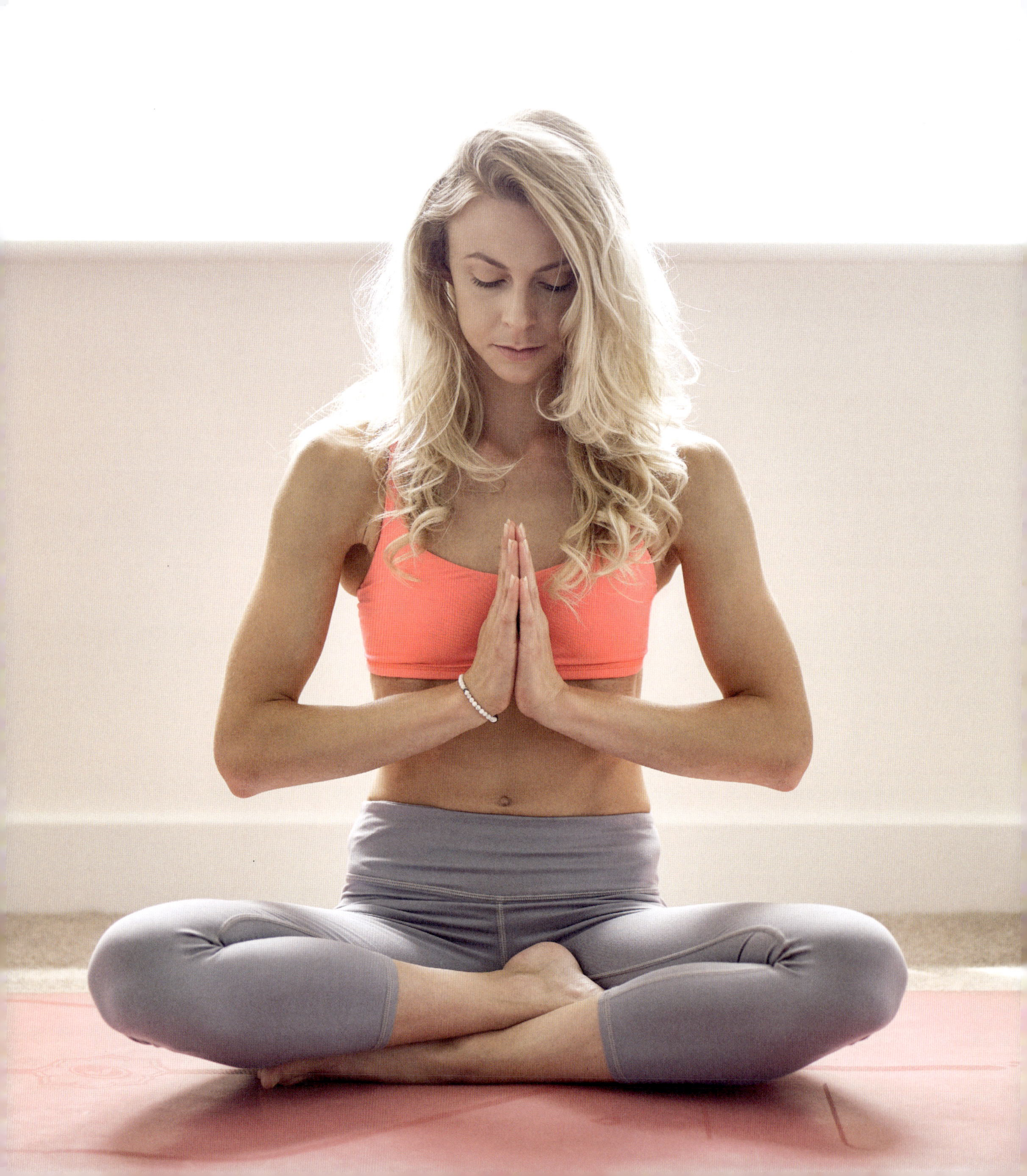

Teil 1: Einleitung

Beim Yoga geht es nicht darum, einen Fuß hinter den Kopf legen oder Spagat zu können. Oder einen perfekten Handstand. Yoga bedeutet mehr, als hübsche Körperhaltungen einzunehmen. Es geht um Heilung, um persönliches Wachstum und darum zu verstehen, was es heißt, wirklich zu leben. Der Sinn des Yoga besteht darin, dort Freiheit zu finden, wo man gefangen ist, das Herz der Freude und dem Abenteuer zu öffnen, Frieden mit dem eigenen Körper zu schließen und sich vollkommen zu akzeptieren. Sich all der schönen Dinge an sich selbst bewusst zu werden. Und die Seele mit Güte und Verständnis zu füllen, sodass auch andere an ihrem Überfluss teilhaben können. Der wahre Zweck von Yoga ist zu lieben – den eigenen Körper, sich selbst und die Welt.

Aus dieser Liebe heraus ist das vorliegende Buch entstanden. Ich möchte Sie zu einer Reise der Transformation einladen, Pläne für einen Neustart anbieten, Veränderung und Hoffnung ermöglichen. Beginnen Sie Ihren Weg so, wie Sie sind. Sie müssen sich nicht zusammenreißen – seien Sie einfach Sie selbst. In den nächsten 21 Tagen werde ich Ihnen helfen, so kühn und so mutig und so schön zu sein, wie es von Ihrer Geburt an für Sie vorgesehen war.

Mein Neustart mit Yoga ist aus persönlicher Lebenserfahrung, Berufspraxis, alter Weisheit und moderner Wissenschaft entstanden. Zunächst erfahren Sie, was Wachstum bedeutet und wie damit typische Probleme des Lebens im 21. Jahrhundert bewältigt werden können. Damit sie verstehen, warum ich verschiedene Elemente aus Yoga, Psychologie und Spiritualität miteinander vereine, gehe ich auf häufig gestellte Fragen ein. Dann lernen Sie die wichtigsten Grundlagen des Yoga kennen, und schließlich stelle ich Ihnen die Neustart-Sequenz vor – eine Übungsreihe, die am besten als Bewegungsmeditation durchführt wird.

Nun kann Ihre 21-tägige Reise beginnen. Zu jedem Tag gehören ein Satz zur Inspiration, eine vom Herzen ausgehende Selbsterforschung, eine Meditation und eine Yoga-Sequenz. Am Ende des Buchs finden Sie Übungen für allgemeine Probleme wie Schlafstörungen, Stress und Angst sowie ein Verzeichnis der Yoga-Haltungen mit Anleitung, wie Sie die Positionen sicher üben können.

Aber zuerst möchte ich Ihnen ein Versprechen geben, von der Autorin an die Leser, von der Lehrerin an die Schüler, von Seele zu Seele …

Was ich Ihnen verspreche

- Ich verspreche Ihnen, dass Sie in der Lage und es wert sind zu wachsen.
- Ich verspreche Ihnen, dass Sie lange genug gelitten haben. Sie müssen Ihre Probleme nicht mehr mit sich herumtragen. Was immer Sie bestimmt oder zurückhält – es ist Zeit zum Loslassen.
- Ich verspreche Ihnen, dass Sie es immer schaffen werden. Eines Tages werden sie geheilt sein und zwar dann, wenn Sie am wenigsten damit rechnen. Sie werden es nicht einmal bemerken. Sie wachen auf und stellen fest, dass Sie sich selbst nichts mehr vormachen. Der Kampf und das Streben nach Anerkennung sind vorbei. Sie erkennen, dass Sie frei sind.
- Ich verspreche Ihnen, dass Sie alles, was Ihnen Stress, Ärger und Angst bereitet, loslassen können. Wenn Sie die Maske abnehmen und sich offenbaren, werden Sie Freiheit finden. Sie können alles ablegen, was nicht zu Ihnen gehört, um zu werden, wer Sie wirklich sind.
- Ich verspreche Ihnen, dass sich Ihre Angst, Einsamkeit und alle anderen Schwierigkeiten beheben lassen. Ein Lied, ein Gedicht, ein Sonnenuntergang oder eine Umarmung reichen aus, um sich zu öffnen und Probleme bedeutungslos werden zu lassen. Jeden Augenblick können sich Ihre Sorgen in nichts auflösen, sodass sie keine Macht mehr haben.
- Ich verspreche Ihnen, dass Sie Schmerz und selbst kleinste Freuden in Ihrem Leben fühlen werden. Durch Verluste lernen Sie die Menschen schätzen, die Ihnen am Herzen liegen. Wenn es regnet, erfreuen Sie sich umso mehr an der Schönheit der Sonne. Das bedeutet nicht, dass Sie ständig glücklich sein sollen. Das Leben tut weh. Es ist schwer, aber der Schmerz hat einen Sinn.
- Ich verspreche Ihnen, dass Sie frei werden, wenn Sie sich der Angst und der Unsicherheit in Ihrem Leben stellen. Wenn Sie sich gestatten, Ihren Schmerz anzunehmen, statt ihn zu betäuben, zu ignorieren oder mit Medikamenten zu bekämpfen – und zu verpassen, was er Sie lehren kann. Es sind diese Lektionen, die Ihre Seele heilen und Ihnen bei Ihrer Persönlichkeitsentwicklung helfen.
- Ich verspreche Ihnen, dass Sie einen Punkt erreichen werden, an dem Sie die Schönheit des Lebens wahrnehmen. Der Blick auf Ihr früheres Selbst wird schmerzhaft sein, wenn Sie erkennen, dass Sie sich so lange vernachlässigt haben. Sie werden gesund. Sie wachsen. Sie entwickeln sich. Sie werden mehr Liebe und Mitgefühl empfinden und dazu beitragen, die Welt zu verbessern.
- Ich verspreche Ihnen, dass sich Ihr Leben verändern wird, wenn Sie mit Ihrer Vergangenheit Frieden schließen, wenn Sie tun, was Ihre Seele glücklich macht, und Großmut in Ihr Leben lassen. Das ist nicht leicht, aber es wird das Wichtigste sein, was Sie je getan haben. Wenn Sie Ihr Herz der Liebe, dem Zauber und den unvorstellbaren Abenteuern öffnen, entdecken Sie, dass das Leben schön ist.
- Ich verspreche Ihnen, dass Liebe wichtiger ist als Angst.
- Ich verspreche Ihnen, dass es Zeit für Sie ist, einen Neustart zu wagen.

Meine Geschichte

Ich habe dieses Buch geschrieben, weil ich genau das gebraucht hätte, als ich jünger war und mich verloren, verängstigt und total allein fühlte. Ich weiß, wie es ist, mit einer verletzten Seele zu leben, sich für wertlos, leer und zu beschädigt zu halten, um geliebt zu werden. Sich zu fühlen, als hätte man keine Stimme, als wäre die Welt zu laut und es gäbe keinen Ausweg aus diesem Kreislauf von Problemen und Selbsthass.

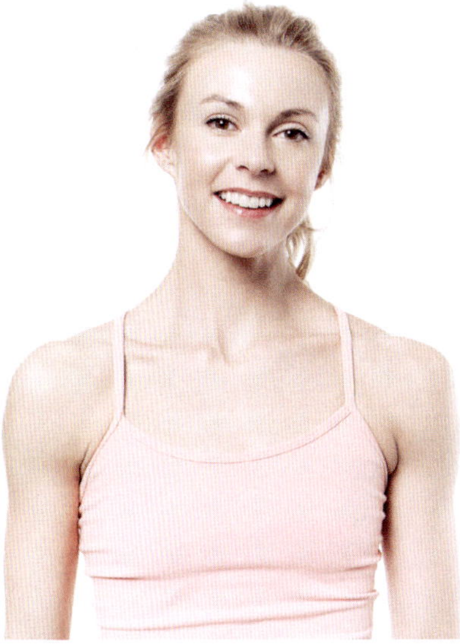

Aber es gibt einen Ausweg. Denn ich kenne auch das Gefühl der Freiheit. Ich weiß, wie es ist, sich wertvoll, geliebt und lebendig zu fühlen. Stark, gesund und stolz auf mich selbst zu sein. Ich kenne das Gefühl, dankbar für meinen Körper zu sein und ihn mit Genuss zu ernähren. Mich als wertvoll zu empfinden, glücklich zu sein, auf Berge zu steigen, Rad zu schlagen und das Leben jeden Tag noch magischer zu finden.

Als Kind fühlte ich mich immer fremd, als gehörte ich nicht richtig dazu. Von außen sah mein Leben glücklich aus – eine liebevolle Familie, tolle Freunde, gute Noten … aber ich fühlte mich allein und missverstanden. Und ich konnte diese Verletzlichkeit, die Angst und den Schmerz nicht mitteilen, darum begann ich zu hungern. Denn Hunger war besser als Schmerz.

Als ich 15 Jahre alt war, diagnostizierte man Magersucht, Depression, Angst- und eine Zwangsstörung. Darauf folgte ein fünf Jahre andauernder Teufelskreis aus Einweisungen in die Psychiatrie und Krankenhausaufenthalten, die eine Gewichtszunahme bewirken sollten. Ich wurde therapiert, bekam Medikamente und wurde zwangsernährt. Aber nach jeder Entlassung fühlte ich mich macht- und wertloser und hasste mich, meinen Körper und das Essen noch mehr. Mit 19 Jahren wog ich noch 25 kg und meine Organe versagten. Deprimiert, ausgelaugt und geschlagen hatte ich zwei Optionen: aufzugeben oder mit meinem Leben neu anzufangen.

Ich habe mich für das Leben entschieden.

In den folgenden zwei Jahren nahm ich wieder zu, wurde gesund und stark. Ich beendete mein Psychologiestudium, ließ mich in Thailand zur Yogalehrerin ausbilden, machte einen Master in Sport und Sportpsychologie und wurde zwei Mal englische Meisterin im Gewichtheben. Ich eröffnete ein Yoga-Studio, schrieb mein erstes Buch, *Yoga Gym*, und schulte mich in ayurvedischer Ernährung und Lebensberatung.

Wer sich beinahe umgebracht hat, kann nicht einfach wieder diejenige werden, die sie vorher war. Früher habe ich davon geträumt, eine erfolgreiche Spitzenanwältin in einem Topunternehmen zu werden mit einem schicken Haus, einem dicken Gehaltscheck und einer Designerhandtasche, aber meine Nahtoderfahrung hat mich wachgerüttelt. Ich lernte meine Grenzen, Süchte und alles andere kennen, was mich ausbremste. Mein Ego war zerstört und mein Herz gebrochen. Ich war so verzweifelt, dass mir nichts anderes übrig blieb, als mein Leben zu ändern.

Der Schmerz, den ich durchlitten habe, soll nicht umsonst gewesen sein. Jetzt konzentriere ich mich darauf, anderen Menschen bei ihrem Neustart zu helfen – durch Yoga, Schreiben, Psychologie und Ayurveda, denn das alles hat zu meiner Heilung beigetragen und mich Freiheit und Liebe finden lassen.

Und ich wünsche mir, dass auch Sie diese Liebe spüren.

Nicola x

Ziel dieser Reise

Die in diesem Buch vorgestellte Reise bietet einen revolutionären Weg, sich von den Ängsten und Sorgen zu befreien, die das moderne Leben mit sich bringt. Es hilft Ihnen, glücklicher, selbstbewusst und belastbar zu sein.

Ganz gleich, wie lange Sie schon mit Stress, Ängsten und geringem Selbstwertgefühl kämpfen oder welche Störungen man Ihnen bescheinigt. Mit Unterstützung, Inspiration und dem Traum von Freiheit können Sie beginnen, der Mensch zu werden, der Sie schon immer gern sein wollten – diese leidenschaftliche Person mit einem Funkeln in den Augen, Liebe im Herzen und Abenteuergeist in der Seele, all den Dingen, die so lange verschüttet waren.

Jahrelang habe ich mir angehört, dass ich nie mehr gesund und immer an Depressionen leiden werde und Medikamente einnehmen muss. Auch meine Essstörung würde mich immer begleiten, damit müsste ich mich arrangieren. Ich bin aber davon überzeugt, dass jeder Freiheit und Glück finden kann, der lernt, sich von Ängsten zu befreien und Liebe und Verständnis für sich selbst und die Welt zu empfinden.

Meine Mission besteht also darin, Ihnen zu helfen, aus den Stürmen Ihrer verletzten Seele doppelt so stark wie zuvor, anmutig und unabhängig hervorzugehen. Ob Sie mit Angst und Stress zu kämpfen haben, mit einer Essstörung oder Depressionen – oder ob Sie das Leben einfach satthaben: Ich möchte Ihnen Werkzeuge an die Hand geben, die Heilung und Wachstum fördern.

Mein Neustart mit Yoga verfolgt drei Hauptziele:

- **Aufbau eines täglichen Übungsprogramms, das der Selbstfürsorge dient.** Sich selbst etwas Gutes zu tun und das eigene Glück zur Priorität zu erheben ist nicht egoistisch. Sie erfahren, wie wichtig es ist, sich um sich selbst zu kümmern. Genau wie das Zähneputzen werden Yoga, Meditation und Entspannung zu Ihrem Tagesablauf gehören. Wenn Sie sich Zeit nehmen, sich um Ihr eigenes Wohlbefinden zu kümmern, werden Sie auch genug Energie und Liebe für andere haben.
- **Loslassen, was nicht mehr guttut.** Stress, Ängste und Sorgen gehen oft mit einer körperlichen, mentalen, emotionalen und spirituellen Unterversorgung einher. Eine Reihe von Yoga-Sequenzen, Meditationen und die Erforschungen des Herzens bauen körperliche Stärke auf und liefern emotionale Nahrung.
- **Die Entwicklung von „Bodymind".** So nennt man im Osten die Einheit von Körper und Geist. Mit dem Körper zu arbeiten heißt zugleich, Denken und Fühlen zu beeinflussen. Die Yoga-Sequenzen fördern körperliche Kraft und Beweglichkeit, woraus wiederum eine belastbarere Psyche und emotionale Freiheit erwachsen.

Was bedeutet „Bodymind"?

Im Westen werden Körper und Geist gewöhnlich getrennt wahrgenommen, während der Bodymind-Ansatz deren Einheit sieht. Das Gehirn ist eine anatomische Struktur im Kopf, während der Geist aus einem Bewusstseinsstrom im ganzen Körper besteht. Diese östliche Betrachtungsweise stammt aus dem Buddhismus, aber heute erkennt auch die Schulmedizin allmählich das Zusammenspiel von Körper und Geist. Damit befassen sich die Psychoneuroimmunologie, welche die Wechselwirkung von psychologischen Prozessen und Emotionen mit dem Immun- und dem zentralen Nervensystem erforscht, sowie die psychosomatische Medizin, indem sie die Beziehungen zwischen mentalen, sozialen und körperlichen Prozessen und Verhaltensweisen untersucht.

Forschungen haben gezeigt, dass emotionale Energie die Ausschüttung von Neuropeptiden anregt, die physiologische Reaktionen im Körper hervorrufen. Darum bietet dieses Übungsprogramm auch die Möglichkeit, Emotionen durch Yoga-Haltungen herauszulassen – um im wahrsten Sinn des Wortes Themen, die im Körper gefangen sind, zu befreien.

Persönliches Wachstum

Der Teenager, der sein Bein bei einem Unfall verloren hat und dann eine Goldmedaille bei den Paralympics gewinnt, wächst. Eine Mutter, die zunächst verzweifelt, als sie erfährt, dass ihr Sohn Autist ist, und sich dann zum Coach fortbildet, um anderen Eltern in einer ähnlichen Situation zu helfen, wächst. Der Mann, der nach seiner Entlassung kurz vorm Selbstmord steht und dann einen Service für andere Arbeitslose anbietet, um deren Selbstwertgefühl wiederaufzubauen, wächst. Die Frau, sie sich ständig ängstlich, erschöpft und nicht gut genug fühlt und dann lernt, mehr Verständnis für sich selbst und die Welt zu entwickeln, wächst.

Herausforderungen gehören zum Leben. Das kann eine Scheidung, der Tod eines geliebten Menschen, eine psychische oder körperliche Krankheit oder ein stressiger Beruf sein. Angesichts solcher Lebenssituationen geschieht gewöhnlich eines von zwei Dingen:

- Wir sind am Boden zerstört.
- Wir gehen stärker aus ihnen hervor – und wachsen.

Ich habe mich erstmals mit dieser Thematik beschäftigt, als ich meine Magisterarbeit in Sport und Sportpsychologie schrieb. Dieses Fach habe ich auch deshalb gewählt, weil Yoga mir bei meinem Heilungsprozess geholfen hatte, und ich wollte verstehen, warum gerade Yoga solche Veränderungen auslösen kann.

Je mehr ich mich damit auseinandersetzte, umso häufiger entdeckte ich Geschichten von Menschen, die nicht nur Probleme in ihrem Leben überwunden hatten, sondern aus diesem Prozess sogar als stärkere Persönlichkeiten hervorgegangen sind. Diese Menschen hatten ihre Schwierigkeiten in Kraft umgewandelt. Schmerz, Angst und Not, unter denen sie hätten zerbrechen können, weckten stattdessen eine neue Stärke und Weisheit in ihnen und ließen sie aufblühen.

In den letzten Jahren ist das Thema vor allem für die Forschung interessant geworden. Standen früher Depression, Krankheit und Verzweiflung im Mittelpunkt des Interesses, sind es nun Glück, Hoffnung und persönliches Wachstum. 1996 entwickelten zwei Psychologen, Professor Lawrence Calhoun und Dr. Richard Tedeschi von der University of North Carolina, das „Post Traumatic Growth Inventory", ein Maß dafür, wie stark Menschen aus der Überwindung ihrer Probleme hervorgehen. Sie formulierten fünf Punkte, die persönliches Wachstum bedeuten:

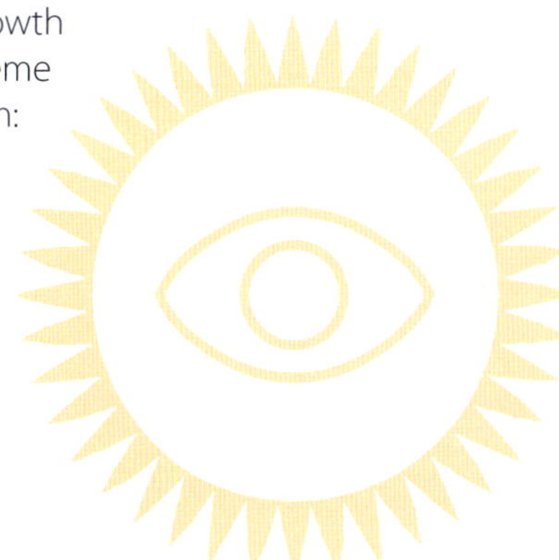

- Entdeckung neuer Perspektiven und Möglichkeiten
- Neue Wege, Beziehungen zu anderen herzustellen
- Zunahme der persönlichen Stärke
- Spiritueller Wandel
- Größere Wertschätzung des Lebens

Oft müssen wir erst mit bestimmten Aspekten des Lebens ringen, bevor wir erkennen können, was wirklich wichtig ist. Hier meine persönliche Definition:

Wachsen

Probleme in Stärke verwandeln; Wissen, Vertrauen und Verständnis entwickeln, Hoffnung, Verbundenheit und Zugehörigkeit spüren; von ganzem Herzen lieben und leben; aufblühen, lebendig werden.

Aus der vorausgehenden Definition abgeleitet, kombiniert mit weiteren Forschungsergebnissen und meiner eigenen Erfahrung, habe ich das Modell **N.E.U.S.T.A.R.T.** entwickelt – ein Programm, das von einem Problem zu persönlicher Stärke führt.

Neue Hoffnung entwickeln – Sie verlässt uns zwar nie ganz, doch in schwierigen Zeiten scheint die Hoffnung unterzugehen. Dann haben wir die Möglichkeit, sie in uns selbst zu finden, auch in den dunkelsten Augenblicken.

Erfinden Sie sich neu – Probleme werden oft zu Teilen der Persönlichkeit. Um frei und glücklich zu sein, müssen Sie herausfinden, wer Sie wirklich sein wollen.

Umorientieren – richten Sie sich nicht mehr nach den Werten anderer und trauen Sie Ihrer Intuition. Sie weist Ihnen den besten Weg.

Selbstliebe – seien Sie gut zu sich selbst und nehmen Sie sich mit all Ihren Stärken und Schwächen an.

Transformation – Veränderungen sind beängstigend, doch wäre das Leben in zehn Jahren genau wie jetzt, wären Sie vermutlich enttäuscht und unglücklich.

Aktiv werden – durch bloßes Nachdenken und Planen lässt sich die Zukunft nicht verändern. Eine neue Lebensweise unterstützt das Loslassen von Angst und Unsicherheit.

Reise mit Genuss – nicht jede wertvolle Erfahrung muss mit Schmerz und Leid einhergehen. Veränderungen und Wachstum erfordern zwar Anstrengung, doch das heißt nicht, dass Sie diese Reise und ihre Ergebnisse nicht auch von ganzem Herzen auskosten dürfen.

Trauen Sie sich – je mehr Verantwortung Sie für Ihr Leben übernehmen, desto freier können Sie Ihre Zukunft gestalten.

Der Unterschied zwischen persönlichem Wachstum und Selbstoptimierung

Dieses Programm ist nicht einfach ein Selbsthilfeprojekt oder Ideal, das erreicht werden soll. Die Suche nach Veränderung ist oft der Versuch einer Selbstoptimierung, die auf der Überzeugung beruht, man werde ein besserer Mensch, wenn man gesünder ist, mehr meditiert oder eine Kleidergröße abnimmt. Aber wirkliches Wachstum hat mit dieser an Bedingungen geknüpften Form von Selbstakzeptanz oder subtilen Aggression gegen sich selbst nichts zu tun. Es geht darum zu akzeptieren, wer man ist, und sich so Raum zum Wachsen zu geben. Es geht darum, Freundschaft mit sich selbst zu schließen. Trotz Ängsten, Wut oder des Gefühls, nicht gut genug zu sein, kann man lernen, sich mit all seinen Fehlern und Unvollkommenheiten zu lieben. Und mit dieser liebevollen Einstellung entsteht Wachstum.

Seelische Störungen und Belastungen

Das Gegenteil von Wachstum ist Leiden – Stress, Probleme oder Krankheit. Wenn Sie dieses Buch lesen, gibt es in Ihrem Leben wahrscheinlich etwas, mit dem Sie zu kämpfen haben. Das kann eine psychische Krankheit wie Depression oder Magersucht sein, ein Übermaß an Stress und Unsicherheit auf der Arbeit oder einfach das unbestimmte Gefühl, dass etwas falsch läuft.

Im Folgenden finden Sie eine Auflistung der zehn häufigsten Probleme, die charakteristisch sind für das Leben des 21. Jahrhunderts. So können Sie Zeichen einer Störung oder einer Notlage bei sich selbst oder anderen erkennen, um bei Bedarf professionelle Hilfe in Anspruch nehmen zu können.

Die Beschreibung dieser Probleme beruht auf Gesprächen, die ich mit Betroffenen geführt habe. Wenn Sie sich in einigen dieser Erfahrungen wiederfinden, ist das kein Grund, sich zu schämen. Denken Sie daran: Solche Probleme sind auch der Anlass für Veränderungen, das Sprungbrett, von dem aus Sie sich auf Ihre Suche nach Bedeutung, Sinn und Richtung in Ihrem Leben machen. Haben Sie das Gefühl, dass Sie mit einem der beschriebenen Probleme zu kämpfen haben, suchen Sie sich bitte professionelle Hilfe. Sie sind nicht allein.

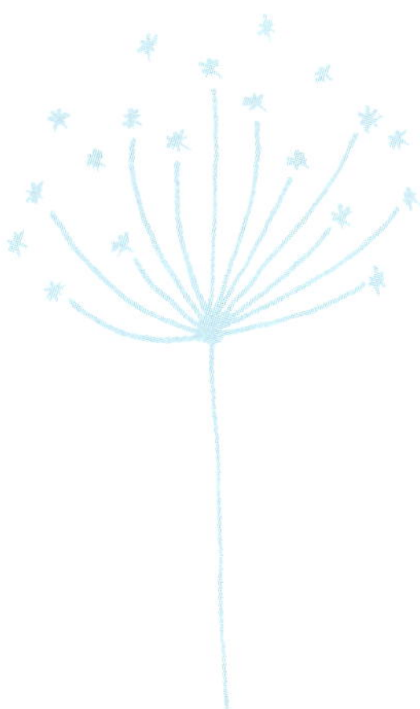

Depression

Depression ist eine der weltweit am häufigsten vorkommenden psychischen Erkrankungen. Sich in schwierigen Lebensphasen deprimiert zu fühlen ist normal, etwa wenn ein geliebter Mensch stirbt, man sich scheiden lässt oder seinen Job verliert. Manchmal dauern Traurigkeit und Einsamkeit aber sehr lange an, und es wird schwierig, den Alltag zu bewältigen.

Ich habe die Depression als eine schwarze Wolke erlebt, die die Schönheit der Sonne verhüllt. Es ist, als seien einem die Flügel gestutzt worden, und man kann nicht mehr fliegen. Es fühlt sich an wie eine Zehn-Tonnen-Bleikugel in der Brust, die man notgedrungen immer mitschleppen muss. Es ist, als haben man sich selbst verloren.

Depressionen können kommen oder gehen, manchmal sind sie immer da. Sie können sich als leichte oder sehr tiefe Traurigkeit äußern. Welches Ausmaß Ihre Depression auch haben mag – es ist wichtig, dass Sie mit jemandem darüber sprechen und Hilfe finden, damit Sie wieder fliegen können.

Ängste

Wie Depression gehört auch die Angst zu den weltweit am weitesten verbreiteten psychischen Problemen. Allein in Deutschland leiden 15 Prozent der Bevölkerung an Angststörungen. Angst fühlt sich an, als stünde der Verstand in Flammen und die Gedanken rasen wild durcheinander und blockieren sich gegenseitig. Es ist, als klingle unaufhörlich ein Telefon im Kopf. Eine stete Flutwelle von Gedanken, Sorgen und Gefühlen lässt das Herz rasen, verursacht Magenschmerzen und Kurzatmigkeit.

Die Gründe für solche Ängste und die Art wie sie erlebt werden, sind sehr unterschiedlich. Manche Menschen haben im sozialen Umgang Angst oder leiden unter Phobien, andere haben Panikattacken oder neigen allgemein dazu, sich zu sorgen oder zu fürchten.

Stress

Das moderne Leben steckt voller Anforderungen und Zielvorgaben, und für viele ist Stress schon zu einer Lebensweise geworden. Mehr als die Hälfte von uns gibt an, sich täglich gestresst zu fühlen. Zwar kann Stress ein toller Motivator sein, um unter Druck gut funktionieren zu können; wird der Stress aber zu stark, kann er Gesundheit, Beziehungen und Lebensqualität beeinträchtigen.

Stress vermittelt das Gefühl, unter zu hohem mentalem oder emotionalem Druck zu stehen. Die Kluft zwischen dem, was erwartet wird, und dem, was zu schaffen ist, erscheint unüberbrückbar. Es ist, als würden wir eine riesige Last mit uns herumschleppen, als zerrten alle an uns herum, als stürzten wir in einen Abgrund und suchten dabei nach einem Seil, an dem wir wieder herausklettern können.

Der Körper kann die Ursache für lebensbedrohlichen Stress, wie zum Beispiel von einem Bären gejagt zu werden, nicht von dem eines enorm hohen Arbeitspensums, Ehe- oder Geldproblemen unterscheiden. Und da die heutigen Stressquellen oft chronisch sind, ist der Körper permanent im Flucht-oder-Kampf-Modus. Das führt zu einem Ungleichgewicht, das Herzerkrankungen, Übergewicht, Diabetes, Kopfschmerzen und psychische Probleme verursacht.

Essstörungen und gestörtes Essverhalten

In der Gesellschaft des 21. Jahrhunderts wird viel Wert auf das Aussehen gelegt, und das beeinflusst das Verhältnis zum Essen und zum Körper. In Deutschland leiden rund 3 Prozent der Bevölkerung ein Mal im Leben unter einer der Hauptformen von Essstörungen. Von Übergewicht sind 53 Prozent der Frauen und 67 Prozent der Männer betroffen. Ein gestörtes Essverhalten ist viel verbreiteter, als Sie vielleicht denken. Das führt nicht nur zu Übergewicht oder diagnostizierbaren Erkrankungen wie Anorexie, Bulimie und Binge-Eating, sondern auch übertriebenen Formen von Diät und Fasten, zwanghaftem Kalorienzählen, Clean Eating und dem Auslassen von Mahlzeiten. Das alles beeinträchtigt das mentale, emotionale und körperliche Wohlbefinden.

Aus eigener Erfahrung kann ich sagen, dass sich Magersucht wie eine missbräuchliche Beziehung mit sich selbst anfühlt. Man hat das Gefühl, keine Kontrolle zu haben, also kontrolliert man das Essen, weil das wahre Leben zu kompliziert ist, um sich damit auseinanderzusetzen. Auf diese Weise beherrschen Nahrung und Kalorien das Denken. Man glaubt, es nicht wert zu sein, sich zu ernähren, und bestraft sich stattdessen. Das führt zu dem Glauben, stark zu sein, und zu der Überzeugung, Leere sei Macht. Dabei fühlt man sich unvorstellbar schwach. Essstörungen sind wie eine gemütliche kleine Hölle – vertraut und sicher, aber voller Einsamkeit, Angst und Schmerz.

Für manche Menschen dauert der Kampf gegen gestörtes Essverhalten ein Leben lang. Deshalb ist es wichtig, sich professionelle Hilfe zu suchen, sobald klar wird, dass Wohlbefinden und das ganze Leben vom Essverhalten eingeschränkt werden.

Zwangserkrankungen

Obwohl Zwangsstörungen als vierthäufigstes psychisches Krankheitsbild gelten, leiden viele Menschen noch immer im Verborgenen, weil sie sich schämen. Jeder ist manchmal zwanghaft – vielleicht muss der Schreibtisch auf bestimmte Art aufgeräumt und die Wohnung blitzblank sein, oder man kontrolliert beim Verlassen des Hauses mehrmals, ob die Tür abgeschlossen ist. Eine Zwangsstörung liegt vor, wenn diese Gewohnheiten das Leben übernehmen.

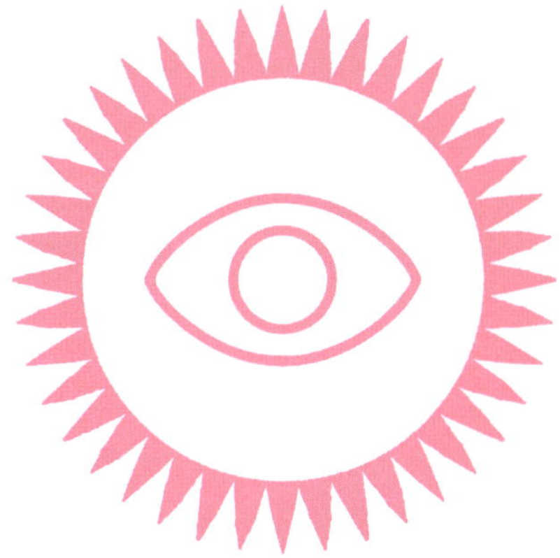

An einer Zwangsstörung erkrankte Menschen glauben beispielsweise, sie müssten den Lichtschalter immer zehn Mal hintereinander betätigen, um zu verhindern, dass ihre Familie stirbt. Sie müssen die Hände 50 Mal waschen, andernfalls werden sie krank, oder sie essen genau 127 Cornflakes, weil sonst etwas Schlimmes passiert; sie müssen Ihre Schritte zählen, um sich sicher zu fühlen. Wer an einer solchen Störung leidet, glaubt, verrückt zu werden, denn ihm ist klar, dass diese Gedanken und Rituale irrational sind.

Wie Essstörungen werden auch Zwangsstörungen zu jener gemütlichen kleinen Hölle. Man kann eine Zwangsstörung heilen, dennoch wird sie oft als lebenslange Erkrankung behandelt. Das Ungewisse, das mit dem Verzicht auf Obsessionen und Zwänge einhergeht ist, macht oft mehr Angst.

Sucht

Sucht heißt, zum Sklaven einer Gewohnheit zu werden. Man kann von einer Substanz wie Alkohol abhängig werden oder von einem Verhalten wie dem Spielen. Es gibt bekannte Süchte wie die nach Drogen und Zigaretten, aber auch solche, die wahrscheinlich viel verbreiteter sind, über die aber weniger nachgedacht wird – Kaffee, Vollwertkost, Junkfood, Einkaufen, soziale Medien, Schönheitschirurgie und Sport. Sogar Arbeit kann zur Sucht werden.

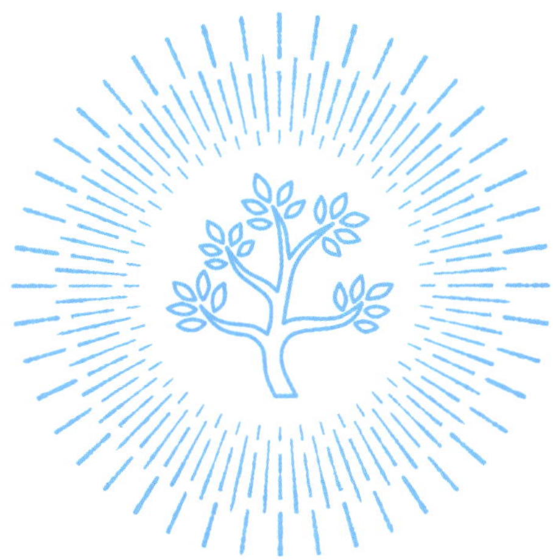

Sucht kann sich zeigen, wenn man vor der dritten Tasse Kaffee nicht wach wird oder das Geburtstagsessen bei der Mutter versäumt, um ins Fitnessstudio zu gehen. Sucht kann sein, zu verschweigen, wie viel man getrunken hat, oder vor einem Date noch schnell heimlich eine Zigarette zu rauchen. Oder, in der Mittagspause im Auto ein bisschen schlafen zu müssen, weil man bis drei Uhr morgens in den sozialen Medien unterwegs war. Sucht ist, mit der Diät am Montag weiterzumachen oder der Beschluss, irgendwann einmal mit dem Rauchen aufzuhören.

Dabei muss das Suchtmittel an sich gar nicht gefährlich sein. Wird es aber zur höchsten Priorität und gibt Ihnen das Gefühl, mehr Kontrolle über Ihr Leben zu haben, dann fühlen Sie sich unruhig oder unwohl, wenn Sie Ihrer Sucht nicht nachgehen können. Beeinflusst sie derart Ihr Leben oder Ihre Beziehung, wird es Zeit, sich Hilfe zu suchen.

Erschöpfung

Obwohl die meisten Menschen erschöpft aus dem Schlaf erwachen, ist es ihnen unangenehm, dies anderen gegenüber zuzugeben. In unserer Rund-um-die-Uhr-Gesellschaft scheint alles in halsbrecherischer Geschwindigkeit abzulaufen. Um mithalten zu können, wird auf Schlaf und Entspannung oft verzichtet. Ich erinnere mich an die Zeit, in der ich gleichzeitig für meine Magisterarbeit lernte, als freie Journalistin arbeitete, mein erstes Yoga-Studio aufbaute, jeden Tag 160 Kilometer pendelte und an Meisterschaften im Gewichtheben teilnahm, und das alles mit vier bis fünf Stunden Schlaf pro Nacht. Ein paar Monate später brach ich mit einer Nebennierenschwäche zusammen. Solche Geschichten höre ich auch immer wieder von anderen Menschen, die zu viele Bälle in der Luft halten müssen – Kinder, Beruf, Sport, sich um die Eltern kümmern, waschen, putzen … früher oder später kollabieren sie.

Die Erschöpfung kann körperlich, mental oder emotional sein – oder eine Kombination –, und ohne Hilfe kann sie schließlich zu einem geschwächten Immunsystem und Störungen wie dem chronischen Erschöpfungssyndrom führen.

Unzufriedenheit mit dem Körper

Man muss nur in die sozialen Medien schauen: Eine Flut von Bildern belegt, was die Gesellschaft für schön hält. Dieses unerreichbare Ideal trägt dazu bei, dass sich viele Menschen ihres Körpers schämen. Das ist eines der größten Probleme des modernen Lebens, denn 90 Prozent sagen, dass ihr Körper sie bedrückt und die Lebensfreude beeinträchtigt.

Durchschnittlich haben wir täglich 13 negative Gedanken über unseren Körper. Wir finden die Oberschenkel zu dick und die Nase groß, hassen den Bauch und glauben, Tränensäcke unter den Augen haben. Wir nennen uns „dick" und „hässlich" und sind tagtäglich emotional gemein zu uns selbst.

Doch obwohl der Umfang der Oberschenkel oder der Schwabbelbauch Dauerthema sind, geht es gar nicht um den Körper. Ich habe Jahre damit verbracht, meinen Körper zu hassen, und dann festgestellt, dass ich jedes Mal, wenn ich mir wegen meiner Dehnungsstreifen oder meiner flachen Brust Selbstvorwürfe gemacht habe, eigentlich Probleme bei der Arbeit oder Streit mit meinem Freund hatte, oder etwas anderes in meinem Leben hat mich traurig gemacht, verängstigt und verwirrt.

Ich verspreche Ihnen, dass alle Sit-ups der Welt Sie nicht mit Ihrem Bauch versöhnen werden, denn um den geht eigentlich gar nicht.

Perfektionismus und Unzulänglichkeit

Wir leben in einer Kultur des Perfektionismus. 80 Prozent von uns finden sich nicht gut genug – nicht dünn, hübsch, klug genug, nicht gut genug als Partner, Eltern oder bei der Arbeit … einfach nicht genug. Dafür hat die Wissenschaft sogar einen Namen: Atelophobie, die Angst vor der eigenen Unvollkommenheit. Sie ist Zeichen eines geringen Selbstwertgefühls und geht oft mit Depressionen, Angst, Selbstverletzungen und Essstörungen einher.

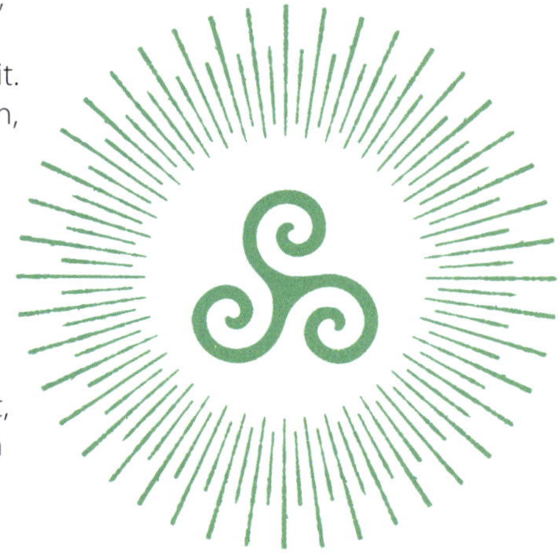

In meinem Fall beflügelte das Gefühl der Unzulänglichkeit meine Magersucht. Jahrelang mochte ich mich selbst nicht und fühlte mich wertlos. Ich machte mich fertig, wenn ich nur eine Eins bekam, obwohl auch eine Eins plus drin gewesen wäre. Ich wollte die perfekte Tochter, Schwester, Schülerin sein und fühlte mich doch die ganze Zeit über als Versagerin. Ich zweifelte sogar daran, dünn genug zu sein, um als magersüchtig zu gelten. Zugleich glaubte ich nicht, dass ich es wert war, mich zu erholen und glücklich zu sein. Erst als ich mit dem Perfektionismus Frieden schloss, meinen Wert erkannte und lernte, dass ich einfach so genug war, ohne Bedingungen erfüllen zu müssen, konnte ich die Anorexie loslassen und mir ein Leben aufbauen, das ich liebte.

Dauerndes Beschäftigtsein

Jeder kennt das: Der Kalender ist brechend voll mit Arbeit, Hobbys, Erledigungen, Familientreffen und Terminen. Zunächst ist das aufregend, und es fühlt sich wie ein Rausch an, ständig beschäftigt zu sein. Nach einer Weile aber wirken Leerstellen im Kalender beunruhigend, obwohl wir uns vielleicht nach Erholung sehnen. Und wenn wir uns dann eine Auszeit gönnen, fühlen wir uns schuldig, weil wir nicht produktiv gewesen sind.

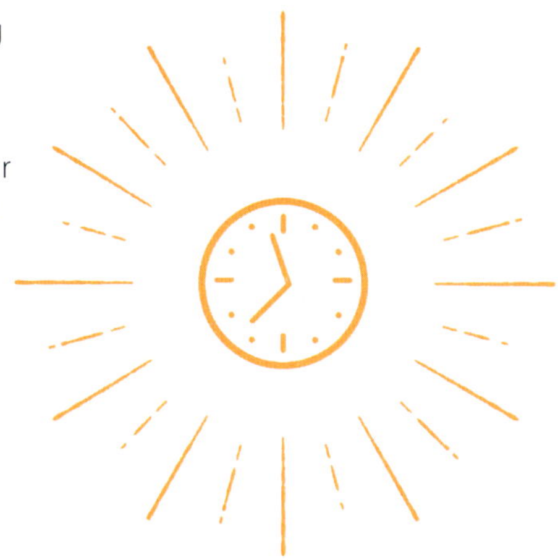

Unsere Kultur feiert das Beschäftigtsein, und viele sind umso glücklicher, je mehr sie zu tun haben. Die Gesellschaft hat uns konditioniert zu glauben, beschäftigt sein bedeute gleichzeitig, Erfolg zu haben.

Dieser Hang, freie Zeit mit allem Möglichen zu füllen, kann nach aber hinten losgehen. Es handelt sich dabei oft um eine Flucht oder den Versuch, sich zu betäuben. Das zwanghafte Beschäftigtsein kann zu Sucht und Besessenheit führen oder als Bewältigungsstrategie gehandhabt werden, um Unzulänglichkeitsgefühle in den Griff zu bekommen. Daraus folgen womöglich Ängste, Depressionen und andere psychische Probleme.

Das verdeutlicht, wie alle modernen alltäglichen Probleme miteinander verknüpft sind. Können wir aus dem Teufelskreis nur eines dieser Probleme ausbrechen, stehen die Chancen gut, dass wir uns auch von den anderen befreien.

Mein Neustart mit Yoga: Wie funktioniert das?

Auf meiner Reise in die Freiheit lernte ich verschiedene Therapien und Behandlungen kennen, von kognitiver Verhaltenstherapie und Psychoanalyse über Reiki bis hin zur Geistheilung. In diesem Programm verbinde ich das, was mir auf meiner persönlichen Reise am meisten geholfen hat, und jenes, was mir aus meiner Erfahrung als Yoga-Lehrerin und Sportpsychologin am effektivsten erscheint, mit Techniken zur Linderung von Ängsten, Verbesserung des Selbstwertgefühls und Steigerung eines positiven Körpergefühls. Am Ende des Buches finden Sie eine Liste von Veröffentlichungen für weitere Informationen.

Damit Sie all diese Erfahrungen und Forschungsergebnisse in den Alltag integrieren können, habe ich die heilenden Kräfte des Yoga und uralter Weisheiten ebenso wie moderne, wissenschaftlich belegte psychologische Prinzipien zu einer 21-tägigen Reise zusammengefasst, die Ihr Leben verändern kann. Schritt für Schritt lernen Sie praktische Methoden kennen, die es Ihnen ermöglichen loszulassen, was Sie zurückhält – damit Sie wachsen können.

Jeden Tag werden Sie einen neuen Schritt auf Ihrer Reise in Richtung Glück und Freiheit machen. Sie lernen, mit Stress umzugehen, Ängsten zu begegnen, Unsicherheit zu lindern und Ihren Körper zu lieben. Dazu gehören ein inspirierender Satz, in dem Sie Ihre Absicht formulieren, eine Erforschung des Herzens, eine Meditation oder Aspiration und eine auf das Thema des Tages zugeschnittene Yoga-Übungsreihe. Dazu kommt die Neustart-Sequenz, mit der Sie sich täglich auf Ihren Körper und Ihren Atem einlassen, Stress und Ängste abschalten und Ihre Achtsamkeit auf den jetzigen Moment lenken können.

Pflanzen sind mit der Fähigkeit zu wachsen ausgestattet. So ist es auch beim Menschen. Stellen Sie sich vor, eine Pflanze zu sein, und die folgende Reise ist Wasser und Sonne, Ihre tägliche Nahrung, die Sie blühen und wachsen lässt. Der ganzheitliche Ansatz dieses Buchs beruht auf vier Methoden und Praktiken, die im Folgenden beschrieben werden.

Wozu braucht man ein Mantra?

Jeder Tag dieses Programms beginnt mit einem inspirierenden Satz, einer Absicht. In einigen der Meditationen finden Sie traditionelle Mantras. Auf wunderbare Weise zeigen uns Mantras, dass wir mit unseren Problemen nicht allein sind. Wenn sie uns besonders ansprechen, erkennen wir, dass auch andere Menschen erlebt haben, was wir gerade durchmachen. Um sich weiterzuentwickeln ist nicht nur Wissen nötig, sondern auch Verbundenheit, und diese Sätze helfen dabei zu erkennen, was in uns wir überwinden möchten. Sie geben Hoffnung und die Zuversicht, dass Veränderungen möglich sind.

Was bedeutet Erforschung des Herzens?

Bildung und persönliches Wachstum konzentrieren sich oft auf den Geist und seine Entwicklung. Hier aber ist die Kraft des Herzens gefragt, um das Leben zu verändern. Die Erforschung des Herzens ähnelt Übungen zur inneren Einstellung, lenkt aber die Aufmerksamkeit vom Ego zum höheren Selbst und ermutigt, statt in Angst und stetem Wettbewerb an einem Ort der Liebe und des Mitgefühls zu leben. Gedanken über den eigenen Körper, Beruf, Geld und materiellen Besitz schränken uns ein. Darüber hinauszublicken verbindet uns wieder mit dem wahren Selbst. Wir entdecken Leidenschaften neu und akzeptieren und lieben uns selbst tief und vollständig.

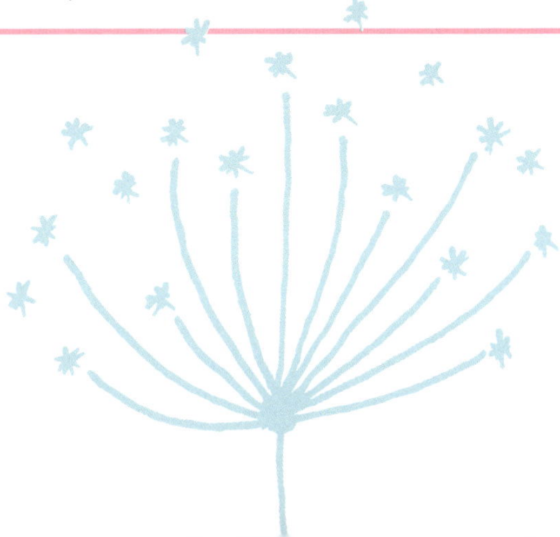

Worin unterscheiden sich Affirmation und Aspiration?

An einigen Tagen dieser Reise kommen Aspirationen zum Einsatz. Zwischen einer Affirmation und einer Aspiration besteht ein entscheidender Unterschied. Affirmationen sind positive Sätze oder Erklärungen, die einen Wunsch zur Realität machen, zum Beispiel „Ich liebe meinen Körper". Aspirationen sind die Bereitschaft, sich neuen Wegen des Seins zu öffnen, wie etwa: „Möge ich meinen Körper lieben". Affirmationen sind in Ratgebern und Selbsthilfebüchern sehr beliebt. Die Forschung hat jedoch gezeigt, dass sie oft kontraproduktiv sind, weil wir so unglaubwürdig finden, was wir uns sagen, dass ein innerer Konflikt entsteht, der negative Überzeugungen noch verstärkt. Wenn jemand, der sich beispielsweise tief im Innern hässlich findet, die Affirmation „Ich bin schön und liebe mich selbst" praktiziert, prallen zwei Überzeugungen aufeinander. Doch mit Aspirationen wie „Ich möchte mich schön finden und lernen, mich zu lieben" laden wir sanft und offen zu Veränderungen ein, statt uns einen Wandel aufzuzwingen. Das erlaubt einen liebevolleren Umgang mit sich selbst und natürliches Wachstum.

1 – Yoga

Wie ich kommen viele Menschen zum Yoga, weil es in ihnen brodelt, weil sie gestresst sind, unter Ängsten leiden oder weil sie ihre Gefühle mit Essen, Fernsehen oder Arbeit betäuben. Manche von ihnen wollen sich einfach lebendiger fühlen. Andere kommen, um wieder mit einem Teil von sich selbst in Verbindung zu treten, zu dem sie den Kontakt verloren haben. Oder sie suchen nach etwas Tieferem, das sie selbst noch nicht ganz verstehen.

Die meisten Therapien konzentrieren sich auf den Geist, aber ich glaube, dass der erste Schritt zur Heilung über den Körper läuft. Aus eigener Erfahrung kann ich sagen, dass meine Genesung begann, als ich mithilfe von Yoga wieder eine Beziehung zu meinem Körper aufbauen konnte. Die Verbindung aus stärkenden Yang- und entspannenden Yin-Haltungen bereitet einen Weg aus der Komfortzone und bietet die Möglichkeit, physische und mentale Grenzen auszutesten. Die Kraft, Stärke, Freiheit und Entspannung, die Sie in jeder Haltung entdecken, können Sie von der Yoga-Matte aus mit in Ihren Alltag nehmen.

Schon die Langlebigkeit von Yoga, das es bereits seit 5000 Jahren gibt, spricht für seine Wirksamkeit. Die Wissenschaft hat sich ebenfalls mit dem Nutzen von Yoga befasst und damit, wie es Angststörungen und Unsicherheiten verringert, die viele von uns tagtäglich erleben. Es stellte sich heraus, dass Yoga die Neurophysiologie des Körpers verändert, indem es Stresshormone und Entzündungen reduziert, die Erschöpfungszustände bewirken.

Was sind Yin- und Yang-Haltungen?

Das Konzept von Yin und Yang stammt aus der chinesischen Philosophie und repräsentiert zwei komplementäre Prinzipien, die harmonisch interagieren. In den Übungsreihen dieses Programms werden Yin- und Yang-Haltungen praktiziert, die für Harmonie und Gleichgewicht in Körper und Geist sorgen. Yang-Haltungen sind anspruchsvoll, dynamisch und stärkend, Yin-Haltungen dagegen passiv, beruhigend und ermutigen zum Loslassen. Yang-Haltungen, vor allem Haltungen im Stehen, Armbalancen und Rückbeugen, kräftigen die Muskeln und werden nur kurz gehalten. Yin-Haltungen werden länger eingenommen und lenken die Aufmerksamkeit nach innen auf den Atem und den Körper, fördern emotionale Ausgeglichenheit und körperliche Entspannung.

Wozu ist Yoga gut?

Das Wort Yoga kommt von dem Sanskrit-Wort „yui" (zusammenbinden, vereinen). Es ist eine alte Wissenschaft, die denen, die sie praktizieren, zu einer Einheit mit der Welt verhilft. Von außen betrachtet mag Yoga nur aus verdrehten Körperhaltungen bestehen. Doch es geht um mehr als darum, wie man in der Baumhaltung aussieht oder wie lange man auf den Händen stehen kann. Mit etwas Übung wird Ihnen Yoga Frieden, Wohlbefinden und Verbundenheit schenken.

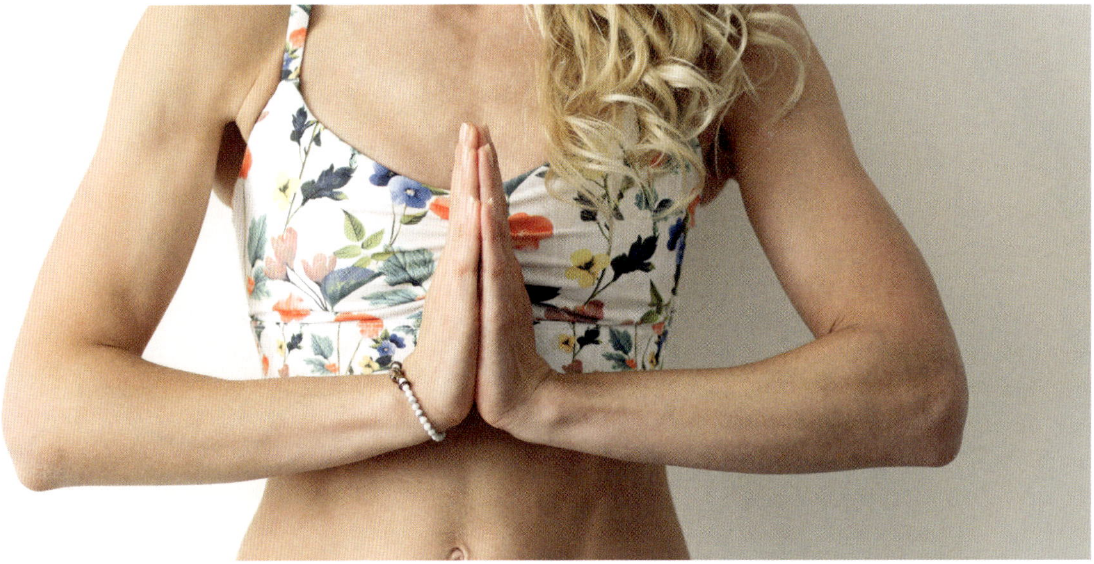

Wie fördert Yoga persönliches Wachstum?

Yoga ist ein wirkungsvoller Weg zur Transformation. Es fördert das persönliche Wachstum in allen fünf Bereichen, welche die Psychologen Calhoun und Tedeschi in ihren Forschungen über posttraumatisches Wachstum (PTG) identifiziert haben. Yoga eröffnet einen neuen, mitfühlenderen, auf das Herz ausgerichteten Weg und lässt den Körper auf neue Weise mit anderen in Beziehung treten. Die Körperkraft wird durch die Haltungen und die emotionale und psychologische Belastbarkeit durch Meditation gestärkt. Yoga bewirkt auch spirituelle Veränderungen und fördert eine größere Wertschätzung des Körpers, von Beziehungen und des Lebens – alles Elemente des PTG. Jüngere Forschungen haben auch gezeigt, dass Schmerz dazu verleitet, den Körper als Feind zu betrachten. Yoga bietet die Möglichkeit, stärkende körperliche Erfahrungen zu machen, die an die Stelle des negativen Blicks auf den Körper treten, als Quelle von Schmerz, Angst und Scham.

2 – Meditation

Meditation ist wie eine Tasse Kaffee für die Seele oder eine Umarmung. Man findet zu sich selbst, ohne all die Gedanken, Sorgen und Ängste. Meditation gleicht einem mentalen Fitnesscenter, in dem die starken Muskeln von Mitgefühl, Verständnis und Güte trainiert werden.

Bei der Meditation geht es um die Veränderung des Geistes, um friedvoller und positiver leben zu können. Schon seit 1500 v. Chr. dient sie in Indien und China dem persönlichen Wachstum, und auch die moderne Wissenschaft beginnt, ihre Vorzüge auf körperlicher, mentaler und emotionaler Ebene zu erkennen.

Körperliche Vorzüge von Meditation sind ein verbessertes Immunsystem und mehr Energie sowie eine Verringerung von Entzündungen, was Arthritis und Asthma verhindern hilft und das Risiko von Demenz und Bluthochdruck senkt. Verbesserte Konzentrationsfähigkeit, Gedächtnisleistung und Entscheidungsfähigkeit sind mentale Vorteile. Weniger Sorgen und Ängste, Stress und Depressionen sowie eine Steigerung von Belastbarkeit, Optimismus und Selbstwertgefühl sind nur einige positve Auswirkungen, die wissenschaftlich erwiesen sind.

3 – Psychologie und Spiritualität

Trotz meines wissenschaftlichen Hintergrunds (ich habe Psychologie studiert und einen Master in Sport und Sportpsychologie), bin ich zu dem Schluss gekommen, dass die effektivsten Heilmethoden in einer Verbindung von Wissenschaft und Spiritualität zu finden sind.

Psychologie ist das Studium der menschlichen Seele und stützt sich auf wissenschaftliche Belege. Das heißt, dass die Theorien und Methoden, die zum Einsatz kommen, auf ihre Wirksamkeit untersucht wurden. Psychologische Verfahren wie Verhaltens- oder andere Therapien werden oft benutzt, um Ängste, Stress, Depressionen, Essstörungen und andere psychische Probleme zu behandeln.

Spiritualität ergänzt diese psychologischen Ansätze, indem sie den Weg zur Heilung über das hinaus erweitert, was wissenschaftlich gemessen werden kann. Obwohl diese Methoden auch Techniken aus Buddhismus und Taoismus übernehmen, ist Spiritualität an sich nicht an eine bestimmte Religion gebunden. Stattdessen geht es um Persönlichkeitsentwicklung und darum, den Wert und die Bedeutung des Lebens zu erkennen. Es ist ein Weg, die Welt zu lieben und sich mit ihr offenen Herzens und Geistes zu verbinden.

4 – Ayurveda

Ayurveda ist die Wissenschaft der Selbstheilung. Sie entstand vor mehr als 5000 Jahren in Indien und hat in den vergangenen Jahren auch im Westen wegen ihrer gesundheitlichen Vorteile viele Anhänger gewonnen.

Durch einfache Änderungen des Lebensstils und der Ernährung fördert Ayurveda Gesundheit, Glück und persönliches Wachstum, indem Körperenergien ausbalanciert werden. Wer erkennt, wie der eigene Körper beschaffen ist und was dieser braucht, kann sein Leben in die Hand nehmen und findet Ausgeglichenheit. Durch die Beschäftigung mit den Gefühlen entdecken wir uns selbst und können einen gesundheitsbewussten Lebensstil gestalten.

Beim Ayurveda beeindruckt mich besonders, dass es dazu ermutigt, Verantwortung für die eigene Heilung zu übernehmen. Statt uns als defekt zu betrachten und auf jemand anderen zu warten, der uns repariert, bietet es die Möglichkeit, selbst aktiv zu werden. Wir können nach Hinweisen darauf suchen, was wirklich wichtig ist, und einfache Maßnahmen für Selbstheilung, Ganzheit und Wachstum ergreifen.

Die Grundlagen

Neben modernen therapeutischen Techniken, die das persönliche Wachstum fördern, habe ich viele traditionelle Heilprinzipien und -methoden aus dem Yoga übernommen. Sie helfen Menschen seit Jahrtausenden, gesund zu werden und sich weiterzuentwickeln, und waren auch auf meinem Weg von unschätzbarem Wert.

Heute wird Yoga oft als Sammlung von Haltungen betrachtet, doch sein wahres Ziel ist die Einheit von Körper, Verstand und Geist (Bewusstsein), die zu einem gesunden, erfüllten Leben verhilft. Außer den Haltungen (Asanas) sind auch die Yamas und die Niyamas wichtig. Sie leiten sich aus den Yoga-Sutras her, altindischen Texten mit Yoga-Lehren und -Philosophien, die als Vorbild für die persönliche Entwicklung dienen können.

Yamas – Leitfäden für Wohlbefinden

Die Yamas bestehen aus fünf Grundprinzipien, die zeigen, wie man Probleme überwinden und das Leben erweitern kann. Ich finde sie sehr hilfreich, um Stress und Ängste zu lindern, denn sie sagen uns, wie wir mit anderen in Beziehung treten sollen, damit wir alle mitfühlender, großzügiger und friedvoller leben können.

Ahimsa – *Mitgefühl für alle Lebewesen*
Ahimsa wird oft auch mit Gewaltlosigkeit übersetzt. Dabei sollen Ärger, Angst und Unsicherheiten losgelassen und stattdessen Raum für Frieden und Ruhe geschaffen werden. Das heißt, man soll sich selbst und anderen in Gedanken und Taten mit Güte und Mitgefühl begegnen.

Satya – *Wahrhaftigkeit*
Ehrlich zu sein ist die Grundlage für jede gesunde Beziehung – zu sich selbst, zu anderen und zur Welt. Ob es darum geht, wie viel Kaffee wir trinken und wie uns unsere Ängste einschränken, Satya steht für die Ehrlichkeit vor uns selbst, damit wir uns ändern, wachsen und heilen können.

Asteya – *Nicht stehlen*
Wer etwas stehlen will, hat das Gefühl, ihm fehle etwas. Fehlt der Glaube daran, Notwendiges selbst schaffen zu können, versucht man, diese Leere zu füllen. Wer sich unsicher und unvollständig fühlt, möchte haben, was andere besitzen. Das können materielle Dinge sein. Vielleicht stehlen wir aber anderen auch Zeit, weil wir uns verspäten, oder Energie, weil wir uns beklagen und im Negativen verharren.

Der Schlüssel, um Asteya zu verwirklichen, ist, in vollen Zügen und in dem Bewusstsein zu leben, dass wir genug sind und genug haben.

Brahmacharya – *Energie weise nutzen*
Viele Menschen verschwenden eine Menge Energie damit, sich zu sorgen, anderen zu gefallen oder sich selbst zu zwingen, härter zu arbeiten, dünner zu werden oder mehr zu verdienen. Um die beste Version seiner selbst zu sein, muss man verstehen, wohin die Energie geht und ob das hilft oder schadet. Dann kann man seine Energie auf das Positive konzentrieren.

Aparigrapha – *Besitzlosigkeit*
Bei Aparigrapha geht es ausschließlich um Freiheit. Das bedeutet Freiheit von materiellen Besitztümern, negativen Beziehungen, Stress und Ängsten. Es lehrt, den Geist und das Leben zu entrümpeln und nur zu behalten, was guttut. Alles andere wird losgelassen. Wie oft verwirklichen wir unsere Träume nicht, weil wir uns zu sehr damit beschäftigen, weil wir zu sehr damit beschäftigt sind, wie etwas ausgehen könnte. Aparigrapha schenkt auch die Freiheit, sich dem Risiko auszusetzen und der Welt hinzugeben, indem wir nicht an das Ergebnis denken, sondern einfach tun, was wir lieben.

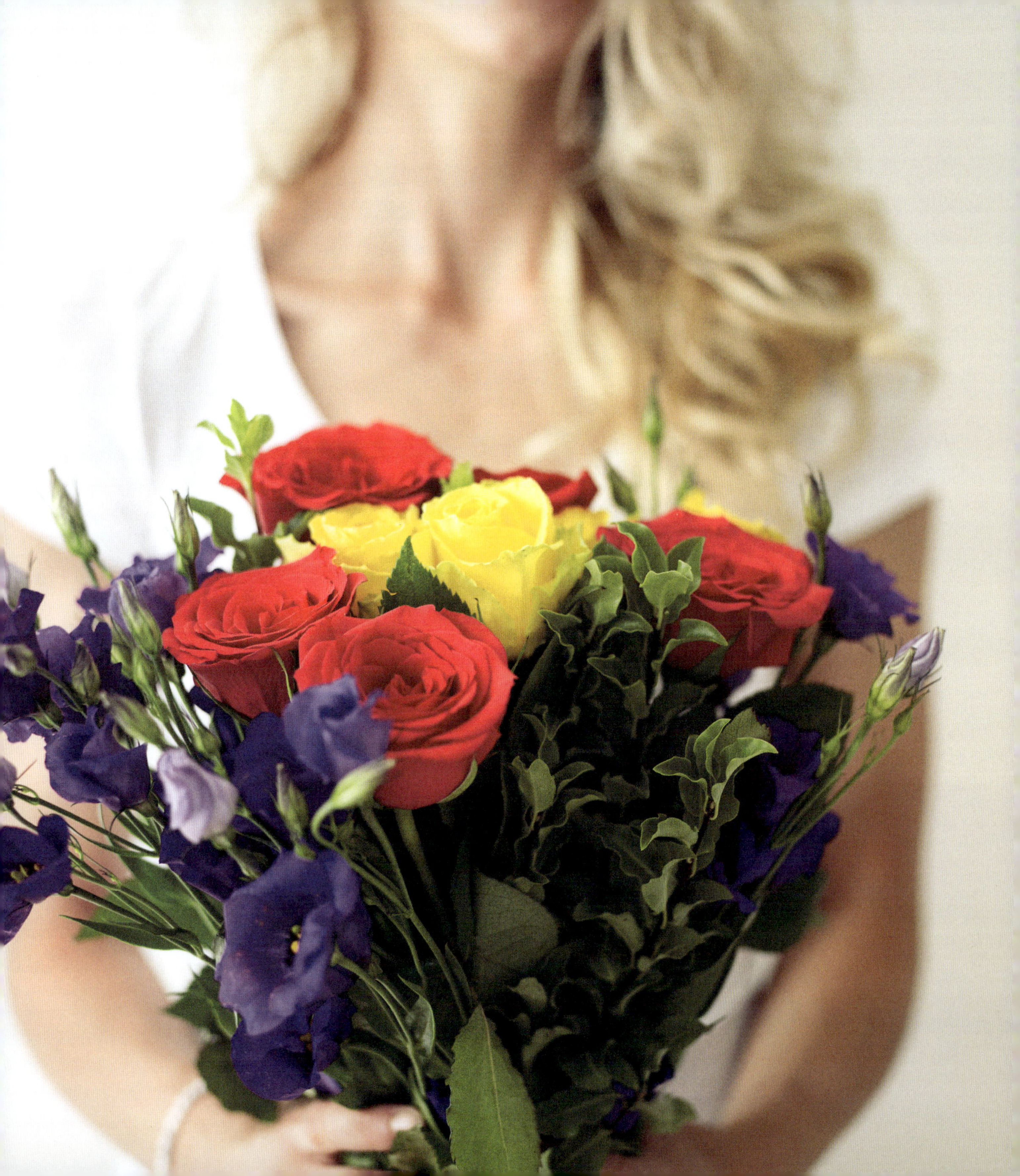

Niyamas – Übungen für das persönliche Wachstum

Die Niyamas sind Gewohnheiten, die einer gesunden Lebensweise und der Verbesserung der Umwelt dienen. Sie unterstützen eine positivere und liebevollere Beziehung zu sich selbst, um auch mit anderen tiefere und sinnvollere Beziehungen eingehen zu können.

Saucha – *Reinheit*
Viele von uns haben selbstzerstörerische und unreine Gewohnheiten, die nicht guttun. Bei Saucha geht es darum, diese zu überprüfen und nur noch zu tun, was gesünder und glücklicher macht. Durch Selbstrespekt bleiben Körper und Geist gesund. Wir entrümpeln unsere Umgebung, tragen saubere Kleidung, baden oder duschen täglich, essen gesund, hören auf, uns selbst zu kritisieren und bringen grundsätzlich Ordnung ins Leben.

Santosha – *Zufriedenheit*
Das Leben macht mit uns, was es will. Deshalb geht es bei Santosha darum, glücklich damit zu sein, wer wir sind und was wir haben. Das heißt keineswegs, nicht wachsen und auf Ziele hinarbeiten zu können. Es bedeutet zu erkennen, welche Ziele wirklich wichtig für das Wohlbefinden sind und wie wir darauf hinarbeiten können, ohne Glück und Freude davon abhängig zu machen. Um dem Kreislauf aus Glück, Traurigkeit, Ruhe, Unruhe, Liebe und Angst zu entfliehen, müssen wir Glück und Zuneigung in uns selbst finden, um der Welt mit Liebe, Vertrauen und Hingabe begegnen zu können.

Tapas – *Selbstdisziplin*
Tapas ist das innere Feuer. Es lässt das Herz schlagen und macht Mut, die Komfortzone zu verlassen, um heilen und wachsen zu können. Es ist der brennende Wunsch zu lernen und dafür zu arbeiten, einen Ort des Friedens und der Freiheit zu finden. Dazu zählt, sich konsequent gesund zu ernähren, regelmäßig Sport zu treiben, ungesunde Gewohnheiten wie Rauchen oder Trinken aufzugeben, die Stimmen im Kopf zu ignorieren, die behaupten, man sei nicht gut genug, und von allem Abstand zu nehmen, was Leid verursacht und am Wachsen hindert.

Svadhyaya – *Selbsterforschung*
Selbsterforschung lässt uns erkennen, was uns verletzt und schlecht für uns ist beziehungsweise was uns heilt und glücklich macht. Svadhyaya ermutigt dazu, Gedanken, Gefühle und Handeln zu hinterfragen. Warum bin ich gestresst? Warum trinke ich diesen Kaffee? Warum denke ich an den Umfang meiner Oberschenkel? Es hilft, ganz bewusst zu sein und Gedankenabläufe und Gewohnheiten zu erkennen, die nicht guttun, und wahrzunehmen, was wir tun und wie wir uns von Moment zu Moment fühlen. Diese Selbsterforschung wirkt oft wie ein Katalysator für Heilung und Wandel.

Ishvara pranidhana – *Hingabe*
Beim Ishvara pranidhana geht es um die Verbindungen zu etwas, das größer ist als wir. Das mag Gott sein, eine universelle Kraft, die Menschheit oder das Gefühl, das wir alle eins sind. Es geht darum, die selbstsüchtigen Wünsche und Annehmlichkeiten aufzugeben und zu tun, was für alle das Beste ist. Statt sich vom Ego leiten zu lassen, werden Kontrolle, Sorgen, Urteile und Ängste abgegeben. Wir vertrauen der Intuition und tun unser Bestes für die Welt. Das führt letztlich zur Freiheit.

Chakras – Energiezentren

Die Chakren sind Energiezentren des Körpers. Sind sie ausbalanciert, sorgen sie für Ruhe und Wohlbefinden. Erstmals wurden sie vor mehr als 2500 Jahren in alten indischen Texten erwähnt. Wissenschaftler und Biologen haben in jüngerer Zeit die Theorie entwickelt, dass diese Energiezentren mit Arealen des Gehirns, des Nerven- und Hormonsystems korrespondieren. Mit den Chakren zu arbeiten, hilft, Energieblockaden zu identifizieren, die Problemen bereiten können. So lassen sich Blockaden lösen, und die Energie kann wieder frei fließen.

Muladhara – *Wurzelchakra*
Das Wurzelchakra liegt am unteren Ende der Wirbelsäule und ist das Zentrum von Stabilität und Sicherheit. Gerät dieses Chakra aus der Balance, stellen sich materielle oder Ernährungsprobleme ein. Ist es offen, sind wir geerdet, furchtlos und sicher.

Svadisthana – *Sakralchakra*
Dieses Chakra liegt etwas unterhalb des Bauchnabels und ist das Zentrum von Sexualität und Kreativität. Gerät es aus dem Gleichgewicht, sind wir emotional instabil und kämpfen mit Depressionen und Sucht. Ist es ausbalanciert, empfinden wir Vergnügen, Freude und ein Gefühl des Überflusses.

Manipura – *Solar-Plexus-Chakra*
Dieses Chakra liegt im oberen Bereich des Bauchs und ist Quelle persönlicher Kraft. Ist es im Ungleichgewicht, führt das zu einem niedrigen Selbstwertgefühl. Ist es ausgeglichen, sind wir selbstsicher und zielgerichtet.

Anahata – *Herzchakra*
Das Herzchakra verbindet die drei ersten Chakras (Wurzel-, Sakral und Solar-Plexus-Chakra) mit den drei oberen des Geistes. Hier befindet sich die Liebesfähigkeit. Ist das Chakra blockiert und das Herz verschlossen, empfinden wir Wut, Neid, Angst und Hass uns selbst und anderen gegenüber. Ist es offen und fließt die Liebe frei, spüren wir Zuneigung, Mitgefühl und Verbundenheit.

Vishudda – *Halschakra*
Das Halschakra ist das Zentrum von Ausdrucksweise und Kommunikation. Wenn es sich im Ungleichgewicht befindet, ziehen wir uns zurück und können Gefühle nur schwer zum Ausdruck bringen. Ist es ausgeglichen, sind wir in der Lage, selbstbewusst zu sagen, was wir möchten und brauchen.

Ajna – *Stirnchakra*
Ajna liegt zwischen den Augenbrauen und ist das Zentrum der Intuition. Im blockierten Zustand führt es zu Verwirrung, Unentschlossenheit und fehlendem Selbstvertrauen. Ist es im Gleichgewicht, sind wir erfinderisch, trauen unserem Bauchgefühl und treffen gute Entscheidungen.

Sahasrara – *Kronenchakra*
Dieses Chakra befindet sich oben auf dem Kopf und ist das Zentrum der Erleuchtung und Verbundenheit – mit sich selbst, mit anderen und dem Universum. Blockiert oder im Ungleichgewicht weckt es das Gefühl, einsam zu sein, und dem Leben fehlt die Richtung. In der Balance lässt es uns Schönheit in und um uns erkennen, wir fühlen uns mit uns und der Welt verbunden und empfinden pure Glückseligkeit.

Was ist Energie?

Bei dieser Reise geht es darum, Stress, Gifte und alles andere abzubauen, was den Fluss der Energie behindert. Diese wird auch als Bioenergie, feinstoffliche Energie, Chi oder Prana bezeichnet und umfasst alle Formen (zum Beispiel Nahrung, Sonne, Sauerstoff, Gedanken und Gefühle). Neuere Forschungen haben gezeigt, dass Energieübungen eine Stressminderung bewirken und dadurch die Gesundheit fördern, denn sie wirken sich positiv auf den Puls und die Telomerlänge (ein biologischer Marker für Langlebigkeit und gesundes Altern) aus und helfen gegen Entzündungen.

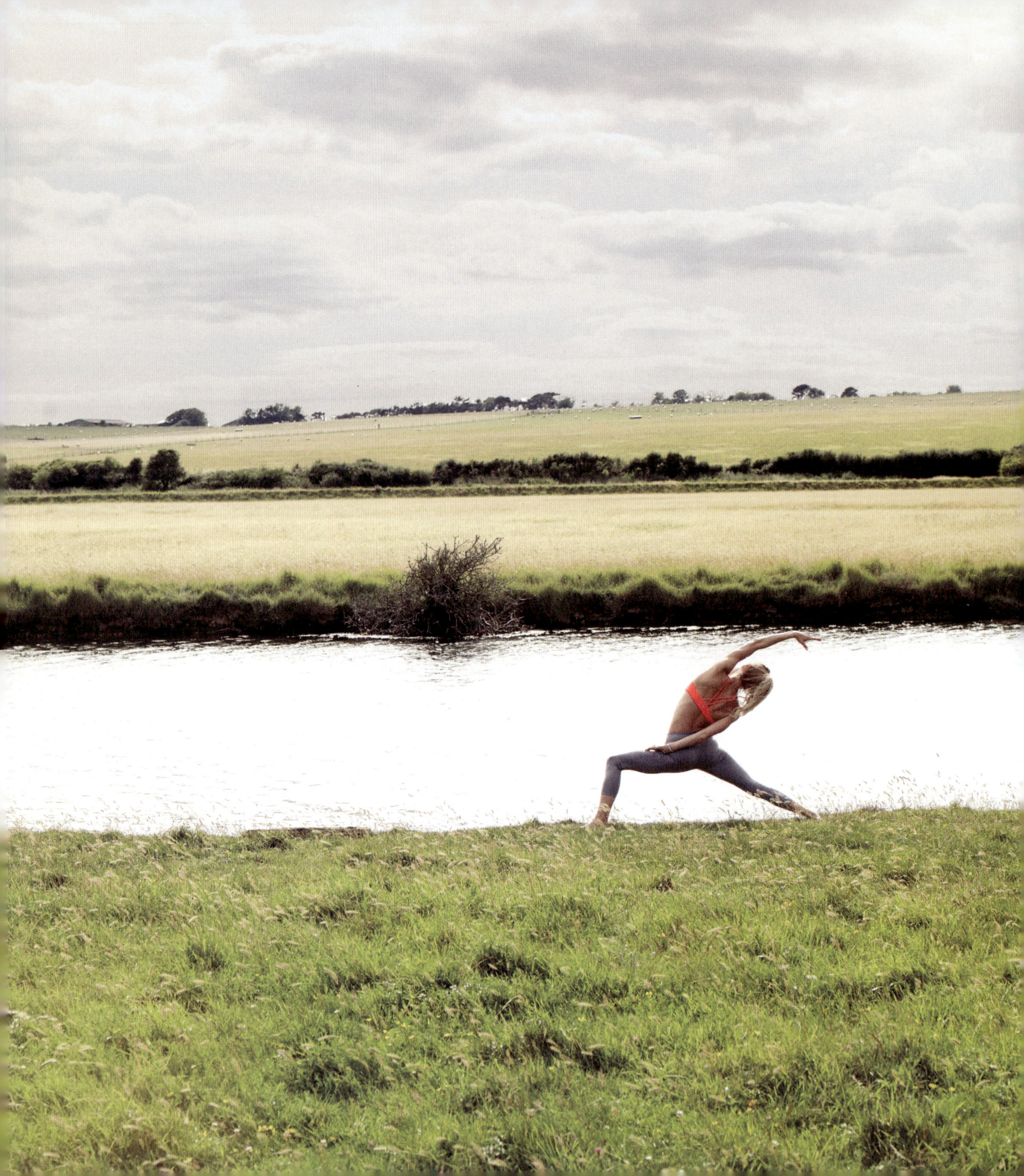

Teil 2: Die Neustart-Sequenz

Die Neustart-Sequenz (englisch thrive sequence) ist eine Folge von Yoga-Haltungen, die in unterschiedlicher Länge durchgeführt wird und die Grundlage der Übungsreihen bildet, die Sie in Ihrem täglichen Programm durchführen.

Die einzelnen Haltungen werden zu einem fließenden, vom Atem bestimmten Ablauf aneinandergereiht, den man traditionell als Vinyasa bezeichnet. Wenn Sie auf diese Weise mit Ihrem Atem arbeiten, werden Sie entdecken, dass alles, was Sie tun, eine Bewegungsmeditation sein kann, die Sie von Stress, Unruhe und Angst weg- und in den jetzigen Augenblick hineinführt. Es ist wichtig, diesen Ablauf möglichst täglich zu üben, um Ihr inneres Feuer zu erhalten und Ihre Reise zu Selbsterforschung und Transformation fortzusetzen. Die Neustart-Sequenz hat darüber hinaus viele körperliche, emotionale und energetische Vorteile. Durch Lockerung der Muskeln, Öffnung der Gelenke und Anregung des Kreislaufs werden Sie aufgewärmt, wach, kräftiger und gelenkiger; das Nervensystem wird beruhigt und der Organismus entgiftet. Sie werden spüren, was in Ihrem Körper geschieht, und mehr Offenheit, ausgewogenere Energie und ein weiches Herz entwickeln.

Auf meiner Reise habe ich gelernt, dass nicht alles, was von Wert ist, auch mit Blut, Schweiß und Tränen verbunden sein muss. Durch die Neustart-Sequenz werden auch Sie lernen, den Weg des geringsten Widerstands zu gehen und mit müheloser Anstrengung zu leben, sodass Sie ausgeglichen die Veränderungen in Ihrem Leben erfahren können. Denken Sie beim Üben der Sequenz unbedingt daran, dass es beim Yoga nicht darum geht, etwas zu erreichen. Es geht ums Praktizieren und um Geduld. Man lernt dabei nie aus, kann ständig weiterwachsen und sich immer mehr lieben lernen.

Die Neustart-Sequenz

Ob erfahrene Yogini oder komplette Anfängerin – überlassen Sie sich in dieser Übungsreihe vertrauensvoll Ihrem Körper. Lenken Sie Ihre Aufmerksamkeit stets darauf, wie Sie sich jetzt gerade fühlen, und bewegen Sie sich bewusst. Denken Sie daran, dass es beim Yoga um Übung geht, nicht um Perfektion. Die Beschreibung aller Positionen und ihrer Variationen finden Sie im Verzeichnis der Yoga-Haltungen in Teil 6 dieses Buches (131–185). Sie können sich die vollständige Sequenz auch im Video ansehen: www.NicolaJaneHobbs.com.

Stellen Sie sich in der **Berghaltung** mit geschlossenen Beinen vorn auf die Matte und nehmen Sie die Hände vor Ihr Herz.

Einatmend strecken Sie die Hände über den Kopf zur **Berghaltung mit erhobenen Armen**, ausatmend bringen Sie die Fingerspitzen in der **Vorwärtsbeuge** im Stehen zum Boden.

Einatmend heben und strecken Sie die Brust nach vorn in die **Halbe Vorbeuge im Stehen**. Die Wirbelsäule befindet sich parallel zum Boden.

Atmen Sie aus und gehen oder springen Sie dabei zurück ins **Brett**. Senken Sie den Körper ganz auf den Boden oder versuchen Sie, im **Brett mit gebeugten Armen** zu bleiben.

Einatmend heben Sie den Brustkorb zum **Hinaufschauenden Hund**, beim Ausatmen schieben Sie das Becken nach oben und hinten in den **Herabschauenden Hund**.

Einatmend strecken Sie das rechte Bein nach oben zum **Dreibeinigen Hund**. Ausatmend stellen Sie den rechten Fuß im **Hohen Ausfallschritt** zwischen die Hände.

Beim nächsten Einatmen heben Sie die Hände zum **Krieger 1** nach oben.

Atmen Sie aus, öffnen Sie die Hüften parallel zur langen Mattenkante. Strecken Sie die Arme auf beiden Seiten zum **Krieger 2** aus.

Atmen Sie ein und lehnen Sie sich zurück in den **Friedvollen Krieger**. Der linke Arm berührt das linke Bein.

Atmen Sie aus und gehen Sie in den **Gestreckten seitlichen Winkel**. Die Finger der rechten Hand liegen an der Innenseite des rechten Fußes, der linke Arm zeigt ausgetreckt nach vorn.

Einatmend lehnen Sie sich wieder zurück in den **Friedvollen Krieger**. Beim Ausatmen bringen Sie beide Arme nach vorn in den **Hohen Ausfallschritt**.

Atmen Sie ein und gehen Sie zurück ins **Brett**. Ausatmend lassen Sie sich ins **Brett mit gebeugten Armen sinken**.

Einatmend gehen Sie in den **Hinaufschauenden**, ausatmend in den **Herabschauenden Hund**. Beim nächsten Einatmen wechseln Sie die Seite.

Die Yoga-Haltungen werden zuerst auf der rechten Seite eingenommen, die als aktiver gilt und mit wärmender Energie in Verbindung gebracht wird, die linke Seite hingegen mit beruhigender, kühlender Energie. So können Körper und Geist mit der rechten Seite belebt und der linken beruhigt werden. Der Start mit der rechten Seite hat auch den Vorteil, dass Sie beim Üben nicht durcheinanderkommen.

Die Neustart-Sequenz

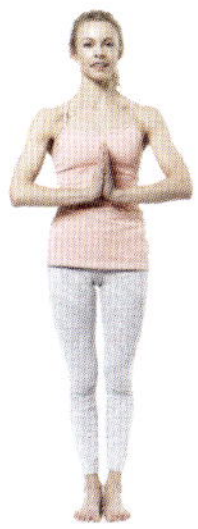

1 Berghaltung

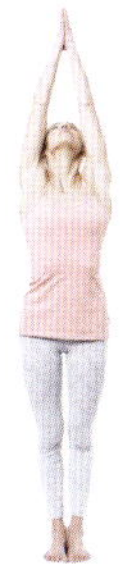

2 Berghaltung mit erhobenen Armen

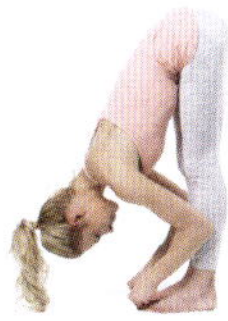

3 Vorwärtsbeuge im Stehen

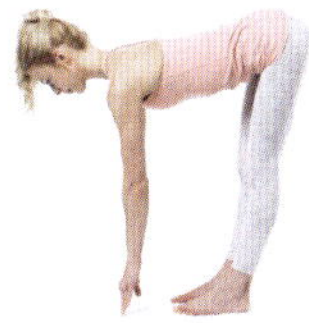

4 Halbe Vorbeuge im Stehen

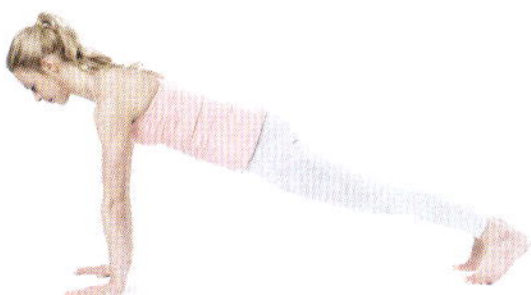

5 Brett

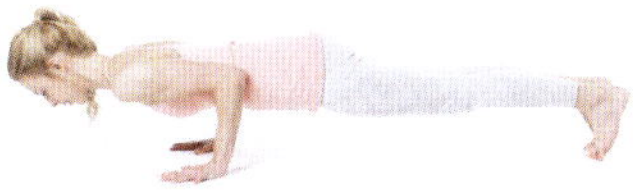

6 Brett mit gebeugten Armen

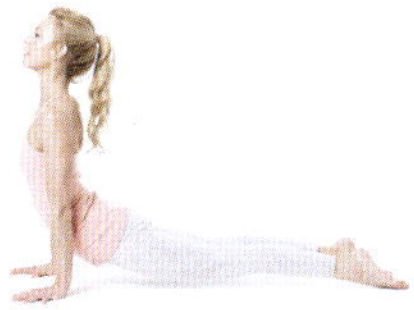

7 Hinaufschauender Hund

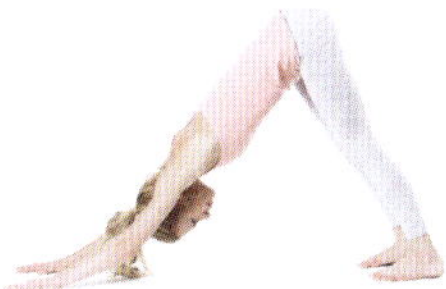

8 Herabschauender Hund

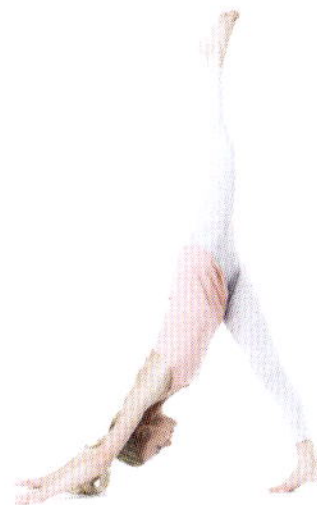

9 Dreibeiniger Hund

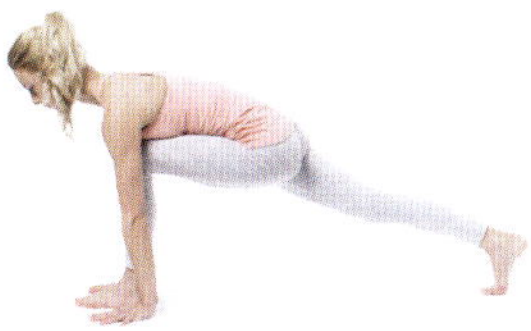

10 Hoher Ausfallschritt

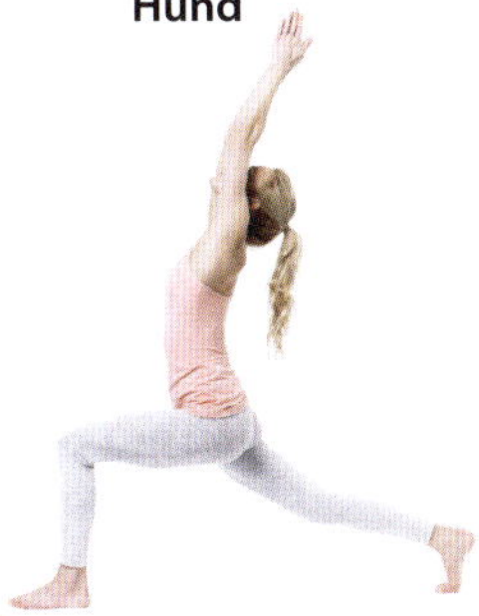

11 Krieger 1

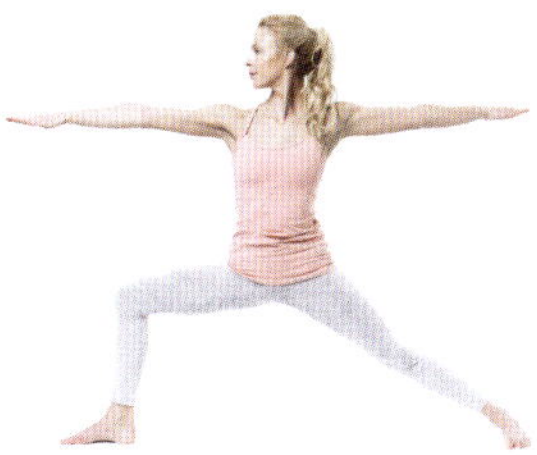

12 Krieger 2

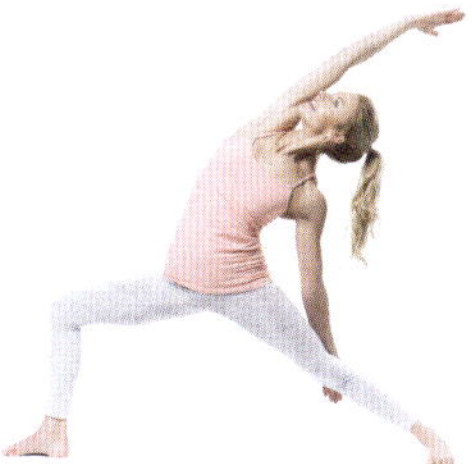

13 Friedvoller Krieger

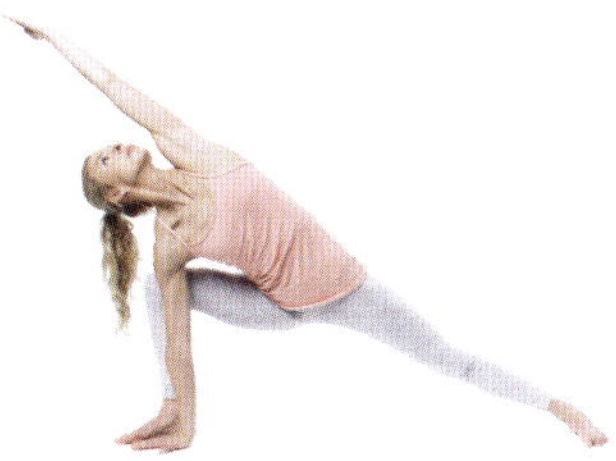

14 Gestreckter seitlicher Winkel

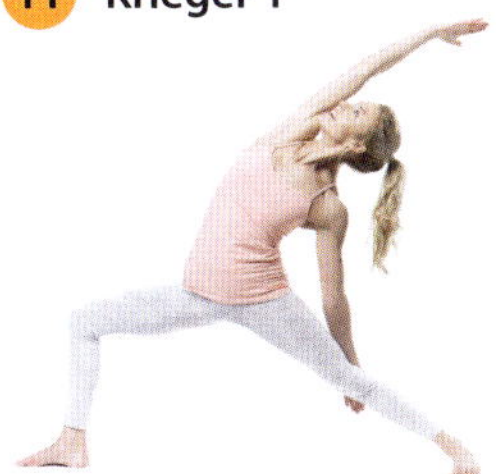

15 Friedvoller Krieger

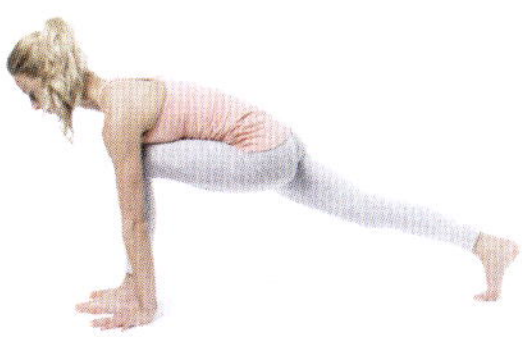

16 Hoher Ausfallschritt

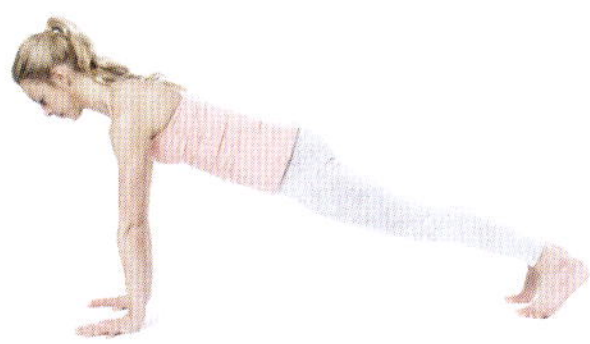

17 Brett

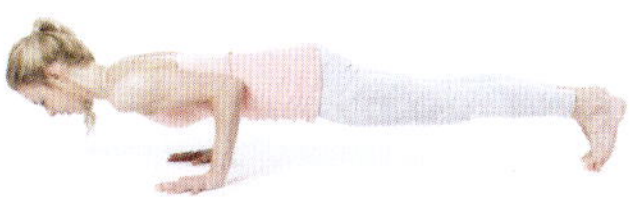

18 Brett mit gebeugten Armen

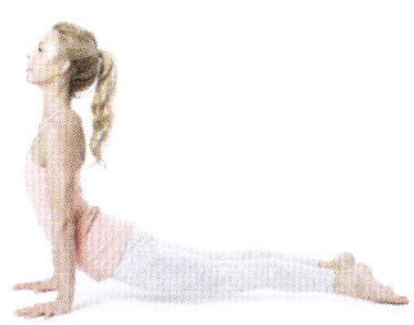

19 Hinaufschauender Hund

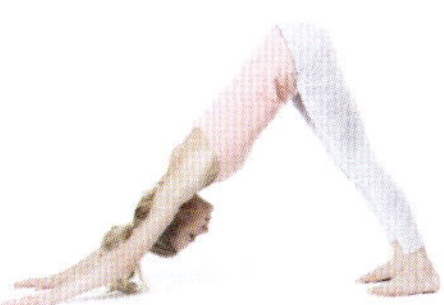

20 Herabscheuender Hund

In den folgenden Übungen wird die Neustart-Sequenz mit diesem Symbol angezeigt.

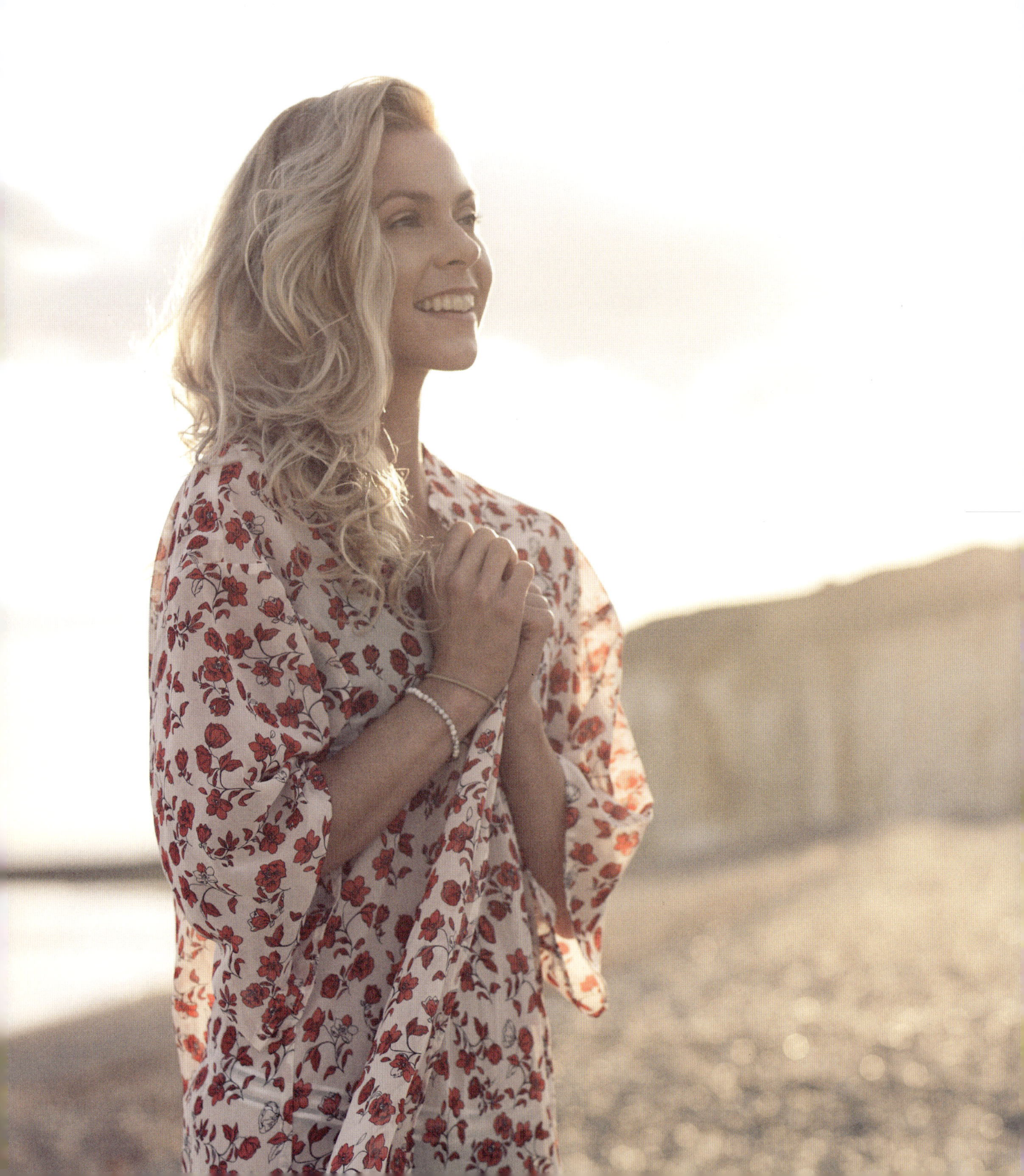

Teil 3: Die Reise

Stellen Sie sich vor, Sie seien ein kleines Stück Land. Im Moment ist es voller Steine und Unkraut, so wie die vielen Belastungen und Ängste in Ihrem Leben. Ich möchte Sie ermutigen, sich um Ihr Land zu kümmern, wenn Sie sich auf diese Reise begeben. Blumen wachsen nicht einfach über Nacht, doch mit den Werkzeugen, die Ihnen dieses Buch zur Verfügung stellt, können Sie Vertrauen und Selbstsicherheit aufbauen und daran glauben, dass etwas Schönes entsteht. Solange Sie sich nicht aufgeben und geduldig Ihr Stück Land kultivieren, werden Sie lernen, sich selbst Gutes zu tun, sich zu lieben und zu wachsen.

Jeder Tag steht unter einem neuen Motto, das Ihnen bei Ihrem persönlichen Wachstum hilft. Neben der Neustart-Sequenz werden Sie spezielle Yoga-Haltungen zu dem entsprechenden Thema und für die Chakras und Energien erlernen. Machen Sie sich keine Gedanken, wenn Sie die Positionen schwierig finden oder sich nur schwer konzentrieren können, wenn Sie abgelenkt oder traurig sind. Ob Sie sich fantastisch fühlen oder eine schlaflose Nacht hatten: Alles was zählt, ist, dass Sie sich jetzt auf Ihrer Yoga-Matte befinden und Ihr Bestes geben.

Eine Absicht formulieren

Bevor Sie mit den Übungen beginnen verbinden Sie sich mit Ihrem Atem und formulieren Sie eine Absicht für den Tag. Am ersten Tag beispielsweise geht es um Selbstwahrnehmung. Ihre Absicht könnte also sein, besser wahrzunehmen, wie sich Ihr Körper anfühlt oder welche Gedanken Ihnen durch den Kopf gehen, während Sie üben.

Zudem bekommen Sie eine Anleitung zur vom Herzen ausgehenden Selbsterforschung , die Sie ermutigt, Ihren Kopf zu verlassen und dem Herzen zu folgen, sowie eine zur Meditation, die den Geist beruhigt.

Bevor Sie beginnen …

Um Ihre Reise voll ausschöpfen zu können, sollten Sie sich täglich 30 bis 60 Minuten zum Üben der Yoga-Sequenzen und zum Meditieren Zeit nehmen. Reservieren Sie darüber hinaus Zeit für die Erforschung des Herzens. Wenn es für Sie einfacher ist, können Sie die Elemente über den ganzen Tag verteilen und zum Beispiel 25 Minuten morgens für Yoga-Übungen und Meditation und 15 Minuten am Abend für die Erforschung des Herzens einplanen. Fällt es Ihnen schwer, sich dafür Zeit zu nehmen, machen Sie sich bewusst, wie viele Stunden Sie täglich vor dem Fernseher oder in den sozialen Netzwerken verschwenden. Möglicherweise müssen Sie nur etwas umorganisieren. Es kann hilfreich sein, täglich zum selben Zeitpunkt und am selben Ort zu üben. Blocken Sie diesen Termin im Kalender und informieren Sie Familie und Mitbewohner, damit Sie nicht gestört werden.

Für die Übungen eignen sich eine Yoga-Matte, Yoga-Blöcke und ein Gurt; während der Meditation schaffen Sie mit Kerzenlicht eine beruhigende Atmosphäre. Besorgen Sie sich auch ein Notizbuch für die Erforschungen des Herzens, damit Sie keine Zettelwirtschaft haben. Sie brauchen keine besondere Kleidung, sie muss nur bequem sein und Ihnen Bewegungsfreiheit lassen.

Haben Sie Fragen oder Bedenken bezüglich des Beginns Ihrer Reise, kontaktieren Sie mich bitte über www.NicolaJaneHobbs.com oder in den sozialen Medien unter @NicolaJaneHobbs.

Tag 1: Selbstwahrnehmung

Sich selbst zu kennen ist der Schlüssel zur Verwandlung – für sich selbst, Ihre Beziehungen und Ihre Welt.

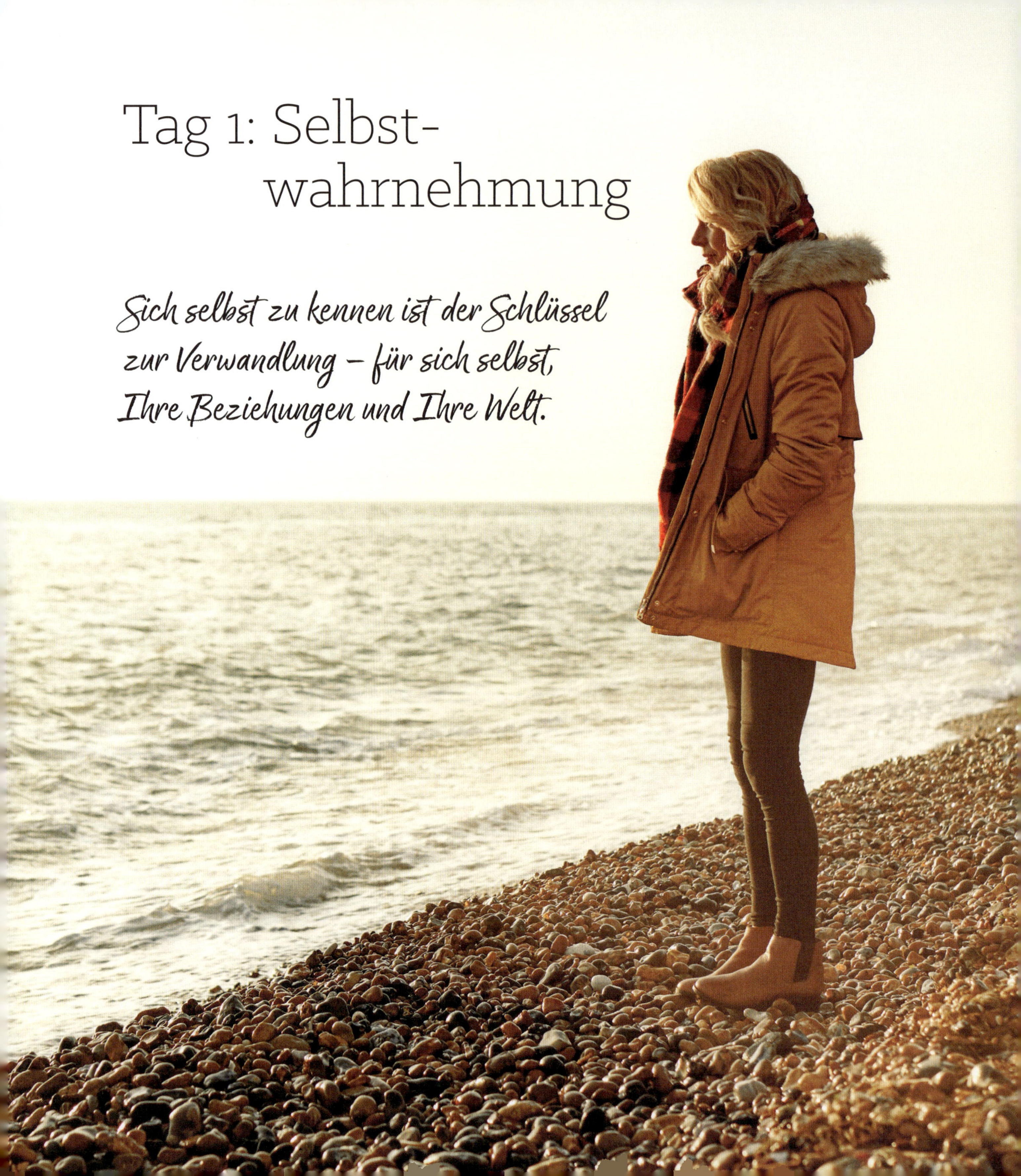

In diesem Abschnitt finden Sie heraus, wer Sie sind. Sie hören auf, sich zu bewerten, legen Ihre Maske ab und stehen sich nicht mehr selbst im Weg.

Die wenigsten Menschen kennen sich wirklich. Sie sind gute Schauspieler und gaukeln anderen vor, alles sei vollkommen in Ordnung. Sie fürchten, Ängste, Scham oder Verletzlichkeit zu zeigen sei ein Zeichen von Schwäche. Dennoch ist der erste Schritt zu persönlichem Wachstum, sich dieser Gefühle bewusst zu werden, ganz gleich wie schmerzhaft sie auch sind, und sich allmählich dem zu nähern, was Angst macht.

Bevor Sie beginnen, denken Sie bitte daran, dass Selbstwahrnehmung nicht immer angenehm ist und sogar verwirrend sein kann. Sich selbst kennenzulernen, ist eine wilde Mischung aus Heilung, Hilflosigkeit, Chaos, Klarheit und Aufwachen.

Ich habe vor acht Jahren begonnen, mich wirklich kennenzulernen. Nachdem ich die meisten meiner Teenagerjahre im Selbstzerstörungsmodus verbracht hatte, war ich am Ende. Im Augenblick der Not und Verzweiflung erkannte ich, dass ich all die Jahre in Therapien und Behandlungen immer einen Außenstehenden gesucht habe, der mir sagt, was ich tun soll, der mich rettet und repariert. Ich war enttäuscht, weil Ärzte, Therapeuten, Freunde und Familie mich nicht verstanden und nicht wussten, was das Beste für mich ist. Da auch vermeintliche Experten mir nicht helfen konnten, war ich davon überzeugt, den Rest meines Lebens in Angst und Traurigkeit verbringen zu müssen. Aber die Experten waren eigentlich nicht sie, sondern ich selbst. Sobald mir das klar wurde, begann meine Reise. Ich lernte, wer ich war, was ich wollte, wer ich sein wollte, welche Schwächen ich hatte und was ich loslassen musste, um wirklich glücklich zu sein.

Bei der Selbstwahrnehmung geht es um ein klares Verständnis der Persönlichkeit, Gedanken, Gefühle, Überzeugungen, Schwächen, Leidenschaften und Motivationen.
Dazu ist Folgendes wichtig:

- *Verstehen Sie Ihre Gefühle und finden Sie heraus, was sie auslöst und wie Sie sie effizienter einsetzen können.*
- *Erkennen Sie negative Denkmuster, etwa übertriebene Selbstkritik, Bestrafung für Ihr Aussehen oder Herabsetzung Ihrer Fähigkeiten.*
- *Erkennen Sie destruktive Verhaltensweisen und Gewohnheiten, etwa den Einsatz von Essen, Alkohol und Drogen, um Gefühle zu betäuben, übertrieben viel Sport oder Arbeit.*
- *Fühlen Sie sich in Ihren Körper hinein, um Zugang zu Ihrer Intuition zu finden.*
- *Seien Sie ehrlich mit sich selbst und finden Sie heraus, was Sie wollen, was Sie zurückhält und wo Sie wachsen können.*
- *Akzeptieren Sie, dass jeder für sein Handeln verantwortlich ist und die Richtung, die sein Leben nimmt, selbst bestimmt.*

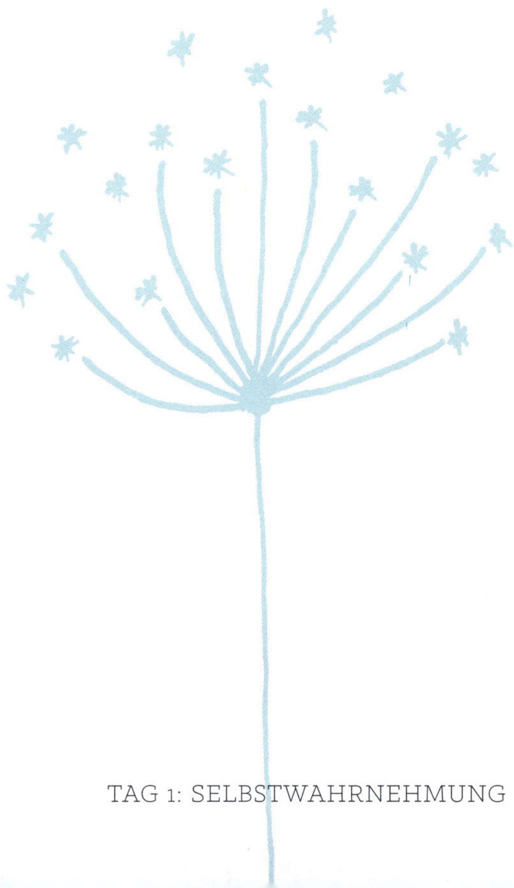

Selbstwahrnehmung ist unverzichtbar, denn man kann niemanden lieben, den man nicht kennt. Nur wenn Sie sich Ihrer selbst bewusst sind, können Sie sich wahrhaftig lieben. Und weil Sie sich lieben, können Sie Ihr wahres Ich sein. Ohne Maske und Panzer: das unverfälschte, echte, unperfekte Ich.

Vom Herzen ausgehende Selbsterforschung

Die heutige Übung ist einfach: Menschen beobachten. Setzen Sie sich in ein Café oder auf eine Parkbank und sehen Sie einfach zu. Achten Sie dabei darauf, was Sie denken oder fühlen. Viele Menschen stellen fest, dass sie nicht unvoreingenommen hinsehen, sondern jeden, der vorbeikommt, beurteilen, kritisieren und abschätzen. Normalerweise ist die Art, wie wir andere beurteilen, eine Fortsetzung des Urteils über uns selbst, aber diese Selbsteinschätzung ist uns so vertraut, dass wir sie gar nicht mehr bemerken. Es kann schockierend sein zu erkennen, wie kritisch und gemein wir zu uns selbst und anderen sein können. Betrachten Sie diese Erkundung der Wahrnehmung also als Offenbarung für den Rest Ihrer Reise.

Sequenz zur Selbstwahrnehmung

Einer der ersten Schritte zur Selbstwahrnehmung führt durch den Körper. In der heutigen Sequenz geht es darum, sich in den Körper zu begeben. Mithilfe einiger grundlegender Haltungen mit Schwerpunkt auf den erdenden Eigenschaften des Wurzelchakras können Sie sich besser kennenlernen. Detaillierte Anleitungen für alle Positionen finden Sie im Verzeichnis der Yoga-Haltungen in Teil 6 dieses Buches (s. S. 131–185).

Einige der Yoga-Haltungen werden für eine bestimmte Anzahl von Atemzügen gehalten, andere einige Minuten lang. Bevor Sie beginnen, zählen Sie, wie viele Atemzüge Sie in einer Minute machen, wenn Sie ruhen (meist sind es 12 bis 20). Sollten Sie herausfinden, dass es Sie ablenkt, beim Üben auf die Uhr zu schauen, können Sie stattdessen Ihre Atemzüge zählen. Wenn Sie also zum Beispiel pro Minute 15-mal atmen und Sie eine Haltung zwei Minuten lang einnehmen wollen, können Sie auch 30-mal atmen, statt die Stoppuhr zu benutzen.

Jede Yoga-Sequenz beginnt mit der Formulierung Ihrer Absicht (s. S. 31), im Sanskrit Sankalpa genannt. Das ist ein kurzes, positives Statement, mit dem Sie etwas oder jemanden während des Übens ehren. Sankalpa dient Ihnen als Anker und hilft Ihnen, weniger aus der Gewohnheit heraus und dafür zielgerichteter zu leben.

Atem-Meditation

Im Allgemeinen folgt die Meditation auf die praktischen Yoga-Übungen, damit der Stress im Körper bereits abgebaut ist. Ist der Körper entspannt, fällt es viel leichter, still zu sitzen und den Geist zu beruhigen. In der heutigen Meditation konzentrieren Sie sich einfach auf den Atem. Indem Sie die Wahrnehmung des Atems verbessern, nehmen Sie auch Ihr wirkliches Selbst besser wahr – fern von Egoismus, Gedanken oder Ängsten.

Setzen Sie sich bequem hin und schließen Sie die Augen. Nehmen Sie sich etwas Zeit, um einfach da zu sein und Gedanken, Gefühle und körperliche Empfindungen zu bemerken, ohne etwas daran zu tun. Lenken Sie jetzt die Aufmerksamkeit auf Ihren Atem. Spüren Sie, wie er automatisch und mühelos ein- und ausströmt. Anfangs wird sich Ihre Aufmerksamkeit davon wegbewegen. Richten Sie sie in diesem Fall wieder liebevoll auf die Atmung – und lassen Sie alle Gedanken und Gefühle kommen und gehen.

Halten Sie die Konzentration auf Ihren Atem in dieser Meditation heute nur fünf Minuten. Wenn Sie möchten, können Sie die Dauer mit der Zeit ausdehnen.

Tag 1: Sequenz zur Selbstwahrnehmung

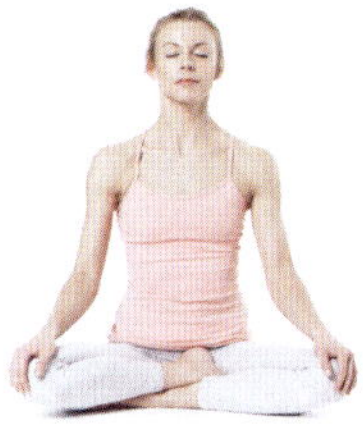

1 Bequemer Sitz – 1–2 Minuten. Absicht formulieren.

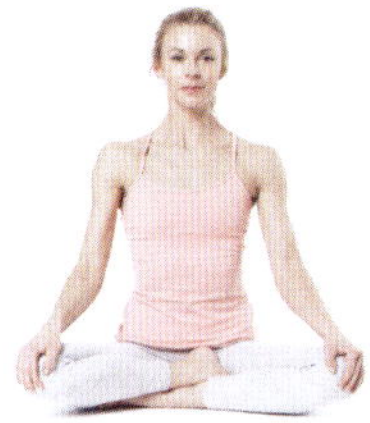

2 Ozean-Atmung – 2 Minuten

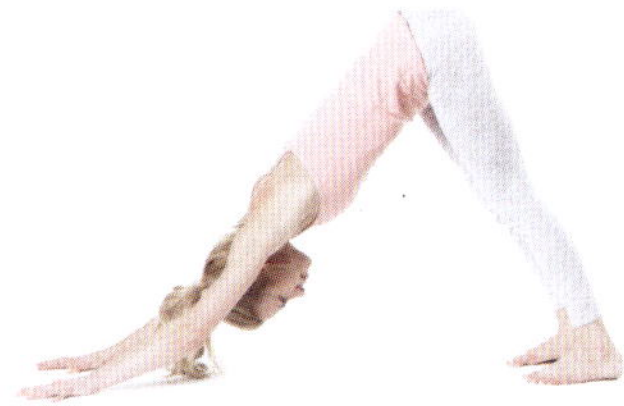

3 Herabschauender Hund – 1 Minute, Fersen heben und senken, dann in die Berghaltung nach vorn laufen

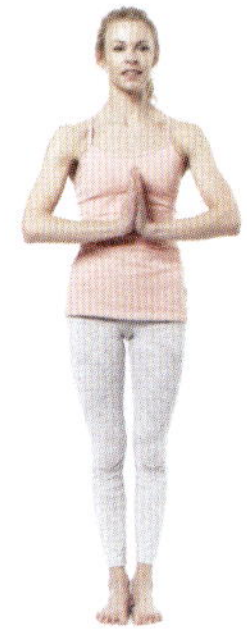

4 Berg – 5 Atemzüge

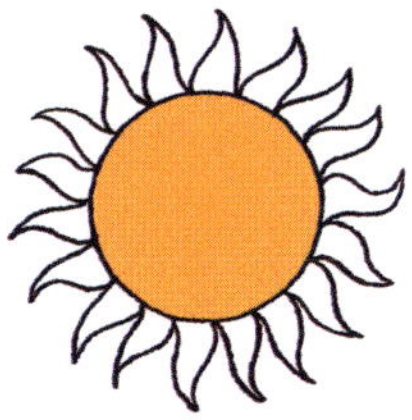

5 Neustart-Sequenz – 3 Runden

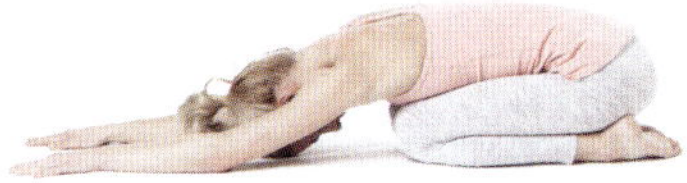

6 Kindhaltung – 1 Minute, dann in den Berg zurückkehren

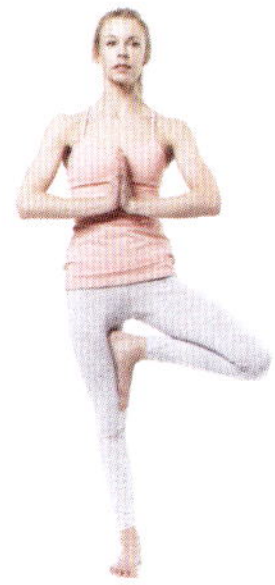

7 Baum – 5 Atemzüge auf jeder Seite

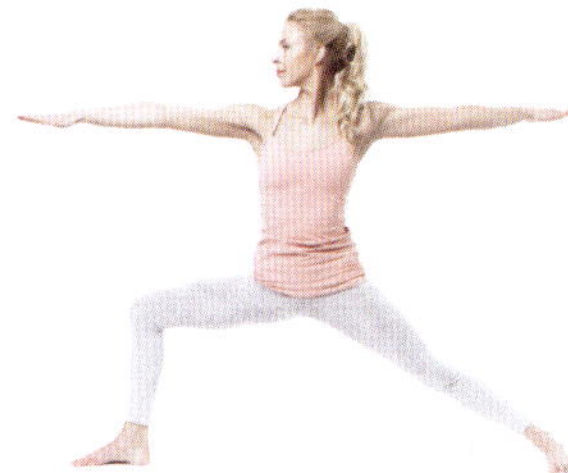

8 Krieger 2 – 1 Minute auf jeder Seite

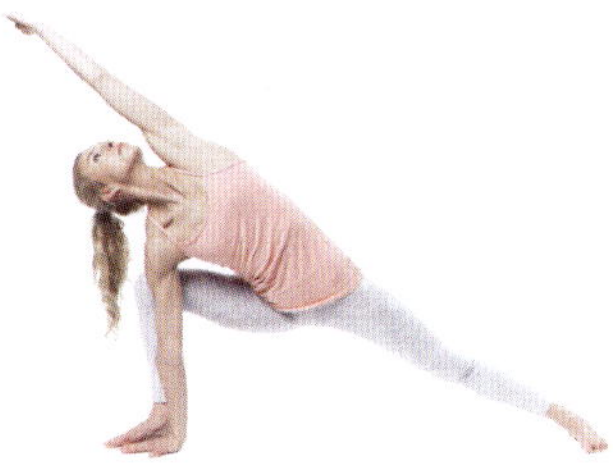

9 Gestreckter seitlicher Winkel – 1 Minute auf jeder Seite

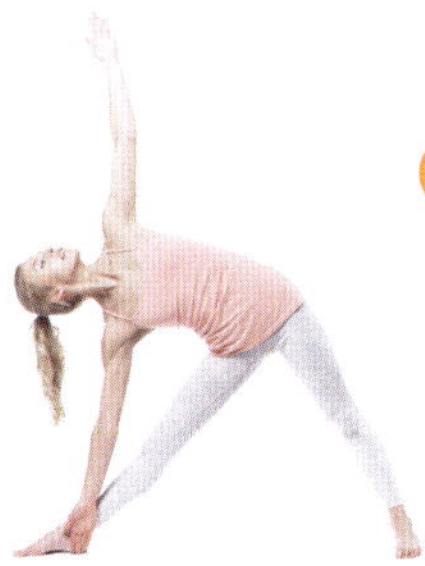

10 Dreieck – 1 Minute auf jeder Seite

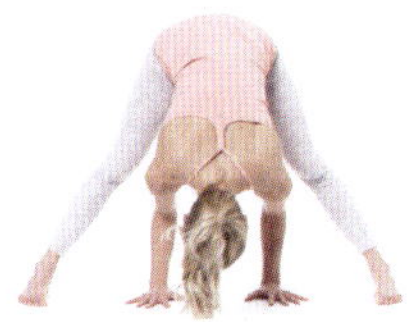

11 Gegrätschte Vorbeuge im Stand – 5 Atemzüge

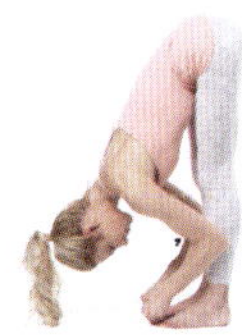

12 Vorbeuge im Stand – 5 Atemzüge

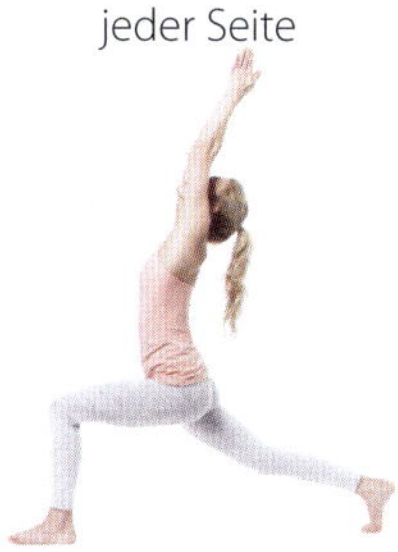

13 Krieger 1 – 10 Atemzüge auf der ersten Seite, dann in die nächste Haltung übergehen

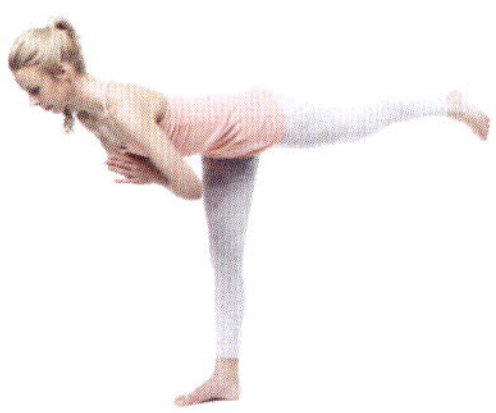

14 Krieger 3 – 5 Atemzüge, dann zurück zur Berghaltung und Position 13 und14 auf der anderen Seite wiederholen

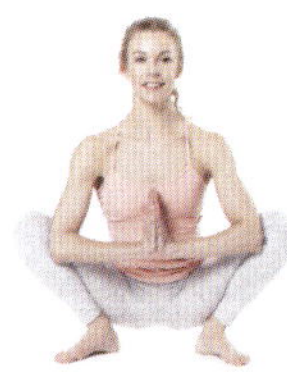

15 Tiefe Hocke – 5 Atemzüge

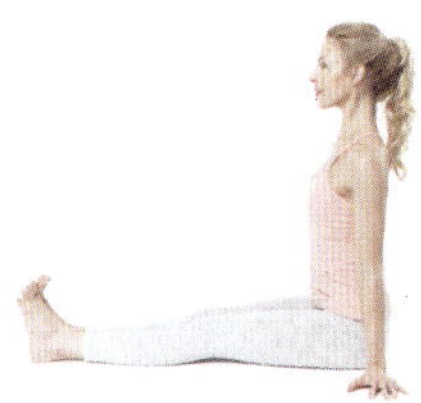

16 Stockhaltung – 5 Atemzüge

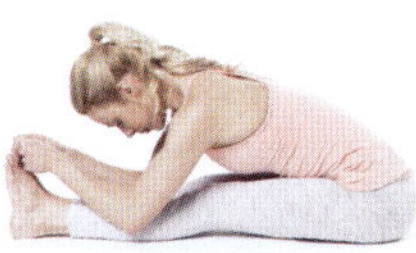

17 Vorbeuge im Sitzen – 5 Atemzüge

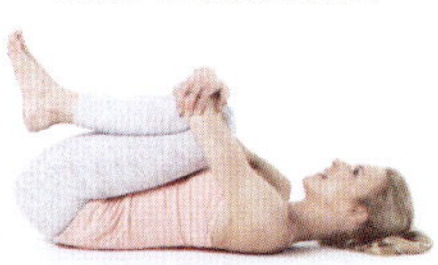

18 Knie-zur-Brust-Haltung – 5 Atemzüge

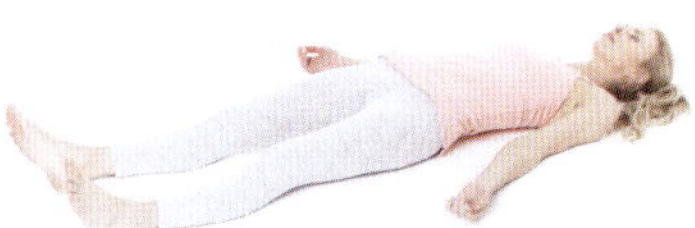

19 Totenhaltung – 5–10 Minuten

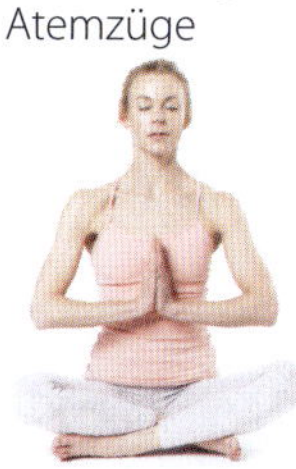

20 Meditation

Tag 2: Entschleunigung und Präsenz

Verlieren Sie sich im Hier und Jetzt. Dort finden Sie Freiheit – und zu sich selbst.

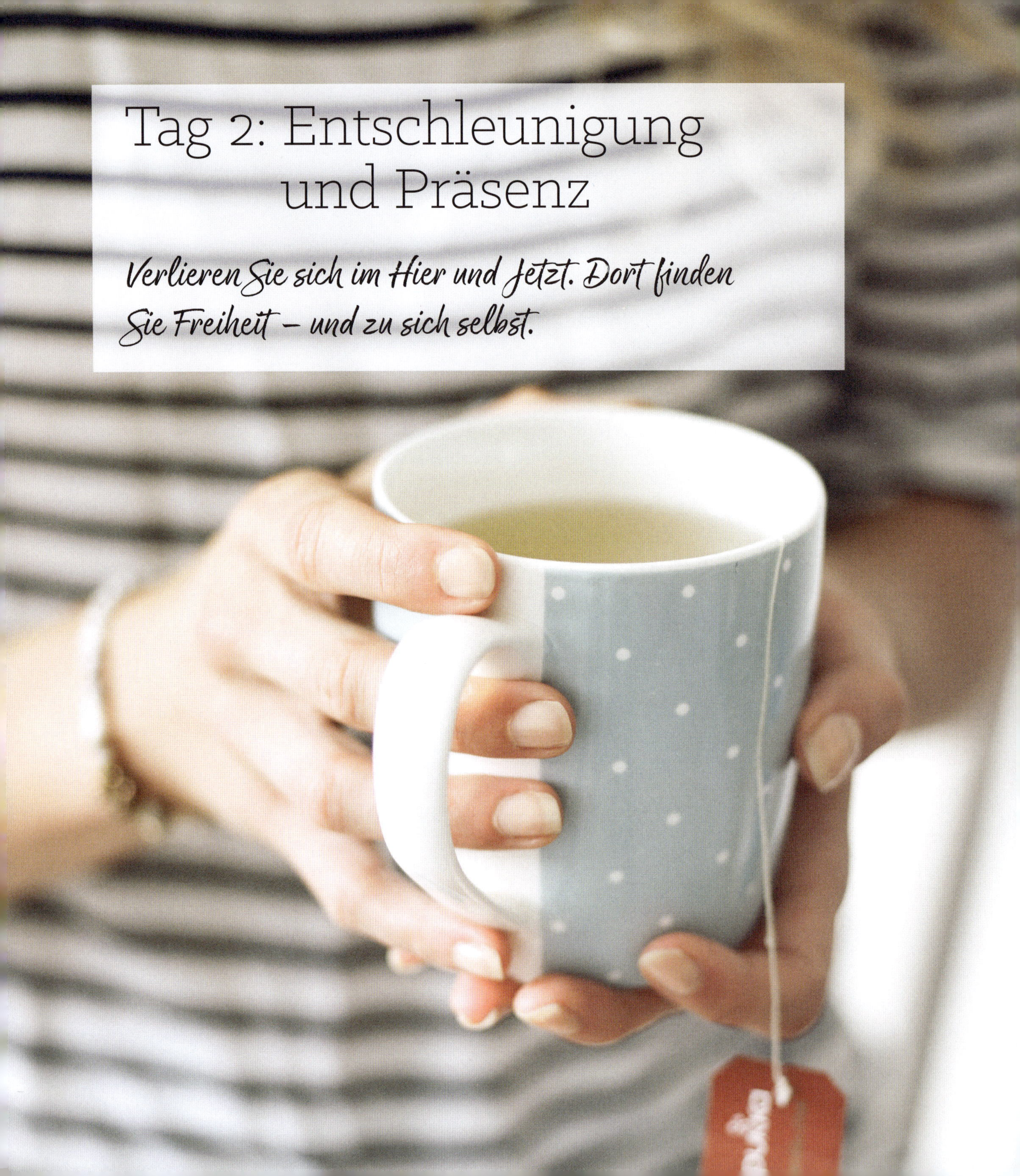

Die Welt bewegt sich schnell und es ist leicht, sich im Chaos zu verlieren. Viele verbringen ihr Leben unter Hochdruck und mit Multitasking, um Ziele zu erreichen, Erwartungen zu erfüllen und To-do-Listen abzuarbeiten. Es ist leicht, dabei das Gefühl für die Gegenwart zu verlieren. Wir denken zu viel, wollen zu viel, sorgen uns zu viel und vergessen, wie beglückend es ist, einfach zu sein.

Die Gesellschaft macht es uns nicht leicht, zu entschleunigen und präsent zu sein. Geschickt werden Unzufriedenheit und Wünsche erzeugt und vorgegaukelt, zu unserem Glück sei dies oder jenes notwendig. Wir können uns weder an dem Ort erfreuen, an dem wir sind, noch an dem, was wir besitzen. Und so hetzen wir durchs Leben und versuchen mehr zu tun, zu haben und zu sein.

Das immer schnellere Leben lässt uns Positives um uns herum nicht mehr bemerken und überhören, was der Körper sagt. Letztlich führt das zu Ängsten, Anspannung, Stress und Sorgen. Darum sind Entschleunigung und das bewusste Erleben der Gegenwart auf dieser Reise so wichtig.

Eine der größten Entdeckungen, die ich auf meiner Reise gemacht habe, ist, dass Leiden Zeit braucht. Wenn Sie im Jetzt leben, haben Angst und Stress auf Dauer keine Chance. Hatte ich einen schlechten Tag, half mir diese Erkenntnis, mit Angst und Depression zu leben, ohne befürchten zu müssen, sie würden kein Ende nehmen.

Beim Entschleunigen und Präsentsein geht es darum, sich abzugewöhnen, immer etwas tun zu müssen, und bewusster, absichtsvoller und mitfühlender zu leben. Das funktioniert, wenn man

- allem, was im Leben passiert, urteilsfreie Aufmerksamkeit schenkt.
- sich dessen bewusst ist, was man denkt und tut.
- in der gegenwärtigen Situation präsent ist, statt auf Autopilot zu gehen.
- den jetzigen Moment nicht zu halten oder abzulehnen versucht.
- vollkommen bei den Menschen ist, mit denen man den Augenblick teilt.
- langsamer atmet, spricht, geht und isst.
- auf den Druck des Lebens ruhiger und achtsamer reagiert.

Entschleunigung und Präsenz sind wichtig, denn sie geben uns die Zeit, uns selbst besser kennenzulernen und die wirklich wichtigen Dinge zu sehen. Über die Vorteile von Achtsamkeit für das physische, mentale und emotionale Wohlbefinden gibt es umfassende Forschungen. Es ist bekannt, dass sie Ängste, Stress, Depressionen und Erschöpfung lindern sowie Sucht und selbstzerstörerisches Verhalten verringern kann. Achtsamkeit stärkt das Immunsystem, den Kreislauf, die Selbstwahrnehmung und die emotionale Belastbarkeit.

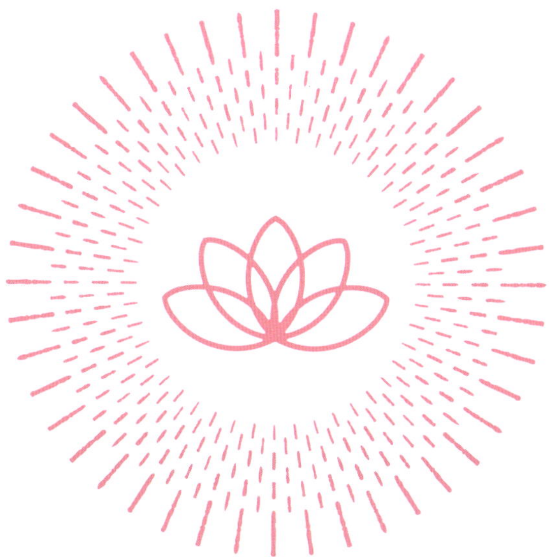

Vom Herzen ausgehende Selbsterforschung

Der gegenwärtige Augenblick ist der Schlüssel zur Veränderung. Präsent zu sein, während wir die einfachen Dinge des Lebens tun, hilft uns daher, auch in anstrengenden und problematischen Zeiten im Hier und Jetzt zu leben. Bei der heutigen Übung sind daher alle fünf Sinne gefragt.

Nehmen Sie sich eine Tasse Tee oder ein Glas Saft und setzen Sie sich an einen ruhigen Ort. Betrachten Sie die Farbe Ihres Getränks. Ist es klar oder trüb? Strahlend oder stumpf? Halten Sie das Glas oder die Tasse in der Hand und spüren Sie die Temperatur. Werden Ihre Hände gewärmt oder gekühlt? Riechen Sie an Ihrem Getränk. Riecht es dezent oder überwältigend? Nehmen Sie einen großen Schluck und achten Sie auf das Geräusch, das dabei entsteht. Beim nächsten Schluck konzentrieren Sie sich auf den Geschmack. Schmeckt es süß? Sauer? Bitter? Genießen Sie fünf Minuten lang Ihr Getränk und nutzten Sie alle Sinne, um in diesem Moment verwurzelt zu bleiben. Spüren Sie die Ruhe Ihrer Erfahrung, lassen Sie sich Zeit und konzentrieren sich nur auf das, was gerade geschieht.

Sequenz zur Entschleunigung

Für diese Sequenz eigenen sich besonders gut Übungen des Yin-Yoga. Sie bringen das Lebenstempo wieder ins Gleichgewicht, indem Sie zwei bis fünf Minuten lang in den Haltungen verweilen. Wenn Sie feststellen, dass Ihre Gedanken umherschweifen oder dass Sie nicht mehr stabil stehen, lenken Sie Ihre Aufmerksamkeit auf den Atem – das bringt Sie sanft zurück in den jetzigen Augenblick.

Denken Sie daran, eine Absicht (Sankalpa) zu formulieren (s. S. 31) und damit jemandem oder einer Sache die Übung zu widmen. Das hilft bei der Konzentration und gibt jeder Haltung eine besondere Bedeutung.

Meditation im Hier und Jetzt

Diese Meditation zeigt bei Angst, Stress oder Depression eine wunderbare Wirkung. Sie hilft beim Entspannen, indem sie die Aufmerksamkeit von Vergangenheit und Zukunft weglenkt und auf das Hier und Jetzt richtet. Wer gerade erst anfängt zu meditieren, lässt sich leicht ablenken. Daher konzentriert sich der Geist in dieser Meditation auf einfache Dinge. Lesen Sie die Anleitung, bevor Sie beginnen und wenn nötig auch während der Meditation. In englischer Sprache können Sie sich diese auch anhören: http://www.nicolajanehobbs.com/.

Setzen Sie sich auf dem Fußboden, einem Stuhl oder auf dem Sofa bequem hin. Schließen Sie die Augen und nehmen Sie ein paar tiefe Atemzüge.

Konzentrieren Sie sich zunächst auf alle Geräusche um Sie herum – beginnen Sie mit den deutlich wahrnehmbaren und lenken Sie Ihre Aufmerksamkeit dann auf die leiseren wie das ruhige Ticken einer Uhr oder Vogelgezwitscher in der Ferne. Bewegen Sie sich von Geräusch zu Geräusch und lassen Sie es über sich hinwegziehen.

Nach einer Minute richten Sie die Aufmerksamkeit auf Ihren Körper. Spüren Sie Ihr Gesäß am Boden oder auf dem Stuhl, die Kleidung auf der Haut und wo Ihre Hände ruhen. Prüfen Sie, ob Ihr Kiefer oder Ihre Schultern angespannt sind, Ihr Bauch zuckt oder Ihr Körper irgendwo schmerzt. Achten Sie auf Gefühle wie Stress, Angst, Sorgen und beobachten Sie, wie sie sich verschieben und verändern, ohne dass Sie eingreifen oder versuchen herauszufinden, woher sie kommen. Lassen Sie sie weiterziehen und achten Sie auf andere Gefühle, die auftauchen.

Lenken Sie Ihre Aufmerksamkeit nun auf Ihre Gedanken und lassen Sie sie gehen, ohne das Gefühl zu haben, Sie müssten etwas tun. Vielleicht hilft es Ihnen sich vorzustellen, Sie seien der Himmel und Ihre Gedanken die Wolken. Visualisieren Sie vorbeiziehende Wolken, bis der Himmel und ihr Geist klar und ruhig sind.

Lenken Sie Ihre Aufmerksamkeit nun auf den Atem. Bemerken Sie, wie er mit der Entspannung immer langsamer und tiefer wird. Bleiben Sie dort ein paar Minuten, bis Sie bereit sind, die Augen wieder zu öffnen.

Tag 2: Sequenz zur Entschleunigung

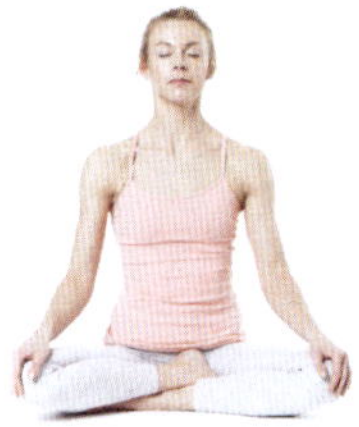

1 **Bequemer Sitz** – 1–2 Minuten. Absicht formulieren

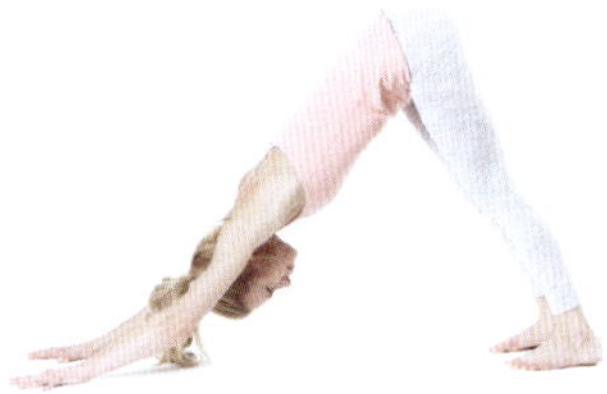

2 **Herabschauender Hund** – 1 Minute, Fersen heben und senken, dann in die Berghaltung nach vorn laufen

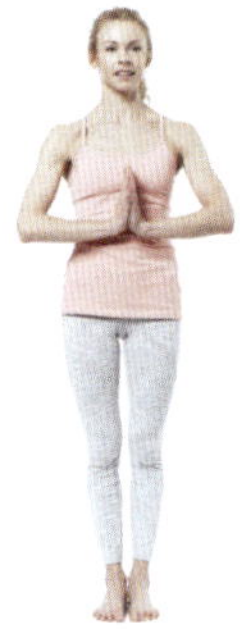

3 **Berg** – 5 Atemzüge

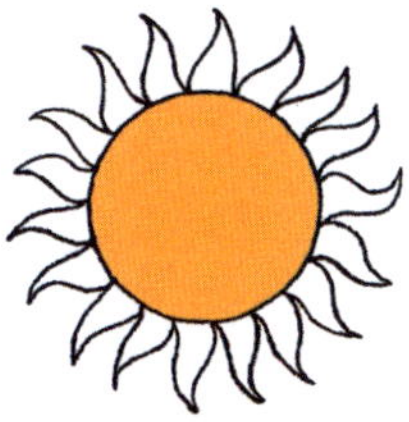

4 **Neustart-Sequenz** – 3 Runden

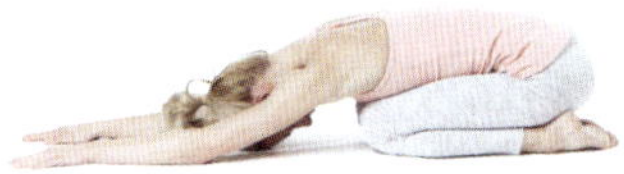

5 **Kindhaltung** – 1 Minute

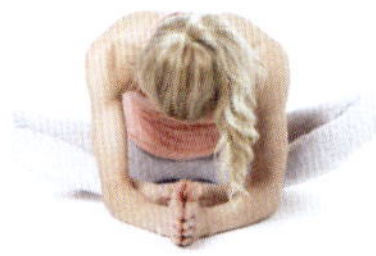

6 **Schmetterling** – 3 Minuten

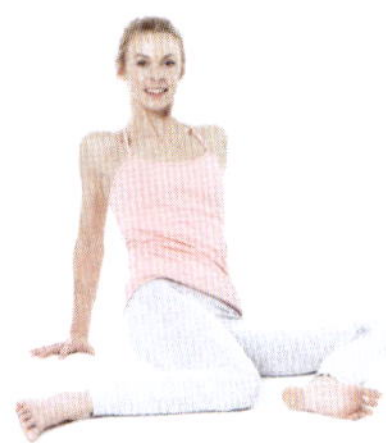

7 **Scheibenwischer** – 10-mal

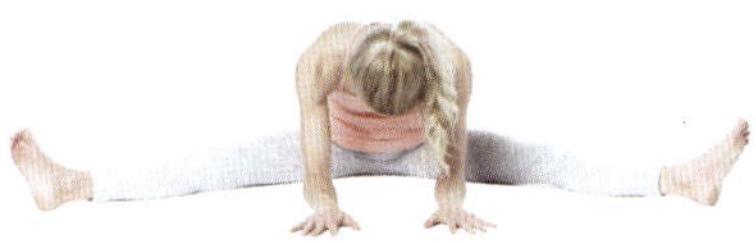

8 **Grätsche im Sitzen** – 3 Minuten

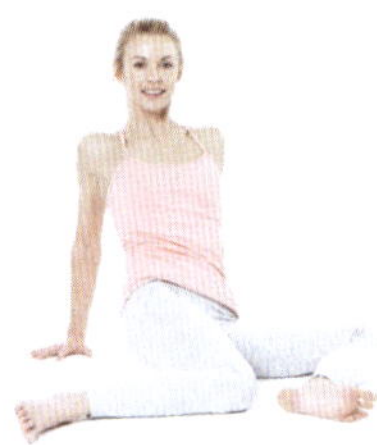

9 **Scheibenwischer** – 10-mal

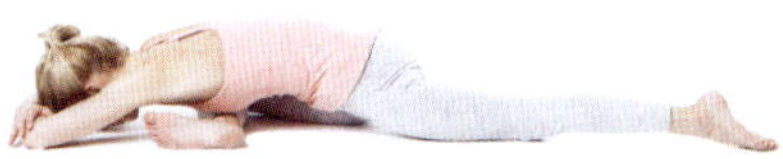

10 **Schlafende Taube** – 2 Minuten auf jeder Seite. Dazwischen dehnen Sie sich im Herabschauenden Hund.

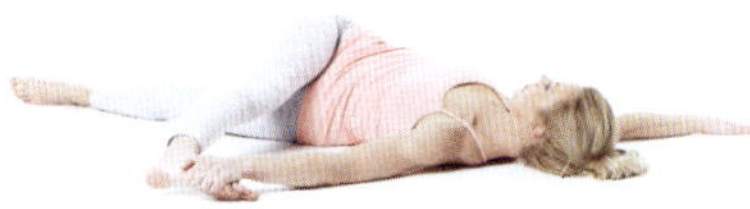

11 **Krokodil** – 2 Minuten auf jeder Seite

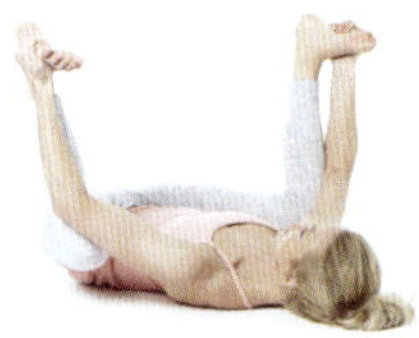

12 **Happy Baby** – 2 Minuten

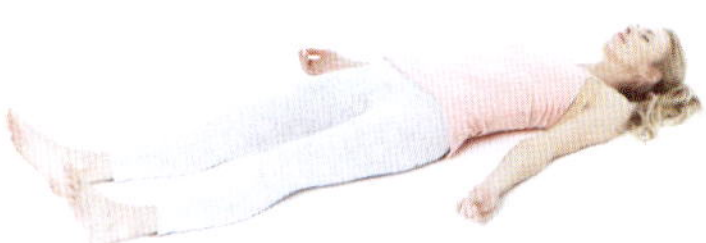

13 **Totenhaltung** – 5–10 Minuten

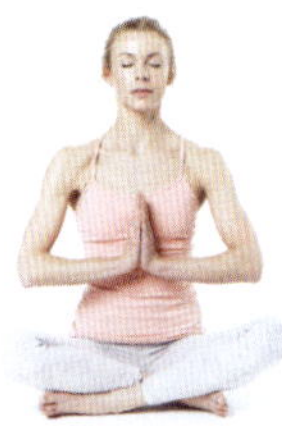

14 **Meditation**

Tag 3: Vergeben und Loslassen

Lassen Sie es schmerzen.

Lassen Sie es heilen.

Lassen Sie los.

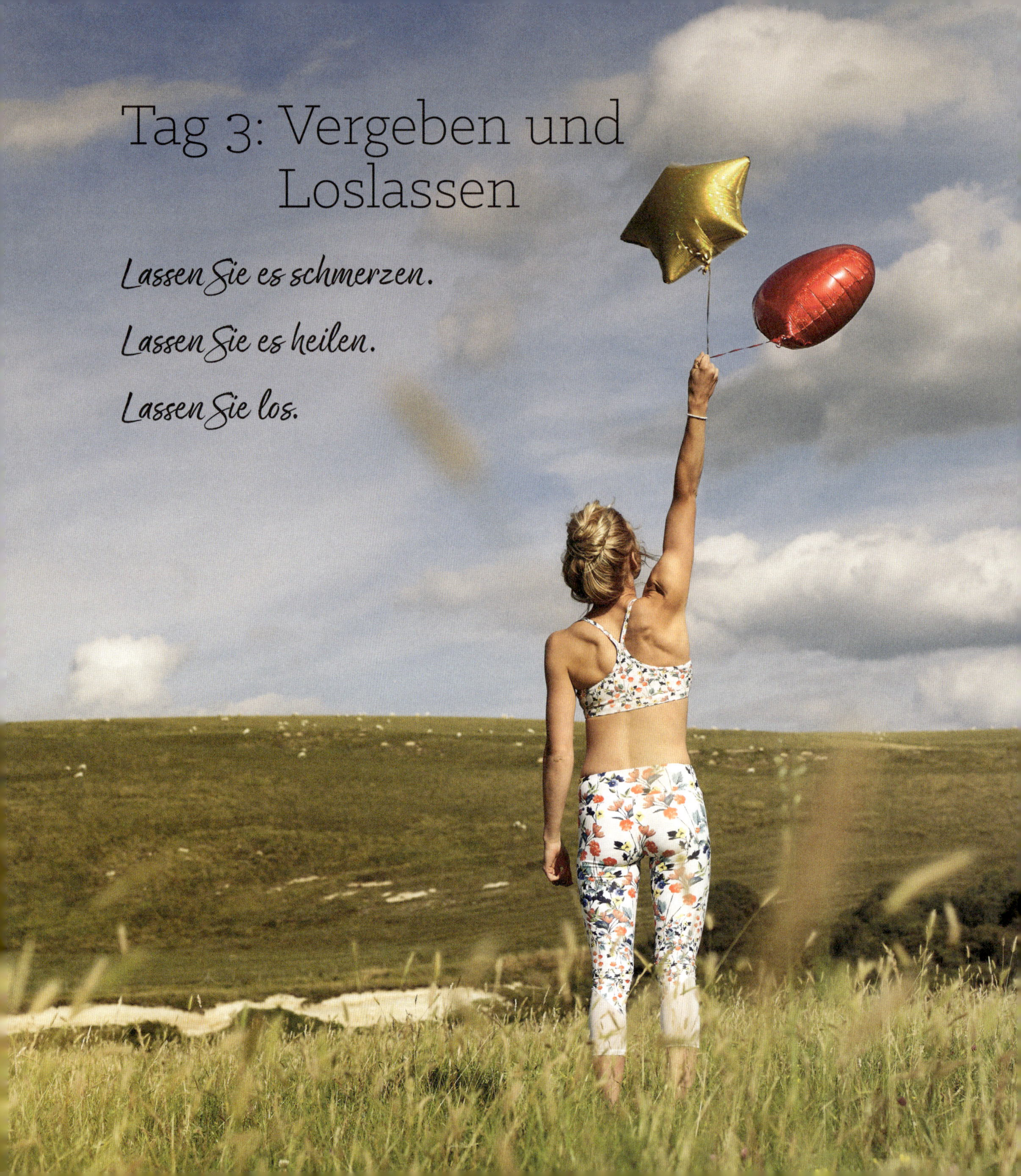

Manchmal ist das Leben schwer. Das liegt an dem Gepäck, das wir mit uns herumschleppen. Aber wenn wir uns einen Augenblick Zeit nehmen und in die Taschen schauen, entdecken wir, das vieles darin gar nicht nötig ist. Vielleicht sind Schuld- oder Schamgefühle früherer Fehler dabei, Gewohnheiten und Verhaltensweisen, die nicht mehr guttun, oder eine Vorstellung davon, wie das Leben sein sollte.

Heute geht es um die Entdeckung, dass Sie unnötiges Gepäck nicht mehr tragen müssen. Es geht darum, sich selbst zu vergeben, damit Sie heilen können; sich selbst genug zu lieben, um Überflüssiges loszulassen und Raum für etwas Besseres zu schaffen.

Verzeihen bringt Frieden. Normalerweise müssen wir vor allem uns selbst vergeben. Wir alle sind Menschen und machen Fehler. Wir tun Dinge, auf die wir nicht stolz sind. Aber lassen Sie Ihr Leben nicht von Scham und Traurigkeit bestimmen.

Ein großer Teil des Vergebens ist das Loslassen. Vielleicht müssen Scham oder Schuld losgelassen werden, selbstkritische Gedanken und selbstzerstörerische Verhaltensweisen oder Dinge in Ihrem Leben, etwa ein Job, der Sie unglücklich macht, eine Ernährungsweise, die Sie gefangen hält, oder eine ungesunde Beziehung. Ich habe lange gebraucht, bis ich mir selbst vergeben konnte, um loszulassen. Trotz aller Versuche, mich von meiner Magersucht zu befreien, bekämpfte ich mich selbst immer weiter und lebte mit Schuld- und Schamgefühlen. Erst als mir klar wurde, dass wir uns vergeben müssen, bevor wir genesen können, begann ich, gesund zu werden. Ich habe auch gelernt, dass Vergebung keine einmalige Angelegenheit ist. Man muss sich immer wieder vergeben – so oft, wie nötig, um zur Freiheit zu finden.

Beim Vergeben und Loslassen geht es nicht darum, so zu tun, als sei etwas nicht geschehen oder wäre nicht schmerzhaft. Es geht darum, aus den Erfahrungen zu lernen, ohne am Schmerz festzuhalten. Dazu gehört,

- negative Gedanken, Verbitterung und Ablehnung loszulassen.
- sich von Schmerz und Wut zu befreien, die sich über lange Zeit aufgebaut haben.
- den inneren Schmerz anzunehmen und Wege zu finden, ihn auszudrücken, ohne sich selbst oder andere zu verletzen.
- sich zu entscheiden, den Blick von Verletzungen der Vergangenheit auf die Gegenwart zu lenken.
- sich den emotionalen Barrieren aus Angst und Wut zu stellen, die an schädlichen Gefühlen, Verhaltensweisen, Menschen oder Dingen festhalten lassen.
- Unabhängigkeit zu kultivieren. Beispielsweise indem man sich Ziele setzt, ohne zu glauben, dass davon das persönliche Glück abhängt. Oder indem man in einer Partnerschaft dem Partner Freiräume lässt. Oder indem man eine Diät beginnt, ohne zu glauben, dass man nur mit einem bestimmten Körpergewicht liebenswert ist.

Loszulassen und sich zu vergeben, ist die Entscheidung zu sagen: „Ich habe mich lange genug geschämt, war verängstigt und wütend. Ich lasse meine Scham, meinen Ärger und meine Wut los, denn ich brauche sie nicht mehr." Sobald wir uns nicht mehr selbst wegen unserer Fehler verurteilen, können wir lernen, uns auf gesunde Weise zu lieben, und erkennen unseren Wert.

Vom Herzen ausgehende Selbsterforschung

In dieser Übung schreiben Sie einen Brief an sich selbst.

Bevor man ein Gefühl loslassen kann, muss man es vollständig erspürt haben. Dabei kann es sich um Scham handeln, ein Schuldgefühl wie die Erwartungen der Eltern nicht erfüllt zu haben, Bedauern, weil man einen geliebten Menschen verletzt hat oder jede andere Empfindung, die Sie ausbremst.

Beschreiben Sie zunächst das, was sie loslassen möchten – ein Gefühl, ein Ereignis oder eine Erfahrung. Schreiben Sie so viele Details auf wie möglich. Erlauben Sie sich, den Schmerz zu fühlen, und fragen Sie sich, wie lange Sie diese Empfindung bereits festhalten haben und wie Ihr tägliches Leben davon beeinflusst wird. Wenn nötig, reden Sie mit einer nahestehenden Person darüber, vielleicht kann sie Ihnen helfen zu verstehen, dass wir alle Fehler machen, die vergeben werden müssen, und dass Sie es nicht verdienen, derart darunter zu leiden.

Nach einer gewissen Trauerzeit zerreißen oder verbrennen Sie das Papier als Symbol des Loslassens. Wiederholen Sie dies bei Bedarf für andere Bereiche Ihres Lebens, in denen Sie Vergebung brauchen, damit Sie freier weiterleben können. Wenn Schmerz, Scham oder Wut später einmal wiederkehren, erinnern Sie sich behutsam daran, dass Sie sich bereits vergeben haben und vergeben Sie sich, dass Sie noch nicht vollständig vergeben konnten.

Sequenz zum Loslassen

Loslassen ist eine Yin-Qualität, die ohne Druck funktioniert. Das kann schwierig sein, denn das Loslassen wird in unserer Gesellschaft nicht besonders geschätzt. Mit einiger Übung gewinnt man daraus aber Frieden und Kraft. Die heutige Sequenz besteht aus Yin-Haltungen. Wenn man jede Position über einen längeren Zeitraum hält, lässt dies ausreichend Zeit, um sich auf die Atmung zu konzentrieren. Beachten Sie, wie leicht und mühelos Sie Ihren Atem „loslassen". Vielleicht können Sie auch andere Empfindungen in diesen Haltungen loslassen – verschmelzen Sie, ohne zu werten.

Meditation des Verzeihens

Verzeihen lässt sich nicht erzwingen. Dazu kommt es nur, wenn wir das Herz öffnen und den Schmerz loslassen. Die heutige Meditation konzentriert sich darauf, wie Schuldgefühle, Bitterkeit und Ablehnung – das Gegenteil von Vergebung – durch Vergebung befreiet werden können.

Begeben Sie sich an einen ruhigen Ort. Rufen Sie sich Zorn, Bedauern, Scham-, Schuld- und andere Gefühle, die Sie loslassen möchten, ins Bewusstsein. Vielleicht sind diese Gefühle an einen Moment, eine Erinnerung oder einen Gedanken in Ihrem Leben gebunden. Kümmern Sie sich nicht darum, woher diese Gefühle kommen, konzentrieren Sie sich nur auf das Gefühl selbst. Dabei atmen Sie tief ein und stellen sich vor, Sie seien ein Vogel in einem Käfig aus Scham, Schuld, Wut oder Angst. Beim Ausatmen spüren Sie, wie Sie sich aus dem Käfig befreien, indem Sie die negativen Gefühle loslassen und sich vergeben. Tun Sie das so oft wie nötig – beim Einatmen sind Sie ein Vogel im Käfig, beim Ausatmen fliegen Sie davon.

Tag 3: Sequenz zum Loslassen

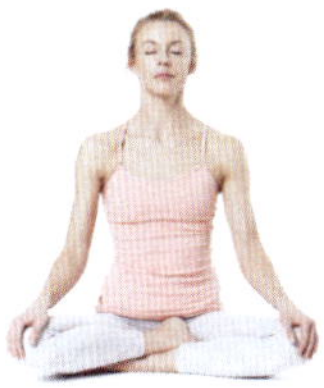

1 Bequemer Sitz – 1–2 Minuten. Absicht formulieren

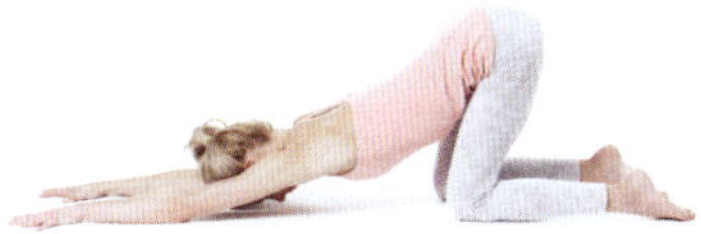

2 Gestreckte Welpenhaltung – 2 Minuten

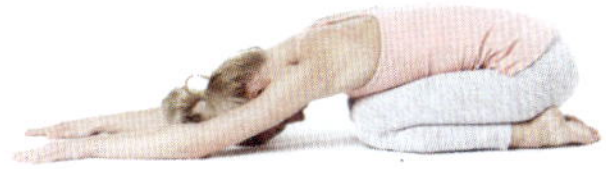

3 Kindhaltung – 1 Minute

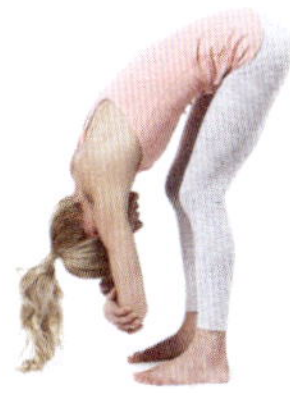

4 Lockere Vorbeuge – 2 Minuten

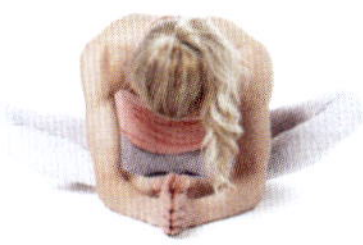

5 Schmetterling – 3 Minuten

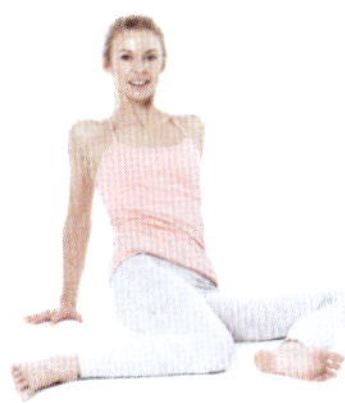

6 Scheibenwischer – 1 Minute

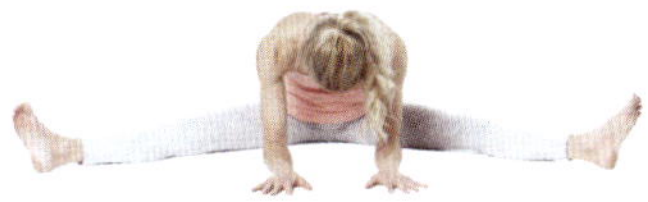

7 Grätsche im Sitzen – 4 Minuten

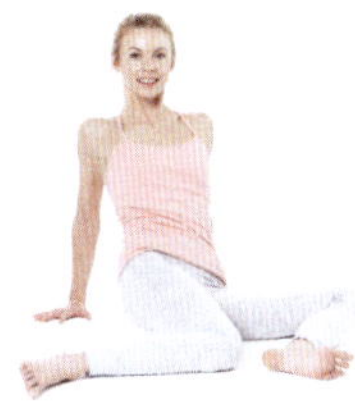

8 Scheibenwischer – 1 Minute

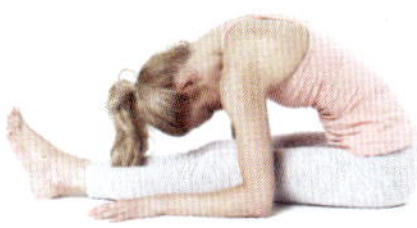

9 Raupe – 3 Minuten

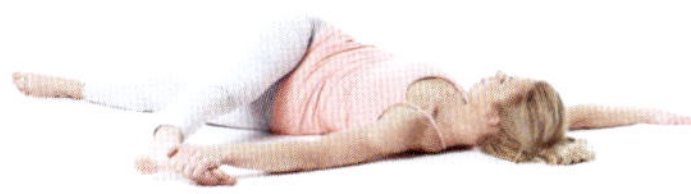

10 Krokodil – 2 Minuten auf jeder Seite

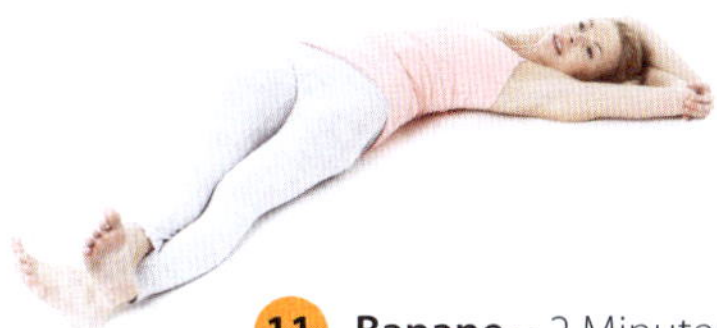

11 Banane – 2 Minuten auf jeder Seite

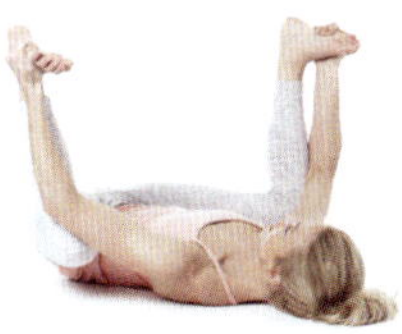

12 Happy Baby – 2 Minuten

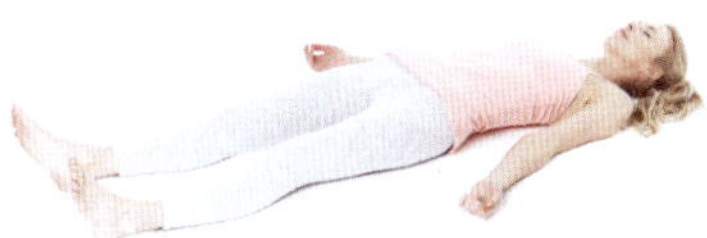

13 Totenhaltung – 5–10 Minuten

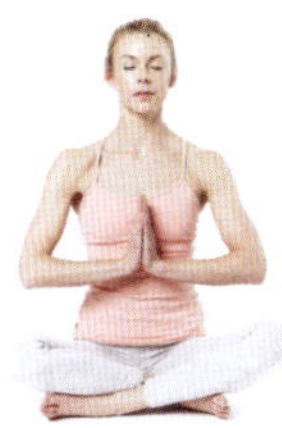

14 Meditation

Tag 4: Seelennahrung und Fürsorge

Wenn Sie für sich selbst sorgen, bringen Sie Licht in die Welt. Und die Welt braucht Ihr Strahlen.

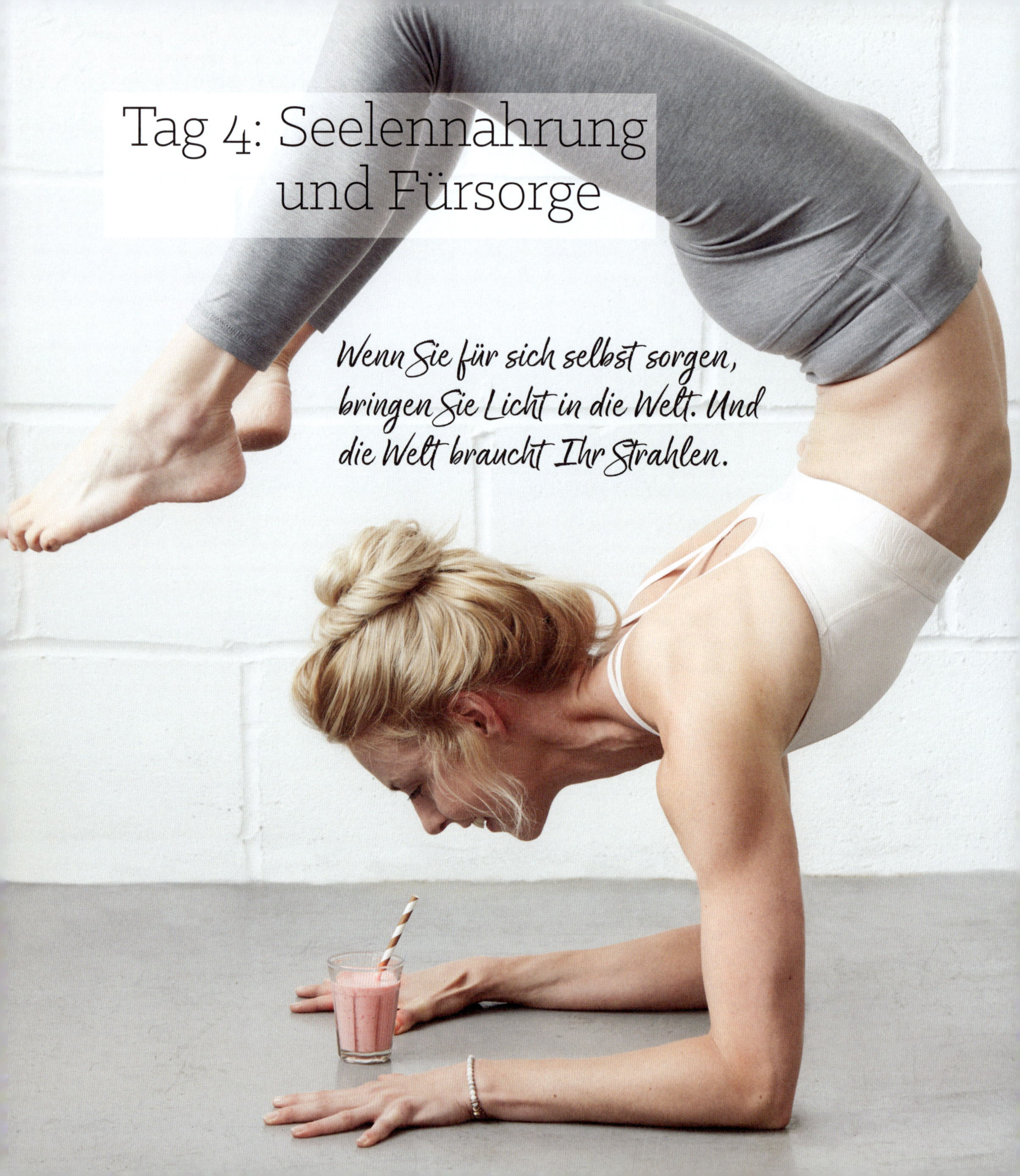

Nahrung ist das Gegenteil von Vernachlässigung, Selbstfürsorge das Gegenteil von Selbstzerstörung. Es ist die bewusste Entscheidung, das Beste für sich selbst und seine Gesundheit zu tun.

Selbstvernachlässigung kann sich auf unterschiedliche Weise zeigen: zu viel oder zu wenig essen oder Sport treiben, in einer destruktiven Beziehung bleiben, zu viel arbeiten, zu spät ins Bett gehen, dauernd Selbstkritik üben. Wer sich so vernachlässigt, sendet der Welt das Signal, dass es sich gar nicht lohnt, sich um ihn zu kümmern. Wenn wir aber beginnen, uns um uns selbst zu kümmern, tauschen wir das Signal der Wertlosigkeit gegen das der Selbstliebe und des Selbstrespekts aus und versichern uns und der Welt, dass wir wertvoll sind und unser Wohlbefinden heilig ist.

Sich um sich selbst zu kümmern steht in enger Verbindung mit dem Loslassen. Was schlecht für uns ist, müssen wir loswerden, um mehr Platz für die guten Dinge im Leben zu schaffen. Gesunde Biolebensmittel zu essen kann ebenso dazugehören wie Spaziergänge in der Natur und Zeit mit geliebten Menschen zu verbringen, aber auch ein Mittagsschlaf, einen Kuchen backen oder einfach nur zu Hause das Alleinsein genießen.

Ich habe mich früher nicht um mich selbst gekümmert, weil ich das für selbstsüchtig gehalten habe. Aber ganz ehrlich: Mein gestresstes, angstzerfressenes Selbst war für niemanden gut. Nur wer selbst ganz von Fürsorge erfüllt ist, kann an seinem Überfluss andere teilhaben lassen. Wenn wir uns um uns selbst kümmern, sieht die Welt plötzlich ganz anders aus. Essen wird zu einem Zeichen des Selbstrespekts statt zu einer Quelle von Scham und Angst, Sport belohnt den Körper mit Kraft statt ihn zu bestrafen, weil man zu viel gegessen hat. Das Leben wird insgesamt freundlicher und bedeutungsvoller.

Es ist auch wichtig zu bedenken, dass Sie sich sofort um sich selbst kümmern dürfen, und nicht erst, wenn Sie zehn Pfund losgeworden sind oder einen Freund haben oder jeder Punkt auf Ihrer To-do-Liste abgehakt ist. Seelennahrung und Selbstfürsorge bedeuten für jeden etwas anderes, aber Folgendes gehört dazu:

- jede gezielte Handlung für die körperliche, mentale und emotionale Gesundheit.
- genügend Selbstwertgefühl und Selbstvertrauen.
- zu sich selbst so freundlich zu sein wie zu anderen.
- sich zu fragen, was man braucht, und dafür zu sorgen, dass man es bekommt.
- sich gut zu ernähren, Sport zu treiben und genug zu schlafen.
- sich nicht zu erschöpfen und eigene Bedürfnisse nicht aufzugeben.

Egal wie wir uns fühlen, es liegt an uns, wie wir damit umgehen. Ob wir uns glücklich und stark fühlen oder hoffnungslos und unzulänglich: Selbstfürsorge ist genauso unabdingbar wie den Grundstein für zukünftiges Wohlbefinden zu legen.

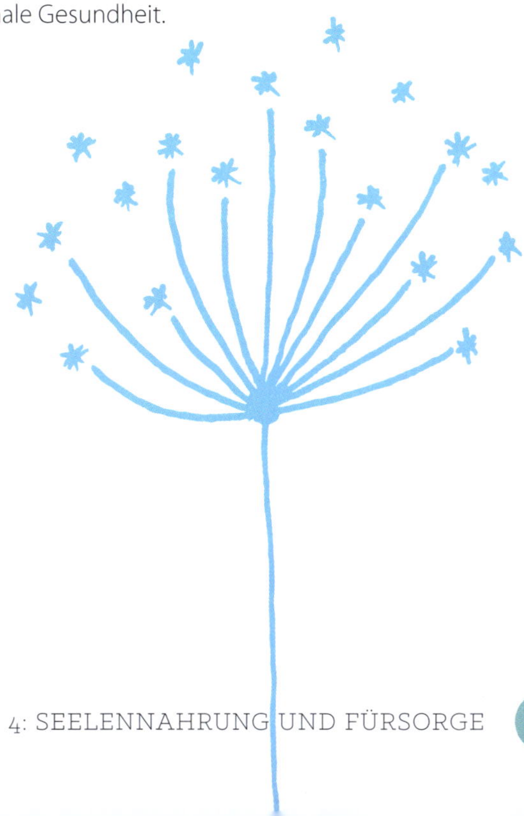

Vom Herzen ausgehende Selbsterforschung

Heute geht es darum, sich mehr um sich selbst zu kümmern. Das Leben kann laut und kompliziert sein. Deshalb ist es wichtig, regelmäßig ein wenig Selbstliebe und -fürsorge in der Hektik des Alltags unterzubringen.

Zuerst stellen Sie eine Liste zusammen mit Dingen, die Sie gern tun und die der Erholung dienen, etwa in der Natur sein, Freunde treffen, die Sie zum Lachen bringen, eine Pause von den sozialen Medien einlegen, ausmisten, ein gutes Essen kochen, Yoga, eine heißes Bad oder ein gutes Buch.

Setzen Sie heute ein oder zwei dieser Dinge in die Tat um und achten Sie darauf, wie Sie sich anschließend fühlen. Sobald Sie etwas finden, das Ihnen guttut, räumen Sie dieser Sache ausreichend Platz in Ihrem Leben ein. Tragen Sie sie in Ihren Kalender ein und stellen Sie sicher, dass Sie Ihrem Yoga-Kurs, einem Spaziergang oder dem Kuchenbacken genauso viel Wichtigkeit beimessen wie einer Konferenz auf der Arbeit oder dem Elternabend. Die Selbstfürsorge zu schätzen dient Ihrer Erholung. Dann können Sie sich auch um andere mit derselben Liebe und Hingabe kümmern.

Selbstfürsorge-Sequenz

Beim Yoga wird der Körper mit Kraft und Offenheit belohnt. Die heutige Sequenz ist auf das Solar-Plexus-Chakra ausgerichtet. Ist es in der Balance, profitieren davon Selbstwertgefühl, Selbstfürsorge und Selbstbewusstsein.

Selbstfürsorge-Meditation

Meditation ist ein hervorragender Weg sich selbst zu nähren. Die heutige Metta- oder Allgüte-Meditation stammt aus der buddhistischen Tradition und ist mittlerweile wissenschaftlich erforscht. Dabei hat sich gezeigt, dass sie zu mehr Selbstfürsorge, Selbstmitgefühl, Zufriedenheit, Hoffnung, Dankbarkeit und Freude sowie zur Linderung von Depressionen, chronischem Schmerz, Wut, Kummer und Selbstkritik beiträgt.

Setzen Sie sich bequem hin und schließen Sie die Augen. Entwickeln Sie ein Gefühl freundlicher Güte für sich selbst, indem Sie eine Aspiration der Selbstfürsorge formulieren, etwa „Möge ich tun, was für mich und meine Gesundheit am besten ist, damit meine Ängste schwächer und mein wahres Ich stärker werden". Formulieren Sie dieses Ziel in Ihren eigenen Worten, um es persönlich zu gestalten. Sollten Sie es zu schwierig finden, sich selbst zum Mittelpunkt der Aspiration zu machen, können Sie liebende Güte für jemand anderen entfalten – ein Kind, ein Elternteil oder sogar ein Haustier, etwa „Möge mein Vater tun, was für ihn und seine Gesundheit am besten ist, damit seine Ängste schwächer und sein wahres Ich stärker werden". Spüren Sie dieses Gefühl, versuchen Sie, auch für sich selbst liebende Güte zu empfinden. Dann können Sie auch den Kreis derer, die Sie mit Metta bedenken, erweitern, beispielsweise auf

- Ihren Partner.
- eine Freundin oder einen Freund.
- eine entferntere oder neutrale Person.
- jemanden, den Sie schwierig oder abstoßend finden.
- alle oben Genannten gleichermaßen.
- alle Lebewesen.

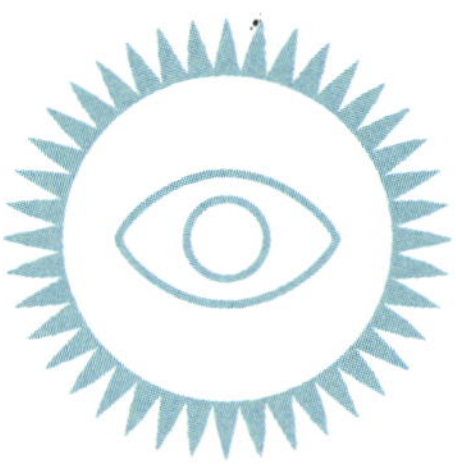

Verbringen Sie ein oder zwei Minuten damit, Fürsorge für jeden Einzelnen oder jede Gruppe zu empfinden.

Tag 4: Selbstfürsorge-Sequenz

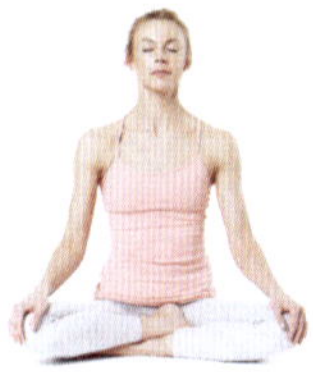

1 Bequemer Sitz – 1–2 Minuten. Absicht formulieren

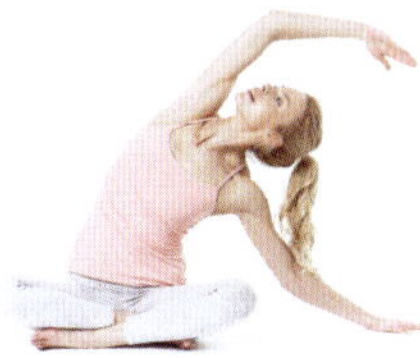

2 Seitbeuge im Sitzen – 5 Atemzüge auf jeder Seite

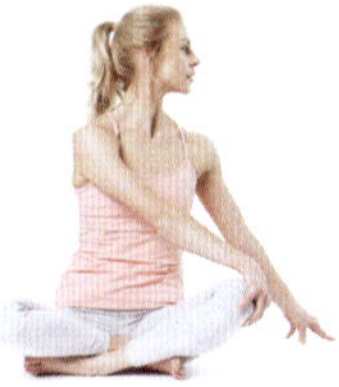

3 Gedrehter Sitz – 5 Atemzüge auf jeder Seite

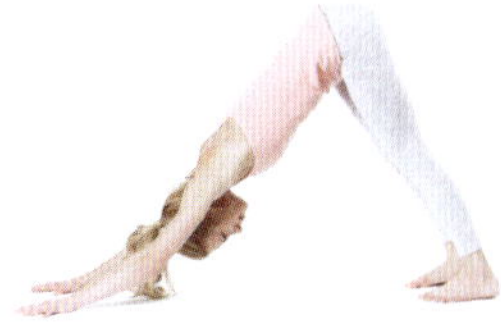

4 Herabschauender Hund – 1 Minute, Fersen heben und senken, dann nach vorn ins Brett

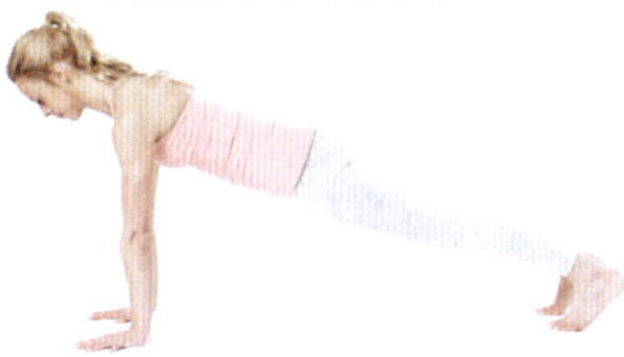

5 Brett – 1 Minute, dann in den Herabschauenden Hund

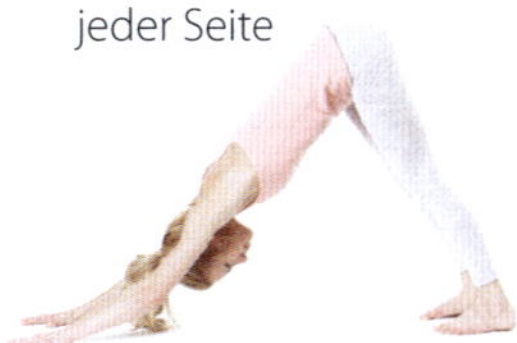

6 Herabschauender Hund – 5 Atemzüge

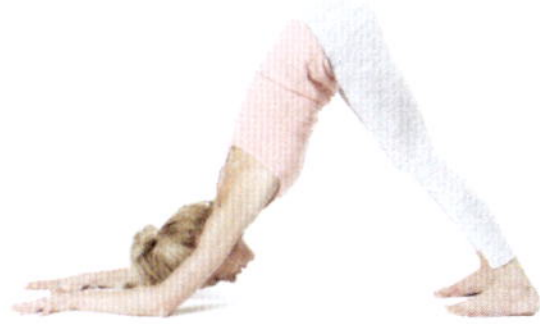

7 Delfin – 5 Atemzüge, dann ins Brett mit gebeugten Armen

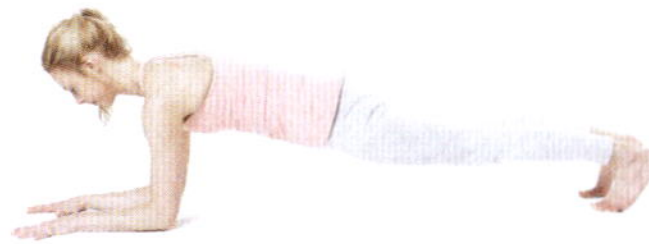

8 Brett mit gebeugten Armen – 1 Minute, dann zurück zum Delfin

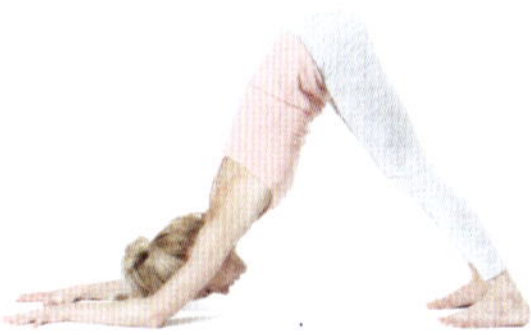

9 Delfin – 5 Atemzüge, dann in den Herabschauenden Hund

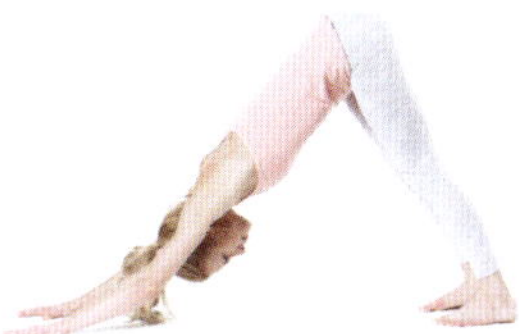

10 Herabschauender Hund – 5 Atemzüge

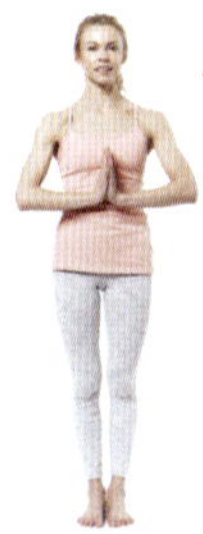

11 Berg – 5 Atemzüge

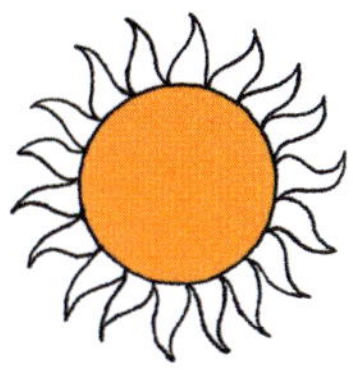

12 Neustart-Sequenz – 3 Runden

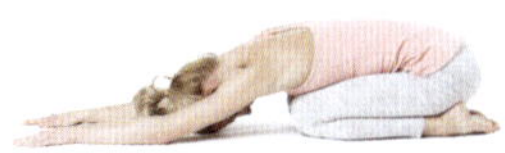

13 Kindhaltung – 1 Minute

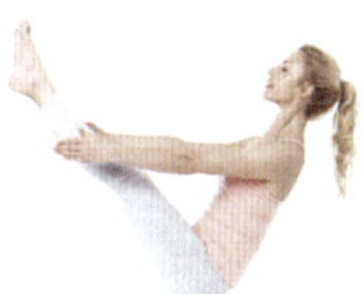

14 Boot – 5 Atemzüge

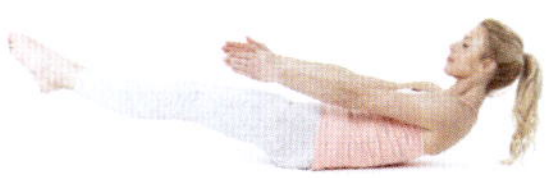

15 Flaches Boot – 5 Atemzüge

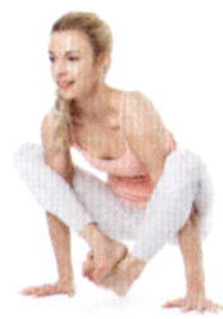

16 Schulterdruck-Haltung – 2 Minuten ausprobieren

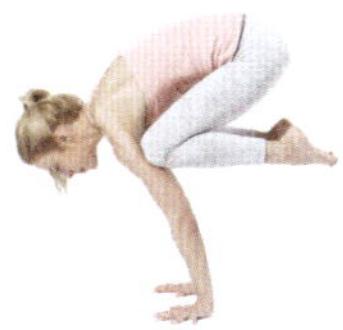

17 Krähe – 2 Minuten ausprobieren

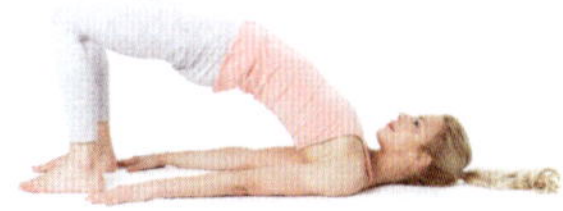

18 Schulterbrücke – 5 Atemzüge

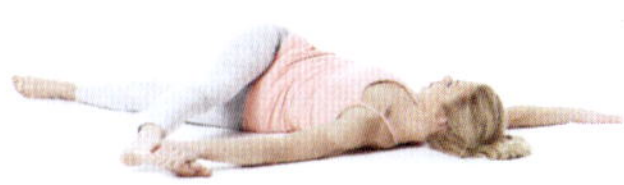

19 Krokodil – 5 Atemzüge auf jeder Seite

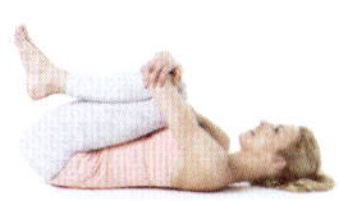

20 Knie-zur-Brust-Haltung – 1 Minute, dann Knie kreisen

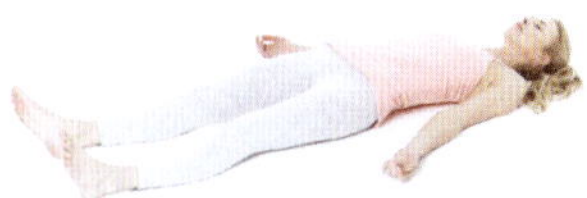

21 Totenhaltung – 5–10 Minuten

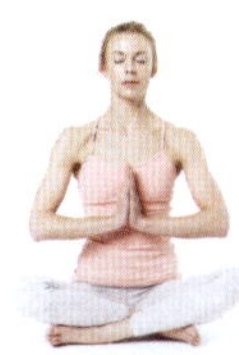

22 Meditation

Tag 5: Stressfest durch die Stürme des Lebens

Die Welt kann anstrengend und laut sein. Hören Sie nicht hin, lauschen Sie lieber Ihrem Herzen.

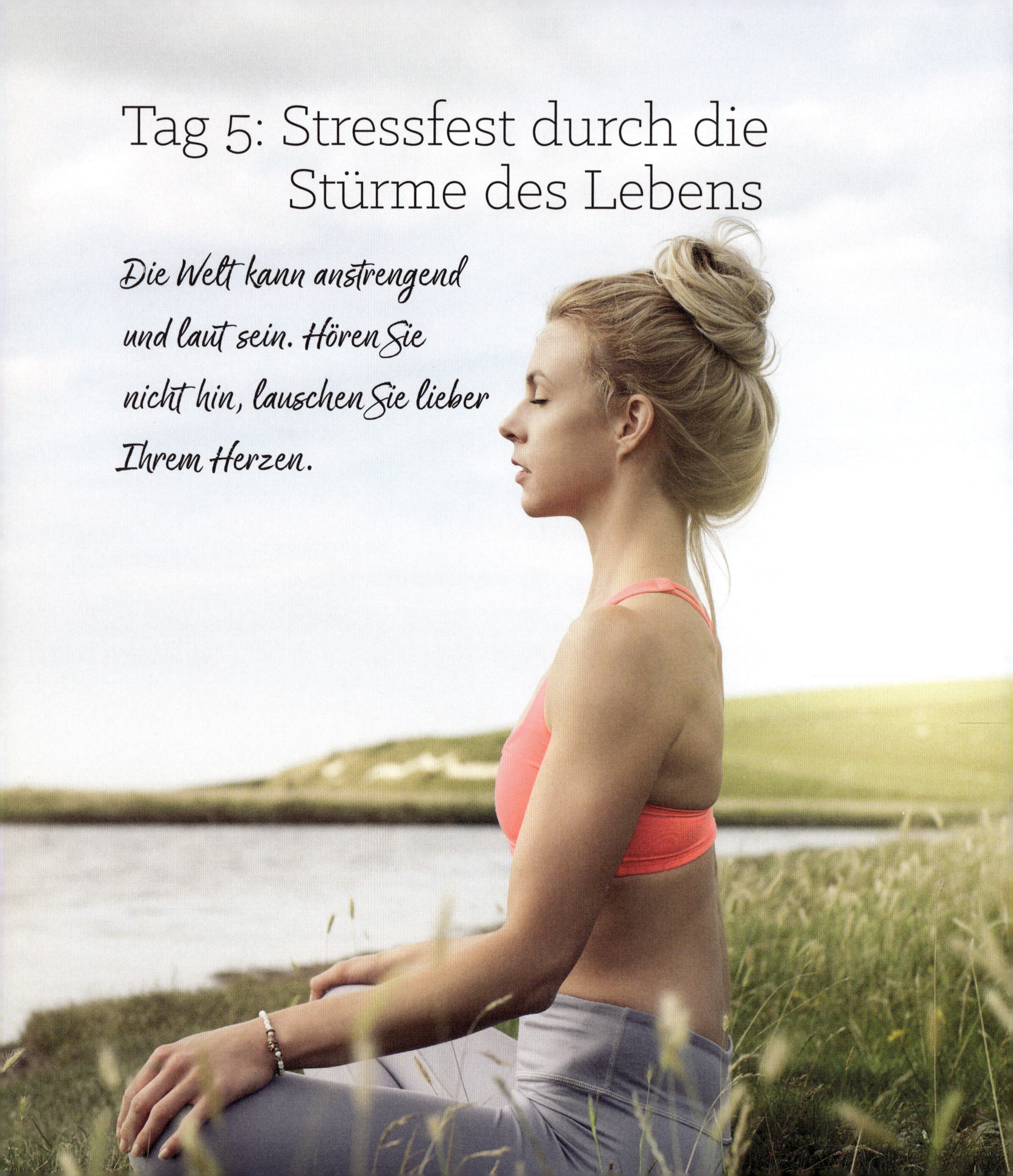

Viele Menschen leben mit hohem Tempo, unter großem Druck und versuchen Job und Familie unter einen Hut zu bringen. Dazu kommen Sport, Diäten, Dinnerpartys oder andere soziale Ereignisse – jeder muss zufriedengestellt werden. Aber der überquillende Terminplan geht oft auch mit einer unterversorgten Seele einher.

Stress ist eine evolutionäre Anpassung und war praktisch, als der Mensch noch in Höhlen wohnte und vor Säbelzahntigern davonlaufen musste. Heute verursacht alles, von sozialen Medien bis hin zu den unerledigten Aufgaben auf der To-do-Liste Stress, der negative Folgen für die Gesundheit haben kann.

Dabei handelt es sich vor allem um eine körperliche Reaktion. Der Körper glaubt, angegriffen zu werden und setzt deshalb Adrenalin, Cortisol, Norepinephrin und andere Hormone frei, die den Körper auf Kampf, Flucht oder Erstarrung einstellen und dafür Funktionen wie Verdauung, rationales Denken und das Immunsystem herunterfahren. Wir kämpfen, indem wir unsere Gefühle gegen uns, unsere Lieben und unsere Umwelt richten. Wir fliehen, indem wir weglaufen, statt uns der Lage zu stellen. Oder wir erstarren und fühlen uns gefangen und machtlos.

Stress kann viele Ursachen haben: Vergleich, Wettbewerb, Beurteilungen, Unsicherheit, Erwartungen, Zweifel, ein Übermaß an Verpflichtungen, Bedauern, Sorgen, Schuldgefühle und exzessives Grübeln.

Ich habe gelernt, dass viel von meinem Stress entstand, weil ich mich versteckte. Ich tat, als ob ich lächelte, wenn ich weinen wollte, und sagte Ja, obwohl ich Nein sagen wollte. Ich versteckte mich, weil ich mich schämte, unsicher war und glaubte, nicht gut genug zu sein. Dann hörte ich langsam auf damit. Ich weinte, wenn mir danach war, bat diejenigen um Hilfe, von denen ich wusste, dass sie nicht über mich urteilten, und ließ die Scham los, die ich so lange empfunden hatte. Und das Leben wurde leichter.

Wenn wir uns offenbaren und akzeptieren, dass es menschlich ist, zusammenzubrechen, erkennen wir auch, dass sich das meiste regeln lässt. Wir finden allmählich Ruhe im Chaos und haben genug Selbstvertrauen, um gesunde Grenzen zu ziehen, weil Zeit und Energie wertvoll sind.

Stress ist oft ein Weckruf, ein Signal dafür, dass etwas falsch läuft. Vielleicht zerstört der Job das Selbstbewusstsein; eine unglückliche Beziehung oder eine Ernährungsweise können Kräfte rauben, statt sie zu geben. Jeder muss aus den Lektionen lernen, die stressige Situationen für ihn bereithalten, damit er seine Energie nicht mehr an Dinge verschwendet, die ihn auslaugen. Dann beruhigt sich der Geist und lässt aufrichtige Entscheidungen über die Richtung zu, die das Leben nehmen soll.

Von Natur aus kann der Mensch durchaus verkraften, was das Leben für ihn bereit hält, ohne in Panik auszubrechen. Wenn doch einmal alles zu viel wird, können wissenschaftlich gesicherte Methoden zur Stressreduzierung eingesetzt werden, zum Beispiel

- ein zehnminütiger Spaziergang in der Natur, der die Endorphinproduktion anregt und Stresshormone reduziert.
- Zeit mit Freunden verbringen, denn enge Beziehungen dienen als Puffer gegen negative Einflüsse.
- ein gesunder, vollwertiger Snack, denn nichts bereitet dem Gehirn mehr Stress als Nahrungsmangel.
- Telefon und Computer ausstellen, um dem Gehirn eine Pause von der Überstimulation zu gönnen.
- klassische Musik hören, denn das verlangsamt den Puls und setzt Dopamin und andere Neurochemikalien frei, die für Wohlbefinden sorgen.

Vom Herzen ausgehende Selbsterforschung

Es lässt sich nicht leugnen – das Leben ist stressig. Dass es anstrengend ist, heißt aber nicht zwangsläufig, dass uns der Stress auch beherrschen muss. Wenn wir den Eindruck haben, mitten in einem Sturm zu leben, muss dieser nicht gleichzeitig auch in uns selbst toben. Dagegen hilft die Einrichtung einer stressfreien Zone – eines Platzes, an dem es keine Deadlines, Aufgaben oder To-do-Listen gibt, an dem man lesen, schreiben, zeichnen, weinen, lachen oder alles tun kann, was ein Gefühl von Frieden und Entspannung vermittelt.

Wenn Sie ein ungenutztes Zimmer haben, können Sie sich darin solch einen Rückzugsort mit schönen Möbeln, gemütlichen Kissen und beruhigenden Gemälden einrichten. Haben Sie nicht so viel Platz zu Hause, richten Sie sich eine Ruheecke mit Räucherstäbchen und frischen Blumen ein. Auf die Größe und die Einrichtung des Raums kommt es nicht an, solange er Ihnen Ruhe und Frieden schenkt, wenn Sie ihn betreten.

Haben Sie Ihren stressfreien Raum eingerichtet, machen Sie eine Liste mit allem, was Ihnen Stress bereitet. Das kann von der Familie, die nie den Abwasch erledigt, bis zu Schwierigkeiten mit dem Chef reichen. Verbannen Sie all das aus Ihrer stressfreien Zone, in der Sie in einer chaotischen Welt Ruhe finden können.

Anti-Stress-Sequenz

Yoga trägt dazu bei, auf Stress mit einem Ausgleich zwischen innerem Feuer und innerer Ruhe zu reagieren. Die heutige Sequenz bezieht eine Qigong-Übung ein, die „Baumschütteln" heißt. Tiere befreien sich durch Schütteln instinktiv von körperlichem Stress. Im Verzeichnis der Yoga-Haltungen auf S. 167 finden Sie die genaue Beschreibung der Übung. Denken Sie daran, eine Absicht zu formulieren, bevor Sie mit der Sequenz beginnen. Das gibt Ihrer Übung einen tieferen Sinn und hilft Ihnen, sich zu konzentrieren.

Anti-Stress-Meditation

Nur wenig kann das Leben so stressfest machen wie die Atmung. Stellen Sie sich Stress als einen Sturm vor, in dem Ihr Atem ein Anker ist. Er kann den Sturm nicht aufhalten, aber währenddessen sind Sie durch den Atem sicher mit der Erde verbunden. Die heutige Meditation enthält die Bienenatmung, die Stress und Unruhe erwiesenermaßen reduziert.

Setzen Sie sich bequem hin und stecken Sie sich die Zeigefinger vorsichtig in die Ohren, damit Sie nichts mehr hören. Atmen Sie tief durch die Nase ein. Beim Ausatmen machen Sie ein summendes Geräusch. Konzentrieren Sie sich darauf, wie die dabei entstehende Vibration vom Hals zum Kopf wandert. Haben Sie vollständig ausgeatmet, atmen Sie wie gewohnt ein und wiederholen das Summen in den nächsten drei bis fünf Minuten bei jedem Ausatmen.

Tag 5: Anti-Stress-Sequenz

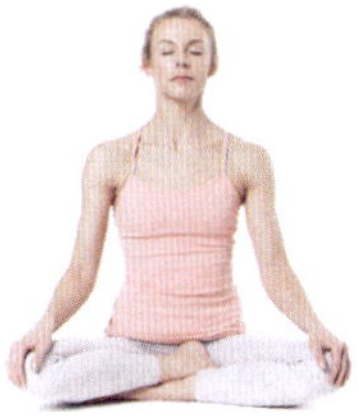

1 Bequemer Sitz – 1–2 Minuten. Absicht formulieren

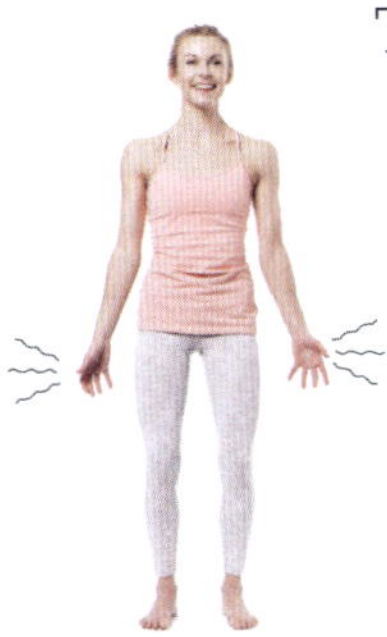

2 Baumschütteln – 3 Minuten

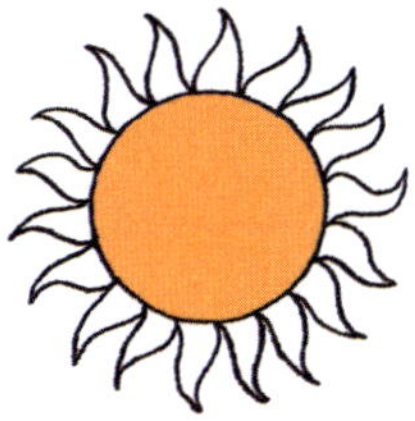

3 Neustart-Sequenz – 5 Runden

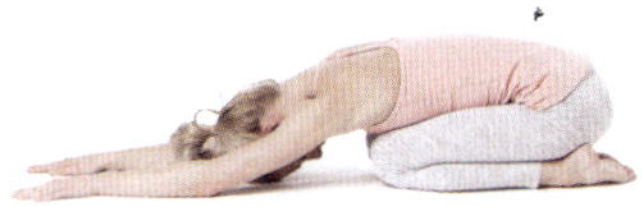

4 Kindhaltung – 1 Minute

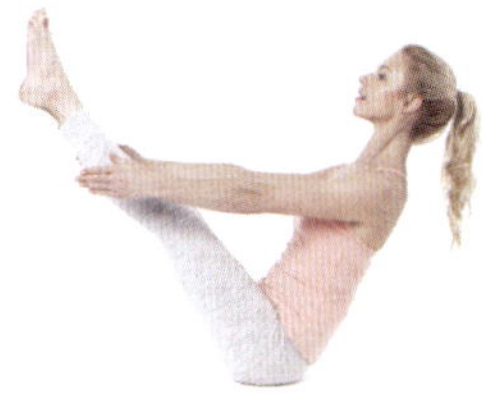

5 Boot – 10 Atemzüge

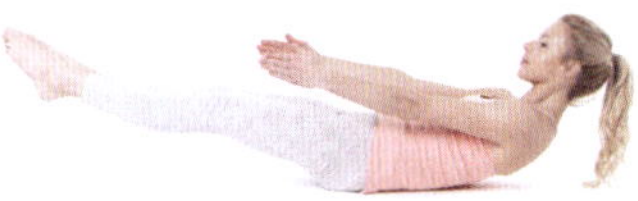

6 Flaches Boot – 10 Atemzüge

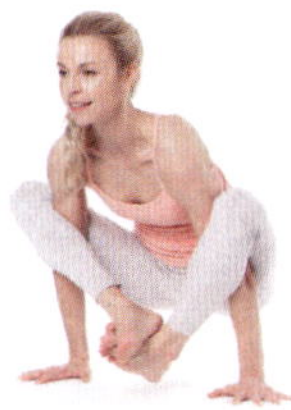

7 Schulterdruck-Haltung – 2–3 Minuten ausprobieren

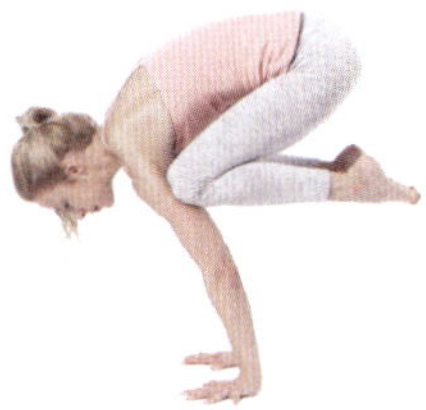

8 Krähe – 2–3 Minuten ausprobieren

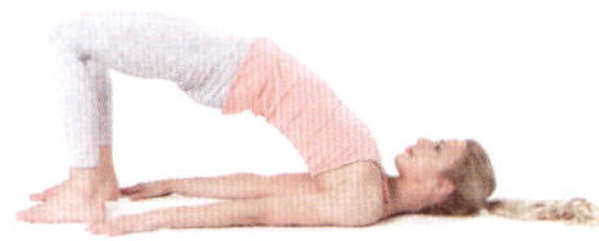

9 Schulterbrücke – 5 Atemzüge

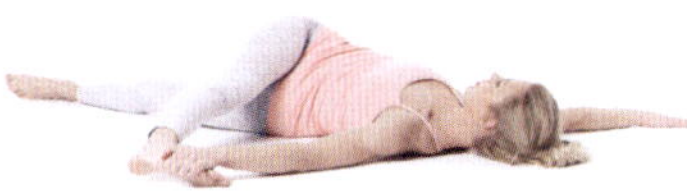

10 Krokodil – 10 Atemzüge, auf der anderen Seite wiederholen

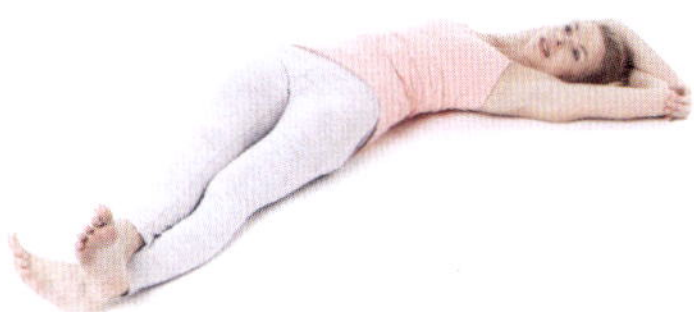

11 Banane – 2 Minuten, auf der anderen Seite wiederholen

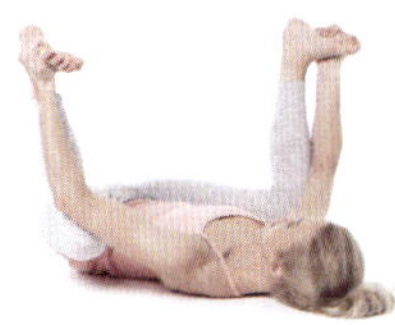

12 Happy Baby – 2 Minuten

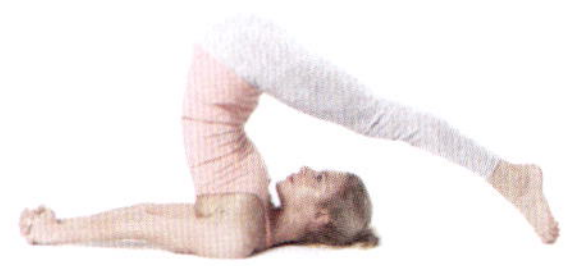

13 Pflug – 1 Minute

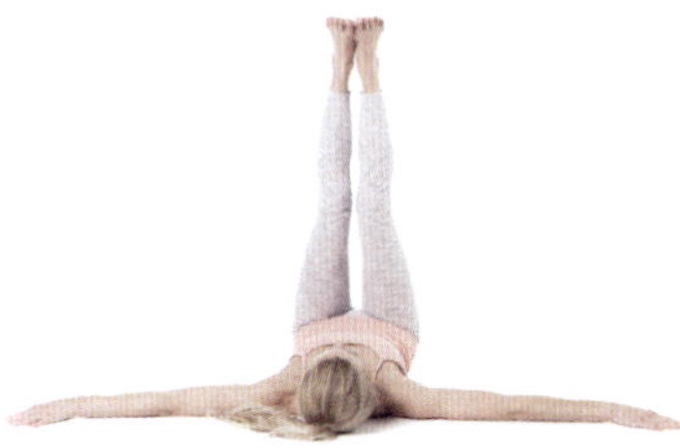

14 Sanfte Umkehrhaltung – 3 Minuten

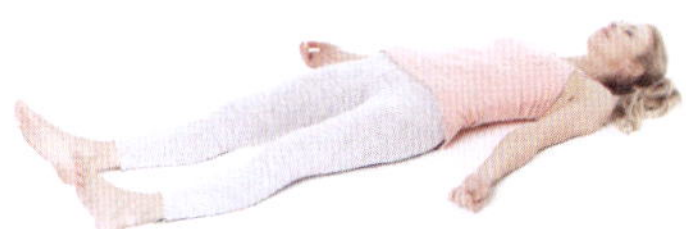

15 Totenhaltung – 5–10 Minuten

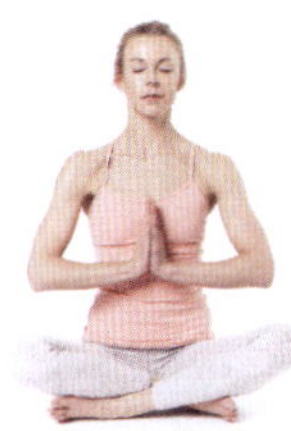

16 Meditation

Tag 6: Mitgefühl für sich selbst

Ihr Leben wird seit Jahren von Zweifeln und Selbstkritik bestimmt, ohne dass es Ihnen geholfen hat? Entwickeln Sie Mitgefühl und Liebe für sich selbst – und beobachten Sie, was passiert.

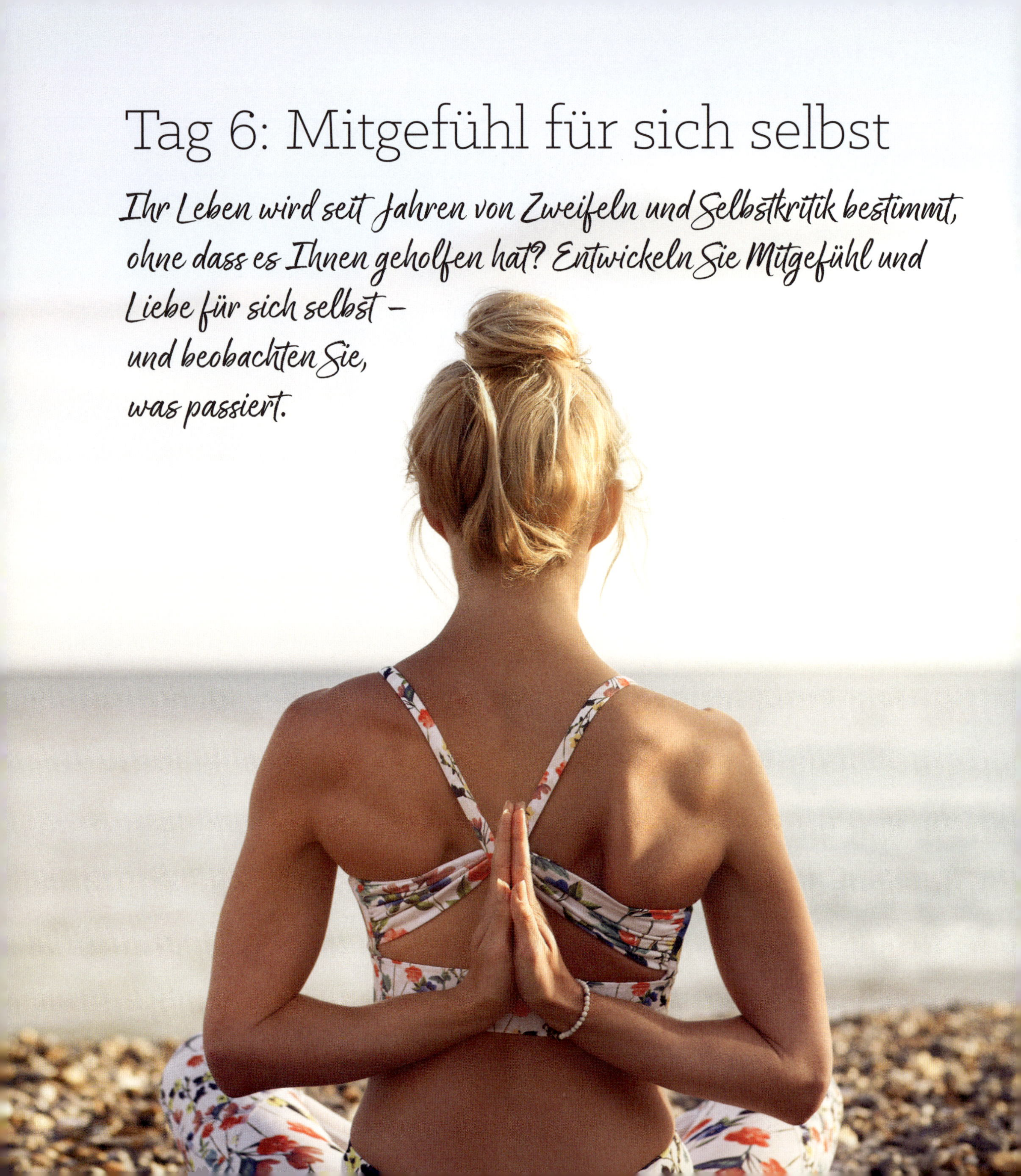

Das Leben macht mit uns, was es will. Mal überschüttet es uns mit Güte, Liebe und Glück, dann wieder straft es uns mit Schmerz, Stress und Angst. Empfinden wir aber Mitgefühl mit uns selbst, können wir entspannen und unsere Probleme in Angriff nehmen. Damit kehren wir unsere Selbstkritik ins Gegenteil. So gestalten wir einen Raum der Fürsorge, der es möglich macht, Fehlern und Unsicherheit mit Güte und Sanftheit zu begegnen. Selbstmitgefühl ist eine enorm motivierende Kraft, die uns hilft, Ziele zu erreichen und Träume zu verfolgen, statt auf dem Weg dorthin uns selbst zu bekämpfen.

Mitgefühl für Menschen, die wir lieben, empfinden wir als ganz natürlich. Geht es ihnen schlecht, möchten wir ihnen den Schmerz nehmen. Sind sie aufgeregt, wollen wir sie trösten. Fehlt es ihnen an Selbstvertrauen oder zweifeln sie an ihrem Platz in der Welt, behandeln wir sie freundlich und mit Güte und versichern ihnen, dass sie Liebe und Glück verdienen. Aber statt auch mit uns selbst mitfühlend umzugehen, wenn wir leiden oder etwas an uns bemerken, was uns nicht gefällt, verfallen wir in Selbstkritik, Selbstmitleid oder wir lassen uns gehen.

Viele Menschen glauben, dass es die Selbstkritik ist, die sie motiviert. Schon als Kinder haben wir gelernt, dass wir hart mit uns selbst umgehen müssen. Ich erinnere mich, dass ich mir im Alter von zwölf Jahren schwere Vorwürfe machte, weil ich für einen Geschichtsaufsatz nur eine Zwei bekommen hatte. Ich glaubte, mich umso besser motivieren zu können, für eine Eins zu arbeiten, je mehr Selbstkritik ich übte. Doch leider führt Selbstkritik keinen Schritt näher ans Ziel.

Ebenso wenig Selbstmitleid – hier besteht das Problem darin, dass wir uns ausschließlich mit uns selbst befassen, in einem persönlichen Drama versinken und uns am Ende ganz allein fühlen. Durch Selbstmitgefühl aber verschwinden Isolation und die fehlende Verbundenheit und wir beginnen zu verstehen, dass auch andere Menschen leiden. Durch Stress bei der Arbeit, Beziehungsprobleme oder den Kummer über den Umfang der Oberschenkel kann ein Weg zu anderen entstehen.

Maßlosigkeit ist eine weitere Möglichkeit, mit Problemen umzugehen, anstatt Selbstmitgefühl zu haben. Ob Stress nun dazu führt, viel Geld für eine Designer-Handtasche zu verschwenden, sich auf einer Kneipentour zu betrinken oder eine Eiscreme-Orgie zu veranstalten – solche kurzfristigen Vergnügungen schaden dem Wohlergehen auf lange Sicht. Beim Selbstmitgefühl geht es darum, sich selbst auf Dauer Gesundheit und Freude zu schenken.

Die westliche Welt ist besessen von dem Wunsch, das Selbstwertgefühl zu steigern. Und obwohl ein Mangel an Selbstwertgefühl zu Depressionen und Angststörungen führen kann, ist auch der Versuch es zu verbessern nicht ganz unproblematisch: Eigene Schwächen werden dabei oft ignoriert, statt Mitgefühl für diese unerwünschten Wesensanteile zu entwickeln. So beginnt eine Achterbahnfahrt zwischen Überlegenheitsgefühlen und Unsicherheit, wenn die hohen Ansprüche an sich selbst nicht erreicht werden können. Selbstmitgefühl dagegen bewirkt, sich selbst gut zu finden, unabhängig von Aussehen, Klugheit oder Beliebtheit. Denn jeder Mensch hat es von vornherein verdient, respektiert zu werden.

Selbstmitgefühl kann alles Mögliche bedeuten – beispielsweise ein leckeres selbst gekochtes Essen oder die Versöhnung mit einem Freund nach einer Kränkung. Beachten Sie:

- Behandeln Sie sich selbst mit der gleichen Freundlichkeit wie andere.
- Akzeptieren, vergeben, lieben und respektieren Sie sich selbst.
- Helfen Sie sich selbst, Unsicherheit zu überwinden.
- Erkennen Sie schmerzhafte Empfindungen, wenn sie entstehen.
- Seien Sie nett zu sich selbst, wenn das Selbstwertgefühl gerade gering ist.
- Machen Sie sich Ihren Kummers bewusst und seien Sie bereit, sich selbst bei der Linderung zu unterstützen.

Vom Herzen ausgehende Selbsterforschung

Selbstmitgefühl erfordert drei Dinge: freundlich zu sich selbst sein, sich anderen verbunden fühlen und achtsam sein. Schreiben Sie während der heutigen Übung auf, was Ihnen das Gefühl gibt, nicht gut genug zu sein. Statt sich deswegen zu verurteilen, betrachten Sie sich mit Liebe und Freundlichkeit.

Listen Sie alles auf, was Ihnen ein Gefühl der Unzulänglichkeit gibt. Achten Sie auf die Empfindungen, die dabei aufkommen. Unterdrücken Sie diese Gefühle nicht, sondern erlauben Sie sich, sie wahrzunehmen. Ist die Liste fertig, stellen Sie sich vor, Sie seien ein Freund oder eine Freundin, die sie bedingungslos liebt.

Schreiben Sie jetzt einen Brief dieses Freunds oder dieser Freundin an sich selbst. Was würde in diesem Brief über Ihre Schwächen und Fehler stehen? Wie würde die Schreiberin Mitgefühl, Akzeptanz und Vergebung zeigen und dabei Ihre Gesundheit und Ihr Glück an die erste Stelle setzen? Nehmen Sie wahr, wie sie Ihnen versichert, dass sie nicht allen gefallen müssen, um Glück und Liebe zu verdienen – einfach weil Sie ein Mensch sind. Bewahren Sie diesen Brief gut auf und lesen Sie ihn immer, wenn Ihr Selbstwertgefühl gelitten hat oder Sie Trost brauchen.

Sequenz für Selbstmitgefühl

Das Yama Ahimsa, auf Deutsch „kein Schaden", fördert das Mitgefühl. Daher konzentriert sich die heutige Sequenz darauf, freundlich mit sich selbst umzugehen. Ein blockiertes Herzchakra, das eng mit dem Mitgefühl verbunden ist, kann Wut und Selbstverachtung auslösen. Rückbeugen lösen die Verspannungen in der Brust und öffnen das Herz.

Meditation für Selbstmitgefühl

Sich regelmäßig mit Selbstmitgefühl zu befassen, bedeutet, Emotionen zu erkennen, statt sie zu unterdrücken, um sanft und freundlich mit uns selbst umgehen zu können – egal ob wir in Topform sind oder morgens kaum aus dem Bett kommen, weil Ängste uns im Griff haben.

Listen Sie zunächst alle Menschen auf, für die Sie Mitgefühl empfinden, Menschen, für die Sie da sein wollen, wenn es ihnen schlecht geht. Dann verbinden Sie sich mit diesem echten Mitgefühl und erleben Sie, wie es sich anfühlt. Als Nächstes erweitern Sie dieses Gefühl auf sich selbst und wählen sich eine Aspiration, die für Sie stimmig ist, etwa „Ich möchte frei von Unruhe, Stress und Angst sein".

Schließen Sie die Augen, wiederholen Sie Ihre Aspiration und verbinden Sie sich mit echtem Mitgefühl für sich selbst. Wenn Gefühle wie Schuld oder Scham oder Erinnerungen an Fehlschläge auftauchen, spüren Sie die emotionale Qual, statt ihr zu widerstehen, und vergeben Sie sich dafür, menschlich zu sein. Nachdem Sie sich einige Minuten auf das Selbstmitgefühl konzentriert haben, erweitern Sie den Kreis des Mitgefühls auf

- Ihren Partner.
- eine Freundin oder einen Freund.
- eine entferntere oder neutrale Person.
- jemanden, den Sie schwierig oder abstoßend finden.
- auf alle oben Genannten.
- auf alle Lebewesen.

Verbringen Sie ein oder zwei Minuten damit, Mitgefühl für jeden Einzelnen oder jede Gruppe zu entwickeln.

Tag 6: Sequenz für Selbstmitgefühl

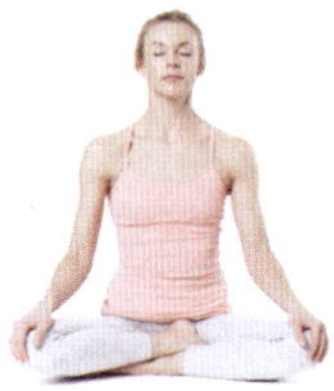

1 Bequemer Sitz – 1–2 Minuten. Absicht formulieren

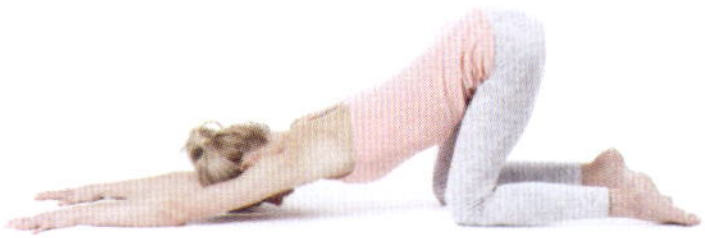

2 Gestreckte Welpenhaltung – 2 Minuten

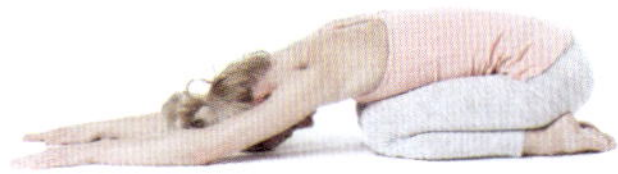

3 Kindhaltung – 1 Minute

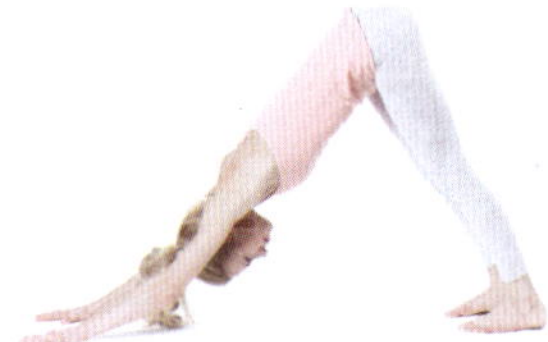

4 Herabschauender Hund – 5 Atemzüge, dann nach vorn gehen in den Berg

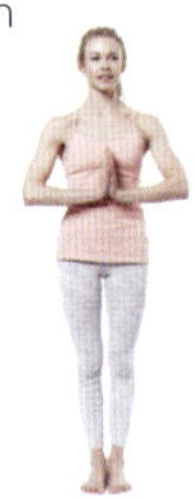

5 Berg – 5 Atemzüge

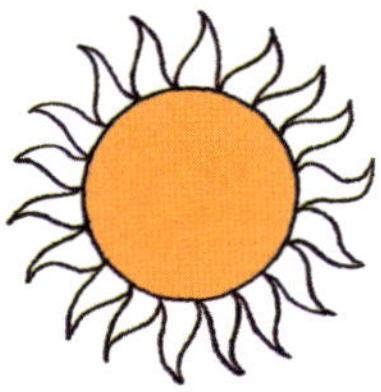

6 Neustart-Sequenz – 4 Runden

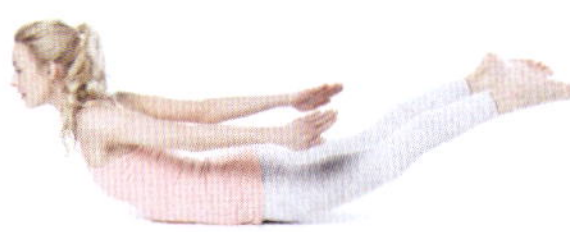

7 Heuschrecke – 5 Atemzüge. 2-mal wiederholen

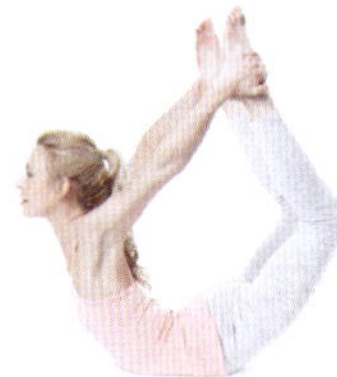

8 Bogen – 5 Atemzüge. 2-mal wiederholen

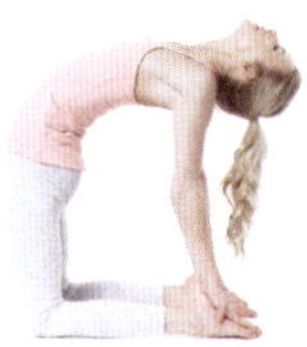

9 Kamel – 5 Atemzüge. 2-mal wiederholen

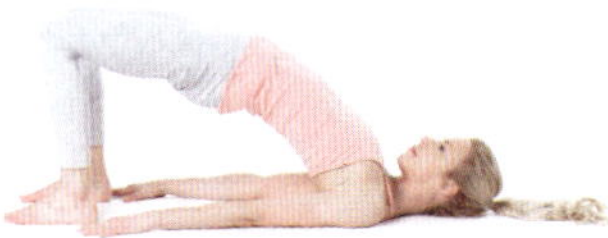

10 Schulterbrücke – 5 Atemzüge

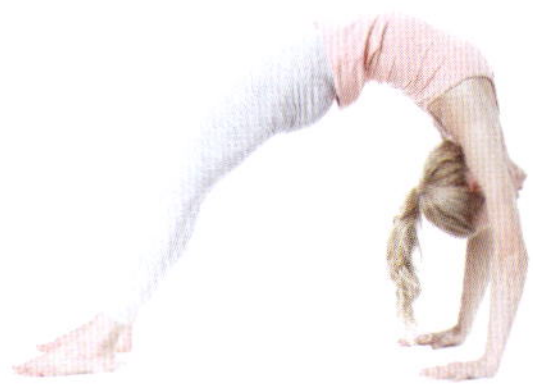

11 Rad – 5 Atemzüge, oder Haltung 10 wiederholen

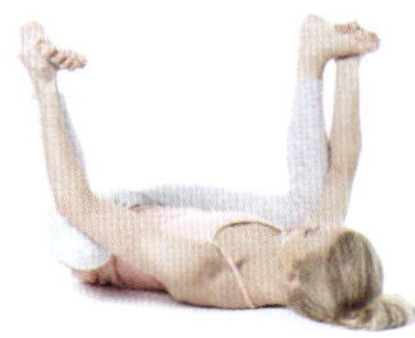

12 Happy Baby – 1 Minute

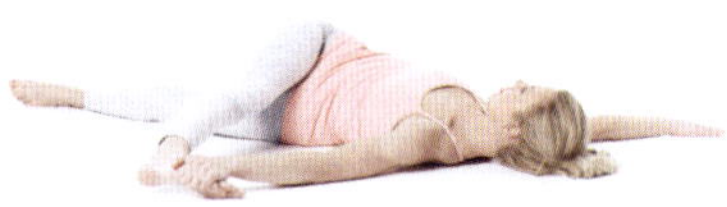

13 Krokodil – 1 Minute auf jeder Seite

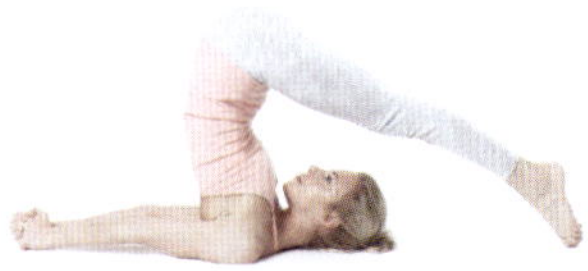

14 Pflug – 1 Minute

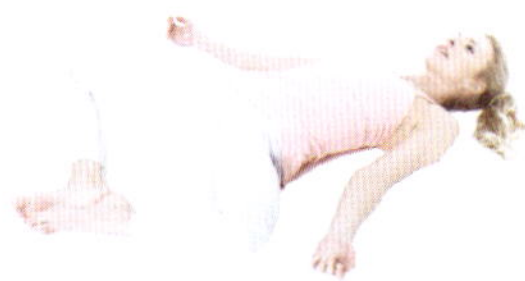

15 Schlafender Schmetterling – 3 Minuten

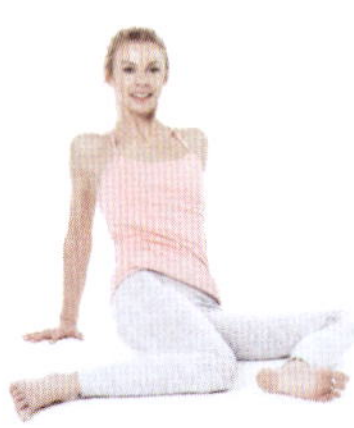

16 Scheibenwischer – 1 Minute

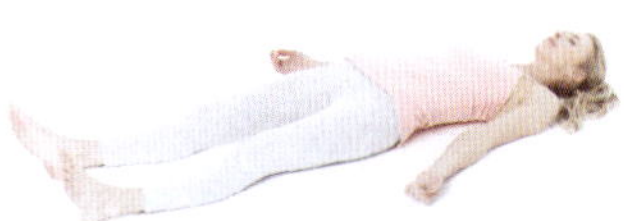

17 Totenhaltung – 5–10 Minuten

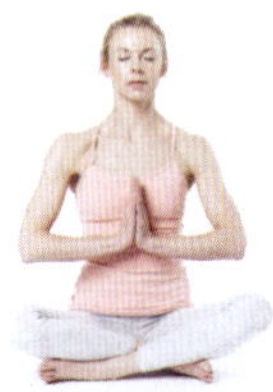

18 Meditation

Tag 7: Niemand ist perfekt

Ihr Körper, Ihre Ernährung, das ganze Leben – nichts davon ist perfekt. Aber es ist echt. Ehrlich. Auf wunderbare Weise mit Makeln behaftet – und magisch.

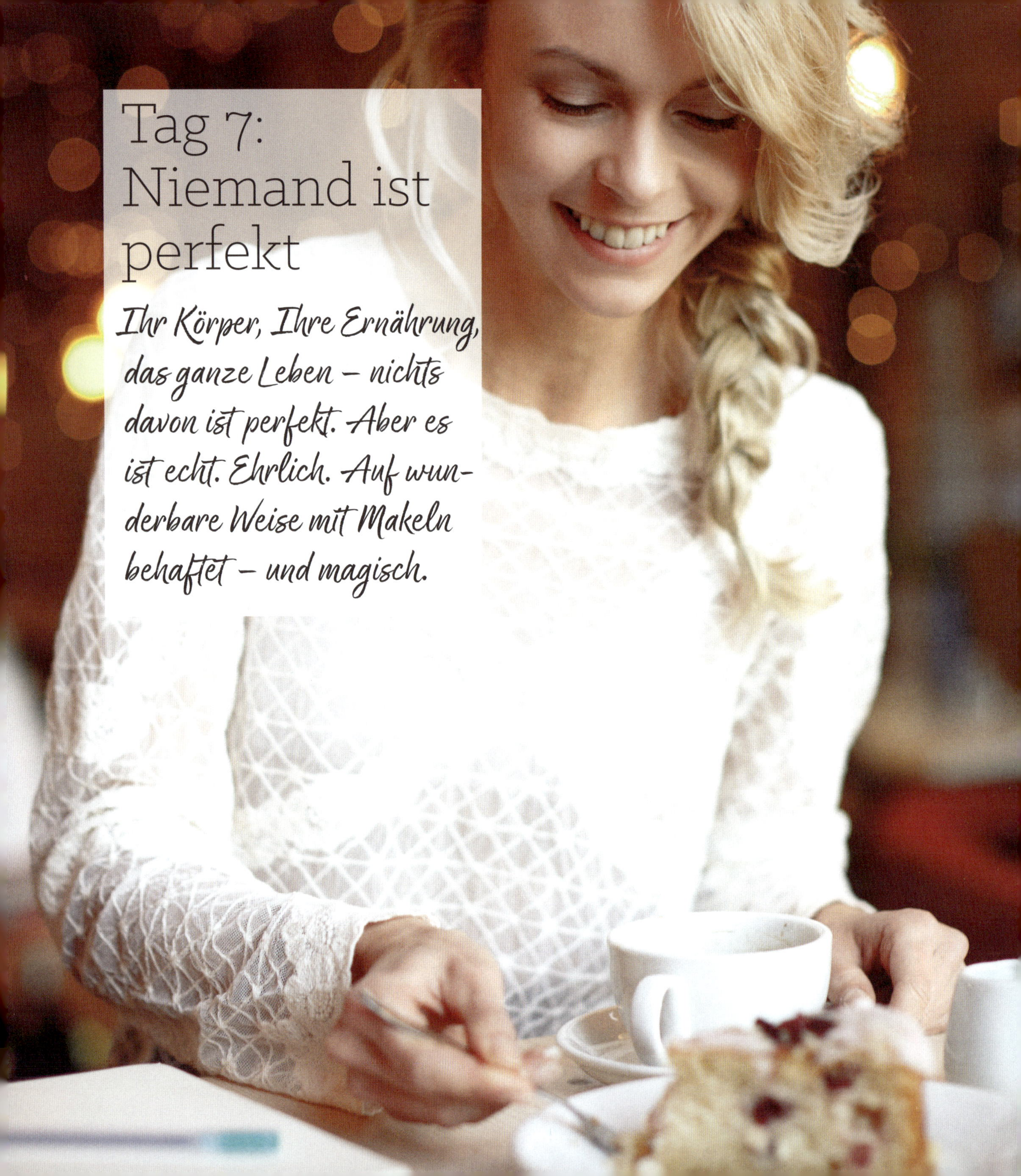

Das Problem mit den Perfektionisten: Den meisten von ihnen ist gar nicht klar, dass sie welche sind. Viele leben mit der Idee, dass sie wertvoll, liebenswert und glücklich sein werden, wenn erst der Körper, die Arbeit und das Leben perfekt sind. Doch das dauernde Streben nach Vollkommenheit bietet weder Schutz noch Motivation, sondern hält uns gefangen.

In der Gesellschaft des 21. Jahrhunderts ist Perfektion das Ziel – bei Klassenarbeiten, im Beruf, bei der Sauberkeit der Wohnung, bei Ernährung, Elternschaft und Beziehungen. Selbst der schönste Körper wird verändert, um jeden winzigen Makel zu entfernen. Je näher wir diesen Idealen kommen, für desto wertvoller halten wir uns als Menschen. Und wem es gelingt, die eigenen hohen Anforderungen an die Vollkommenheit in einer Hinsicht zu erfüllen, sucht sich schnell einen neuen Lebensbereich, der perfektioniert werden muss. Wir sind in einem Teufelskreis aus unerfüllbaren Anforderungen gefangen, der uns erschöpft und uns nie das Gefühl gibt, gut genug zu sein.

Doch die Wahrheit ist: Niemand ist perfekt. Und das ist in Ordnung. Wenn wir aufhören, nach Perfektion zu streben, können wir uns darum kümmern, glücklichere, freundlichere und aufrichtigere Versionen unserer selbst zu werden. Dazu gehört es, Unzulänglichkeiten anzunehmen, denn die hat jeder. Zu akzeptieren, dass der eigene Körper nicht perfekt ist, denn das ist keiner. Und es heißt auch zu erkennen, dass wir es wert sind, geliebt zu werden, obwohl wir Fehler und Schwächen haben – wie jeder Mensch.

Wenn Sie über jemanden nachdenken, den Sie lieben, einen Partner, ein Elternteil oder ein Kind, wissen Sie, dass Sie sie trotz ihrer Unvollkommenheiten lieben. Sie lieben sie mit oder vielleicht sogar wegen ihrer Fehler. So sollten wir auch unsere eigenen Schwachstellen betrachten. Haben Sie Ihre Unzulänglichkeiten erst einmal akzeptiert, kann sie niemand mehr gegen Sie verwenden, noch nicht einmal Sie selbst.

Ich habe sehr lange gebraucht, um meine Unvollkommenheit anzunehmen. Für diese Dinge habe ich mich selbst fertiggemacht: Tränensäcke unter den Augen, Dehnungsstreifen an den Oberschenkeln, zu schnelles Sprechen, wenn ich andere Menschen kennenlerne, die vielen Male, die ich als Yogalehrerin rechts und links verwechsle, Tippfehler, die beim letzten Korrekturdurchgang übersehen wurden, meine Überempfindlichkeit, wenn ich hungrig oder müde bin. Doch ich habe gelernt, dass ich nie perfekt sein werde. Ich kann nur gut genug sein.

Wir können unser Leben verschwenden, indem wir unsere Unvollkommenheiten hassen, oder wir können sie mitfühlend akzeptieren. Beide Wege bringen Herausforderungen mit sich, doch wer sich so annimmt, wie er ist, wird eines Tages glücklich sein. Das wird nie geschehen, wenn wir uns hassen. Wollen Sie Ihren Perfektionismus überwinden, tun Sie Folgendes:

- Glauben Sie daran, gut genug zu sein.
- Nehmen Sie die eigenen Unzulänglichkeiten hin.
- Legen Sie realistische Maßstäbe an sich selbst und andere an.
- Trauen Sie sich zu experimentieren, Risiken einzugehen und Fehler zu machen.
- Öffnen Sie sich der Welt, statt sich zu verstecken, weil Sie glauben, nicht gut genug zu sein.

Vom Herzen ausgehende Selbsterforschung

Je schlechter die Selbsteinschätzung, desto größer der Wunsch, perfekt zu sein. Konzentrieren Sie sich stattdessen auf die zahllosen Dinge, die anstelle von Perfektion erstrebenswert sind. Wählen Sie mindestens zehn Eigenschaften aus der Liste aus, die Sie heute anstreben, und wiederholen Sie die Begriffe als Aspiration so oft wie nötig.

Das möchte ich sein:	echt	furchtlos	liebevoll	stark
abenteuerlustig	ehrgeizig	fürsorglich	mitfühlend	tatkräftig
achtsam	eigenständig	gesund	motiviert	tapfer
akzeptierend	einsichtig	glücklich	mutig	unerschütterlich
altruistisch	energiegeladen	gütig	nährend	verdienstvoll
anpassungsfähig	entspannt	herzlich	offen	verlässlich
aufmerksam	entwicklungsfähig	hoffungsvoll	optimistisch	verspielt
aufrichtig	erfolgreich	inspirierend	präsent	verständnisvoll
authentisch	faszinierend	intuitiv	ruhig	wagemutig
begehrenswert	freundlich	kreativ	schön	wissend
dankbar	friedlich	lebhaft	sicher	wohlwollend
dynamisch	fröhlich	leidenschaftlich	sportlich	würdig

Sequenz zur Selbstakzeptanz

Selbstakzeptanz ist das Gegenteil von Perfektionismus. Es geht darum zu erkennen, dass man gut genug ist, so wie man ist. Die heutige Sequenz enthält mehr schwierige Positionen als sonst, deshalb konzentrieren Sie sich darauf, wie Sie sich in den Haltungen fühlen, nicht wie Sie dabei aussehen. Und denken Sie daran, dass es im Yoga nicht darum geht, ein Ziel zu erreichen, und dass keine Haltung perfektioniert werden muss – nur darum, alles immer weiter zu erforschen.

Meditation: Perfektionismus loslassen

Der Wunsch, perfekt zu sein, wird vom Ego befeuert. Daher konzentriert sich die heutige Meditation darauf, das Ego loszulassen und aus dem Herzen, dem Bewusstsein und dem wahren Selbst zu leben – dem Funken, der uns ausmacht. Diese Meditation heißt *„So'ham"*, und es gibt sie bereits seit Tausenden Jahren, denn sie ist Teil unseres Wesens. „So" imitiert den Klang des Einatmens, „ham" den des Ausatmens. Die Silbe „So" steht auch für das Bewusstsein, „ham" bezeichnet das Ego. Beim Meditieren wird daher Bewusstsein ein- und das Ego ausgeatmet.

Setzen Sie sich bequem hin und atmen Sie einige Male tief ein und aus. Beginnen Sie dann, lautlos die Silbe „sooooo" beim Einatmen und „hammmmm" beim Ausatmen zu formulieren. Wiederholen Sie dieses Mantra 5 bis 10 Minuten und spüren Sie, wie die Vibration den Wunsch nach Perfektion löst und sich ein Gefühl der Ruhe und Erdung einstellt.

Tag 7: Sequenz zur Selbstakzeptanz

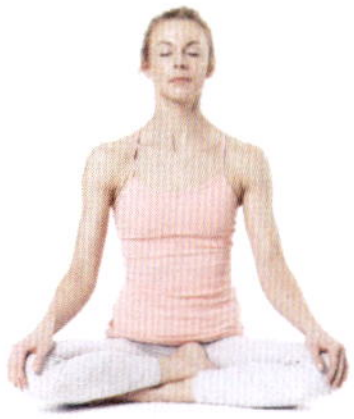

1 **Bequemer Sitz** – 1–2 Minuten. Absicht formulieren

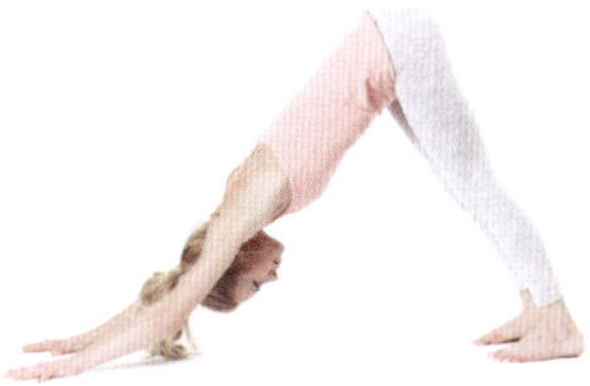

2 **Herabschauender Hund** – 5 Atemzüge, dann nach vorn gehen in den Berg

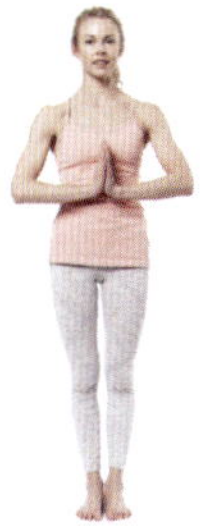

3 **Berg** – 5 Atemzüge

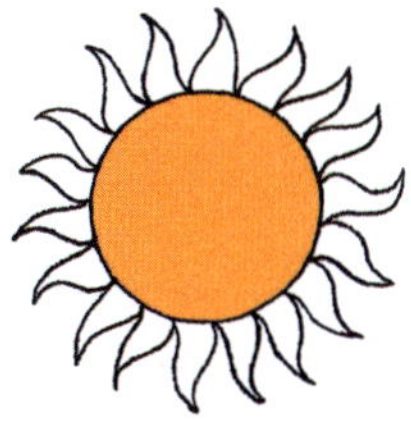

4 **Neustart-Sequenz** – 4 Runden

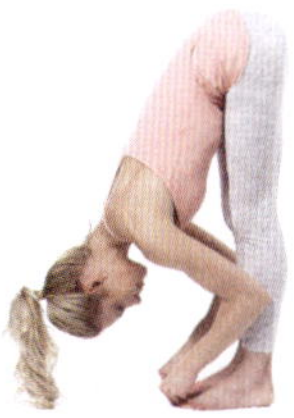

5 **Vorbeuge im Stand** – 5 Atemzüge

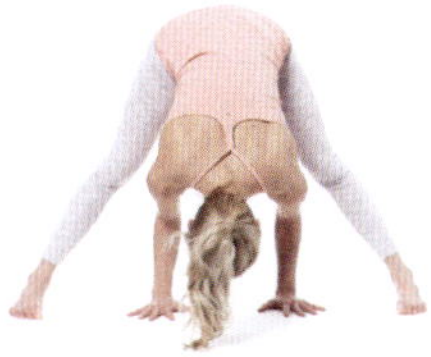

6 **Gegrätschte Vorbeuge im Stand** – 5 Atemzüge

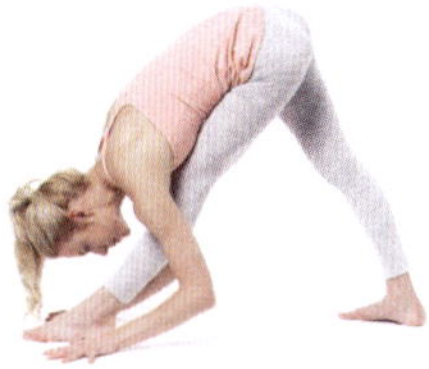

7 **Pyramide** – 5 Atemzüge auf jeder Seite

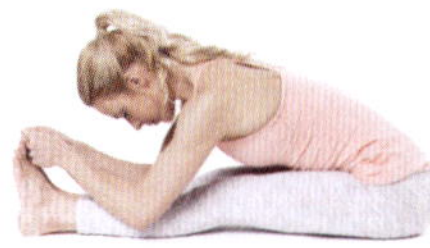

8 **Vorbeuge im Sitzen** – 5 Atemzüge

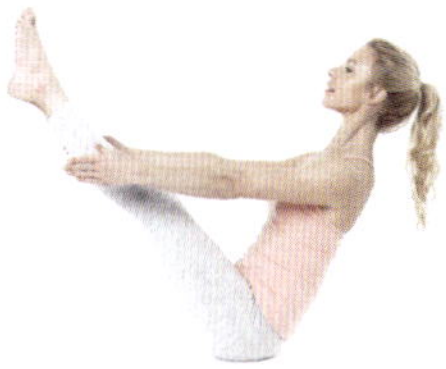

9 **Boot** – 5 Atemzüge. 3-mal wiederholen

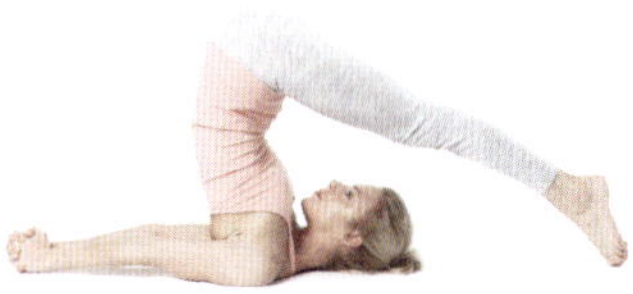

10 **Pflug** – 10 Atemzüge, dann Beine heben zum Schulterstand

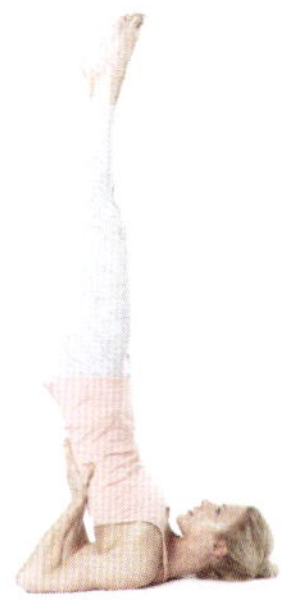

11 **Schulterstand** – 10 Atemzüge. Der Körper befindet sich in einer senkrechten Linie.

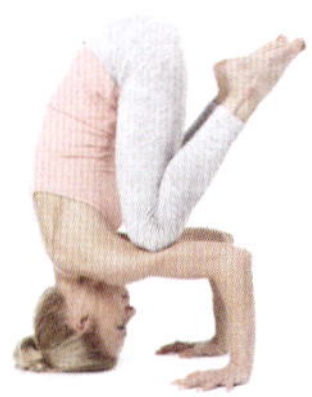

12 **Kopfstand-Vorbereitung** – 10 Atemzüge

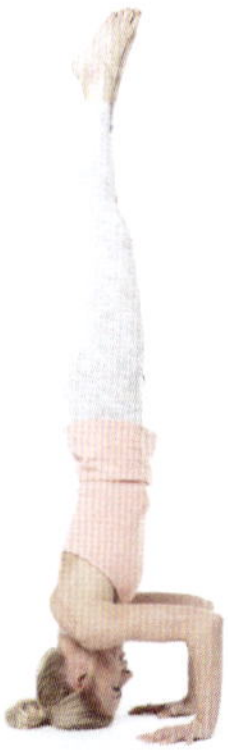

13 **Kopfstand** – 10 Atemzüge oder in der Vorbereitung bleiben

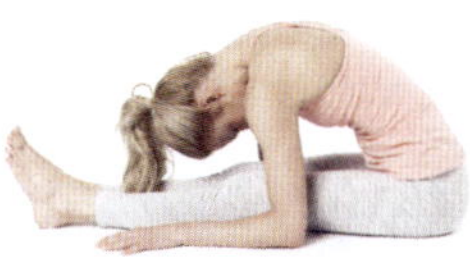

14 **Raupe** – 1 Minute

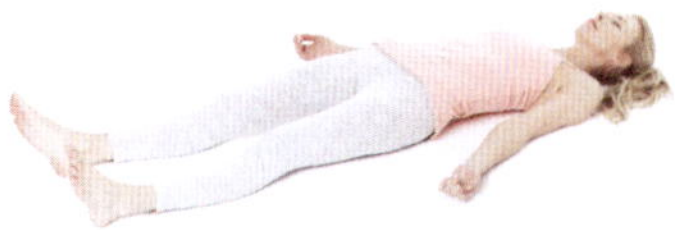

15 **Totenhaltung** – 5–10 Minuten

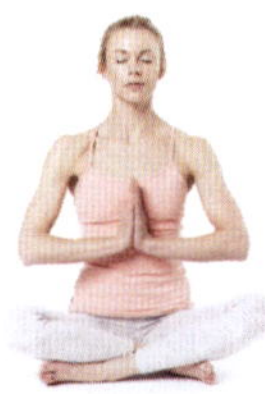

16 **Meditation**

Tag 8: Dankbarkeit

Ein dankbares Herz verändert das Leben.

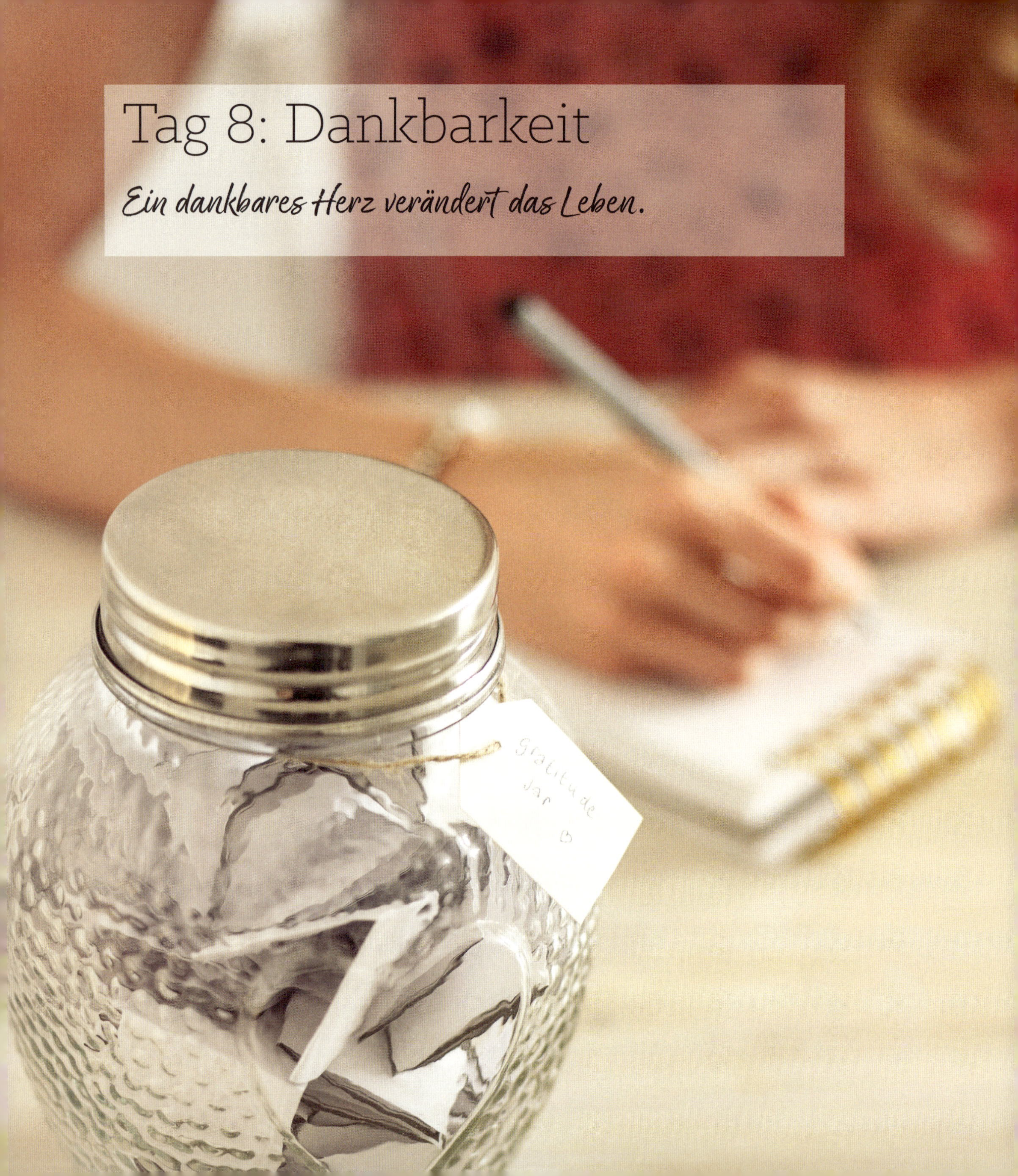

Dankbarkeit verändert alles. Es ist fast unmöglich, zugleich dankbar zu sein und Angst zu haben. Dankbarkeit zu kultivieren ist also einer der einfachsten und wirkungsvollsten Wege, um Angst, Unruhe und Stress Einhalt zu gebieten und aus einer Depression wieder aufzutauchen.

Unsere Gesellschaft ist süchtig danach, über Probleme zu sprechen. Ob der Job zu anstrengend, unser Partner nicht romantisch genug oder unser Bauch zu schwabbelig ist – es scheint viel leichterzufallen, sich zu beklagen, als zu schätzen, dass wir einen gut bezahlten Job haben, der uns Zeit für die Familie lässt, dass unser Partner immer da ist, wenn wir ihn brauchen, und dass in dem unvollkommenen Bauch einmal unsere schönen Kinder waren. Dankbarkeit verschiebt den Blickpunkt von dem, was im Leben fehlt, auf die wunderbaren Menschen, Dinge und Erfahrungen, die schon da sind. Und weil Dankbarkeit nicht immer einfach so entsteht, ist es wichtig, sich die Zeit zu nehmen, sie zu pflegen.

Als ich mich von meiner Depression erholte, begann ich, ein Dankbarkeitstagebuch zu führen, und schrieb mehr als zwei Jahre lang jeden Tag drei Dinge auf, für die ich dankbar war. Selbst an Tagen, an denen es mir schwerfiel, auch nur aufzustehen oder eine Schale Müsli zu essen, fand ich etwas, wofür ich dankbar war: der Ausblick aus meinem Zimmer, die Liebe meiner Familie, das Wissen, dass die Sonne wieder aufgehen würde. Als ich eine Fernbeziehung begann, tauschte ich mit meinem Partner abends per SMS drei Dinge aus, für die wir dankbar waren. Und obwohl es schmerzte, nicht zusammen sein zu können, konnten wir doch miteinander teilen, was unser Leben schön machte.

Die Weigerung, sich von negativen Gedanken wie Schuldgefühlen, Anspruchsdenken und Ängsten gefangen halten zu lassen und stattdessen Dankbarkeit zu kultivieren, lässt die Welt zu einem magischen und fantastischen Ort werden – die Fülle des Lebens eröffnet sich. Dankbarkeit ist etwas, wofür man sich entscheidet, und wenn man dankbar ist und immer nach dem Guten sucht, lebt man umso bewusster und zieht noch mehr Dinge an, für die man dankbar sein kann.

Die Wissenschaft kennt die Kraft der Dankbarkeit. Forschungen in der Positiven Psychologie haben ergeben, dass Dankbarkeit die körperliche Gesundheit verbessert, das Selbstwertgefühl ebenso steigert wie Energie und Produktivität, dass sie Partnerschaften intensiver werden lässt und Entspannung fördert. Sie verbessert unser Wohlergehen.

Wir können uns ständig beklagen, oder wir können uns entscheiden, dankbar zu sein, indem wir

- alle positiven Dinge, die uns begegnen, wertschätzen.
- ständig nach dem Guten Ausschau halten.
- kleine Dinge wahrnehmen.
- uns klarmachen, wie viel uns gegeben wurde.
- das liebevolle und unterstützende Handeln anderer anerkennen.
- dem Leben Bedeutung geben, indem wir es wie ein Geschenk behandeln.
- leben, als sei alles um uns herum ein Wunder.

Vom Herzen ausgehende Selbsterforschung

Angstgefühle, Stress und andere negative Gedanken können das Dankbarkeitsempfinden überlagern. Deshalb ist es wichtig, die Dankbarkeit im Leben durch aktives Handeln zu pflegen. Eine der einfachsten und effektivsten Methoden dafür ist ein Dankbarkeitsglas. Je mehr die Dankbarkeit geübt wird, desto stärker wird sie. Diese Übung ist etwas für jeden Tag und fordert dazu auf, in allem das Gute zu suchen.

Nehmen Sie ein großes Glas oder ein Kästchen, das Sie neben Ihr Bett, auf Ihren Schreibtisch oder an einen anderen Ort stellen, wo Sie es regelmäßig sehen. Wenn Sie möchten, können Sie es dekorieren. Legen Sie einen Stift und einen Notizblock daneben. Jeden Abend schreiben Sie drei Dinge auf, für die Sie dankbar sind. Das kann etwas sein, das Sie immer noch lächeln lässt, jemand, der Ihrem Tag ein wenig Zauber verliehen hat, etwas Schönes, das Sie an sich selbst bemerkt haben, etwas Neues, das Sie gelernt, oder ein Gedicht, das Sie gelesen haben, vielleicht auch ein Lied. Falten Sie den Zettel zusammen und stecken Sie ihn in Ihr Glas.

Das Glas dient zwei Zwecken. Es stärkt Ihre Dankbarkeitsmuskulatur, wenn Sie es jeden Tag benutzen, und in schweren Zeiten können Sie es ausschütten, die Notizen lesen und sich von den Dingen trösten lassen, für die Sie einmal dankbar waren.

Dankbarkeits-Sequenz

Dankbar zu sein, bringt das Herzchakra ins Gleichgewicht. Diese Balance kann durch Haltungen gefördert werden, die Verspannungen in der Brust und um das Herz lösen.

Dankbarkeits-Meditation

Viele Dinge nehmen wir als gegeben hin und sehen in ihnen keinen Grund, dankbar zu sein – Essen, ein Dach über dem Kopf, die Menschen um uns herum. Diese Meditation hilft, Dankbarkeit für die einfachsten Dinge zu entwickeln. Dann erkennen wir auch in schweren Zeiten, wie viel es in unserem Leben gibt, für das wir dankbar sein können.

Setzen Sie sich bequem hin und beobachten Sie Ihren Atem. Lenken Sie die Aufmerksamkeit nun auf Ihren Körper und Ihren rechten Fuß. Stellen Sie sich vor, wie das Leben ohne ihn wäre. Wie würden Sie gehen? Wie würden Sie aussehen? Wie würden Sie sich fühlen? Wie würde Sie das einschränken und Ihr Leben beeinflussen? Nun stellen Sie sich vor, was sie fühlen würden, wenn Sie ihn zurückbekämen. Wie Sie laufen, tanzen und Sport treiben, wie einfach das Leben ist und wie frei Sie sind.

Lenken Sie Ihre Aufmerksamkeit nun auf den Raum um Sie herum, auf Ihr Zuhause. Wie wäre Ihr Leben ohne es? Vielleicht ist Ihr Heim nicht so groß, sauber oder elegant, wie Sie es sich wünschen, aber stellen Sie sich vor, es wäre nicht mehr da. Wo würden Sie schlafen und kochen? Wie wäre es, obdachlos zu sein? Malen Sie sich nun aus, Sie bekämen Ihr Zuhause zurück. Wie ist es, wieder im Warmen und Geborgenen zu sein?

Erinnern Sie sich daran, was es zum Frühstück und Mittagessen gab. Wie haben Sie sich gefühlt? Satt? Erfüllt? Schuldig? Stellen Sie sich vor, Sie könnten nicht haben, was Sie gern essen oder was Ihnen ein Gefühl der Sicherheit gibt. Wie fühlen Sie sich? Hungrig? Verängstigt? Schwach? Nun stellen Sie sich vor, dass Sie Ihr Essen zurückbekommen. Wie fühlt es sich an, Ihr Lieblingsessen wiederzuhaben?

Lenken Sie Ihre Aufmerksamkeit auf Ihr Herz und denken Sie an einen geliebten Menschen, einen Elternteil, Kind, Partner oder Freund. Stellen Sie sich vor, Sie könnten nie wieder mit dieser Person reden. Spüren Sie die Trauer und den Verlust, die Einsamkeit und das Leid. Bemerken Sie, wie Ihr Ärger darüber verraucht, dass dieser Mensch nicht gespült hat oder immer zu spät kommt oder den Fernseher zu laut stellt – Sie vermissen ihn einfach. Jetzt stellen Sie sich vor, er kehrt in Ihr Leben zurück. Spüren Sie die Verbundenheit, Liebe und Freude in Ihrem Herzen und lassen Sie zu, dass die Liebe mit jedem Tag stärker wird.

Nehmen Sie sich noch einen Moment Zeit und spüren Sie, was wahre Dankbarkeit bedeutet. Versuchen Sie, Teile davon in Ihren Alltag zu übernehmen.

Tag 8: Dankbarkeit-Sequenz

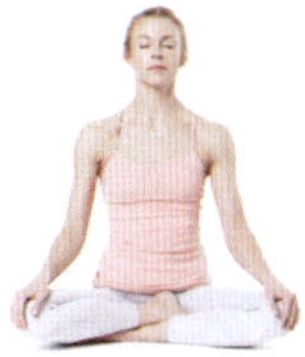

1 Bequemer Sitz – 1–2 Minuten. Absicht formulieren

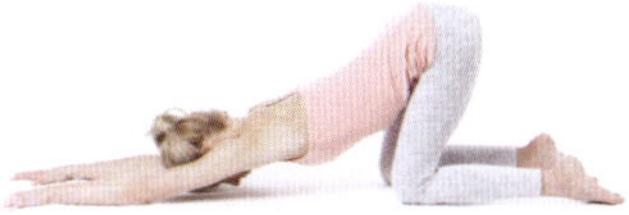

2 Gestreckte Welpenhaltung – 2 Minuten

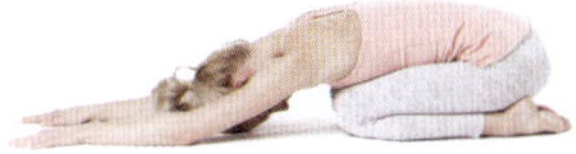

3 Kindhaltung – 1 Minute

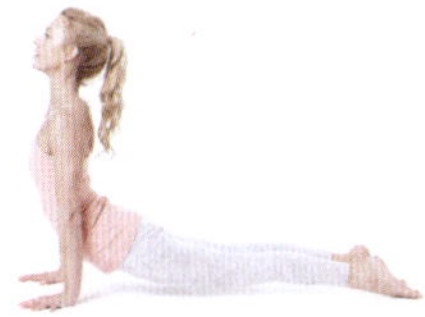

4 Hinaufschauender Hund – 1 Minute

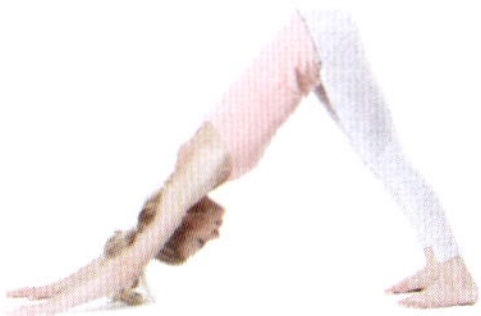

5 Herabschauender Hund – 5 Atemzüge dann nach vorn gehen in den Berg

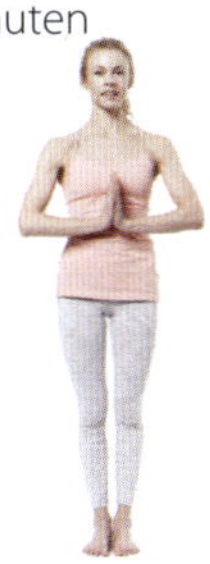

6 Berg – 5 Atemzüge

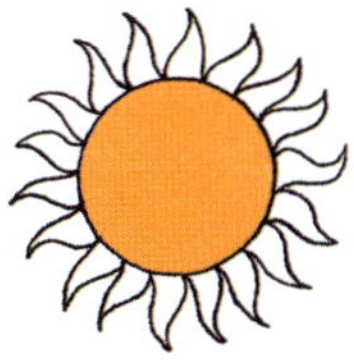

7 Neustart-Sequenz – 4 Runden

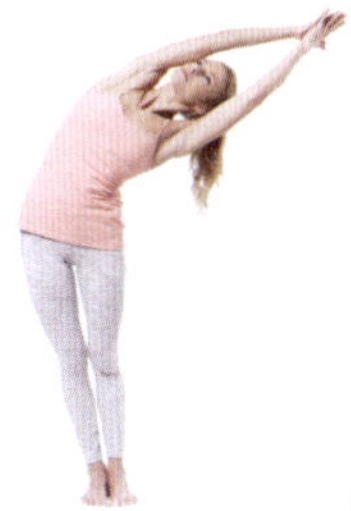

8 Seitbeuge im Stand – 5 Atemzüge auf jeder Seite

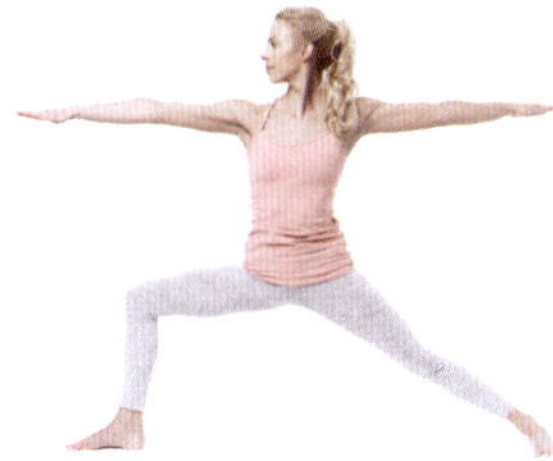

9 Krieger 2 – 10 Atemzüge, in die nächste Haltung übergehen

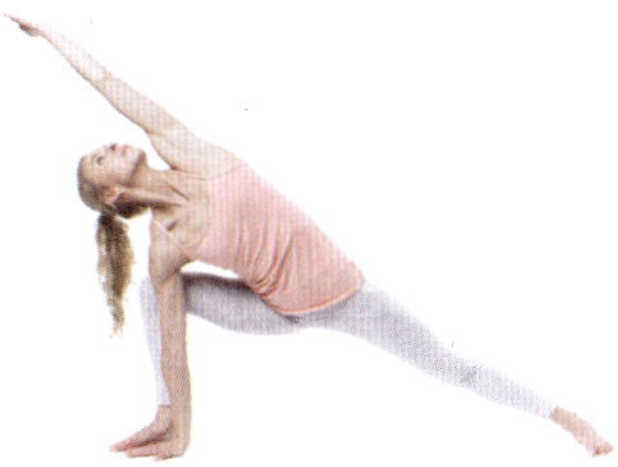

10 Gestreckter seitlicher Winkel – 10 Atemzüge, in die nächste Haltung übergehen

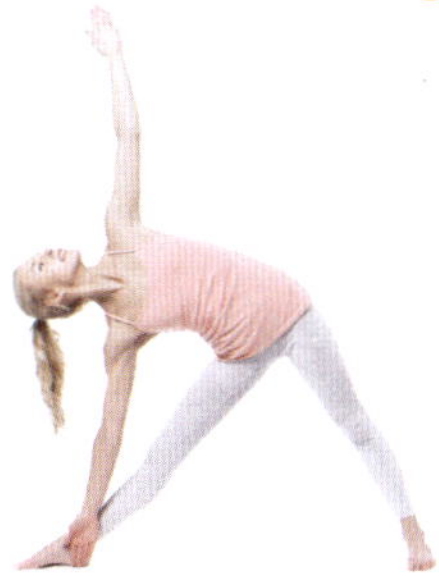

11 Dreieck – 10 Atemzüge, dann Positionen 9–11 auf der anderen Seite wiederholen

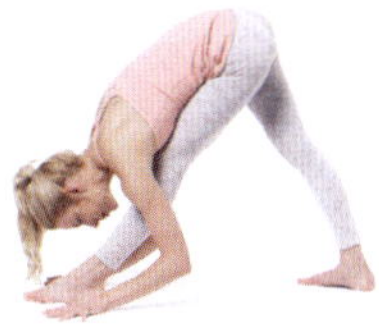

12 Pyramide – 10 Atemzüge, in die nächste Haltung übergehen

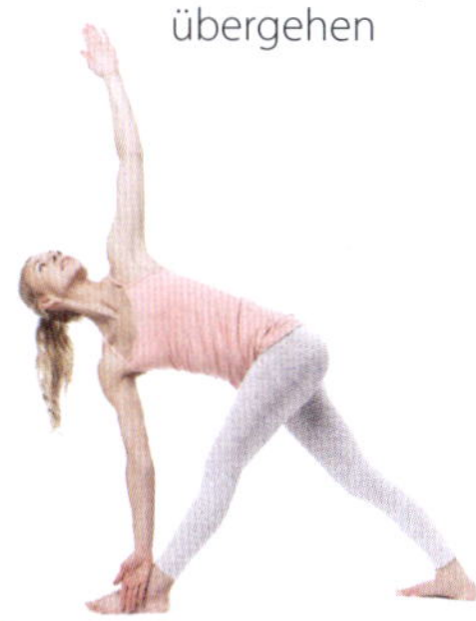

13 Gedrehtes Dreieck – 10 Atemzüge, dann Haltungen 12 und 13 auf der anderen Seite wiederholen

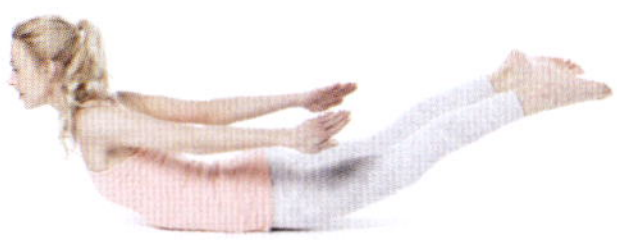

14 Heuschrecke – 5 Atemzüge. 2-mal wiederholen

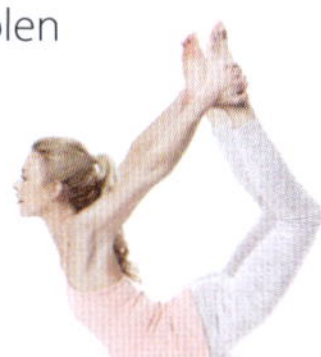

15 Bogen – 5 Atemzüge. 2-mal wiederholen

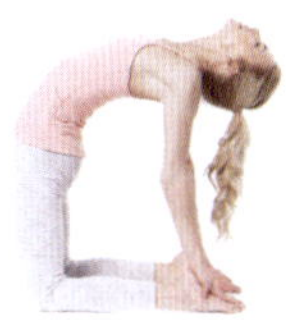

16 Kamel – 5 Atemzüge. 2-mal wiederholen

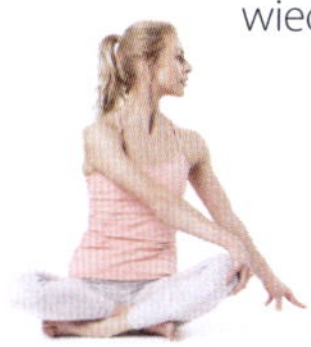

17 Gedrehter Sitz – 10 Atemzüge auf jeder Seite

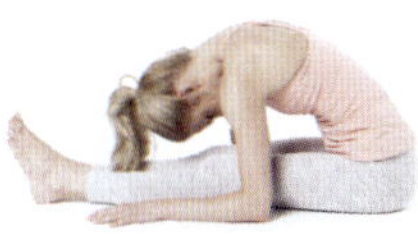

18 Raupe – 2 Minuten

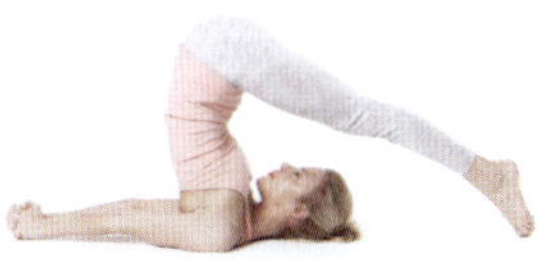

19 Pflug – 1 Minute

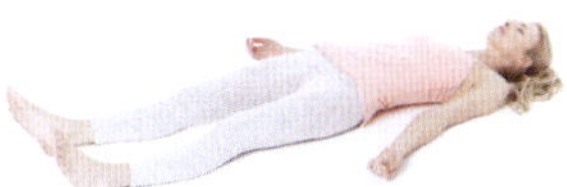

20 Totenhaltung – 5–10 Minuten

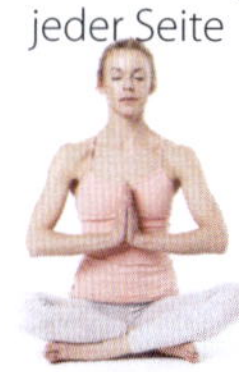

21 Meditation

Tag 9: Von der Angst in die Freiheit

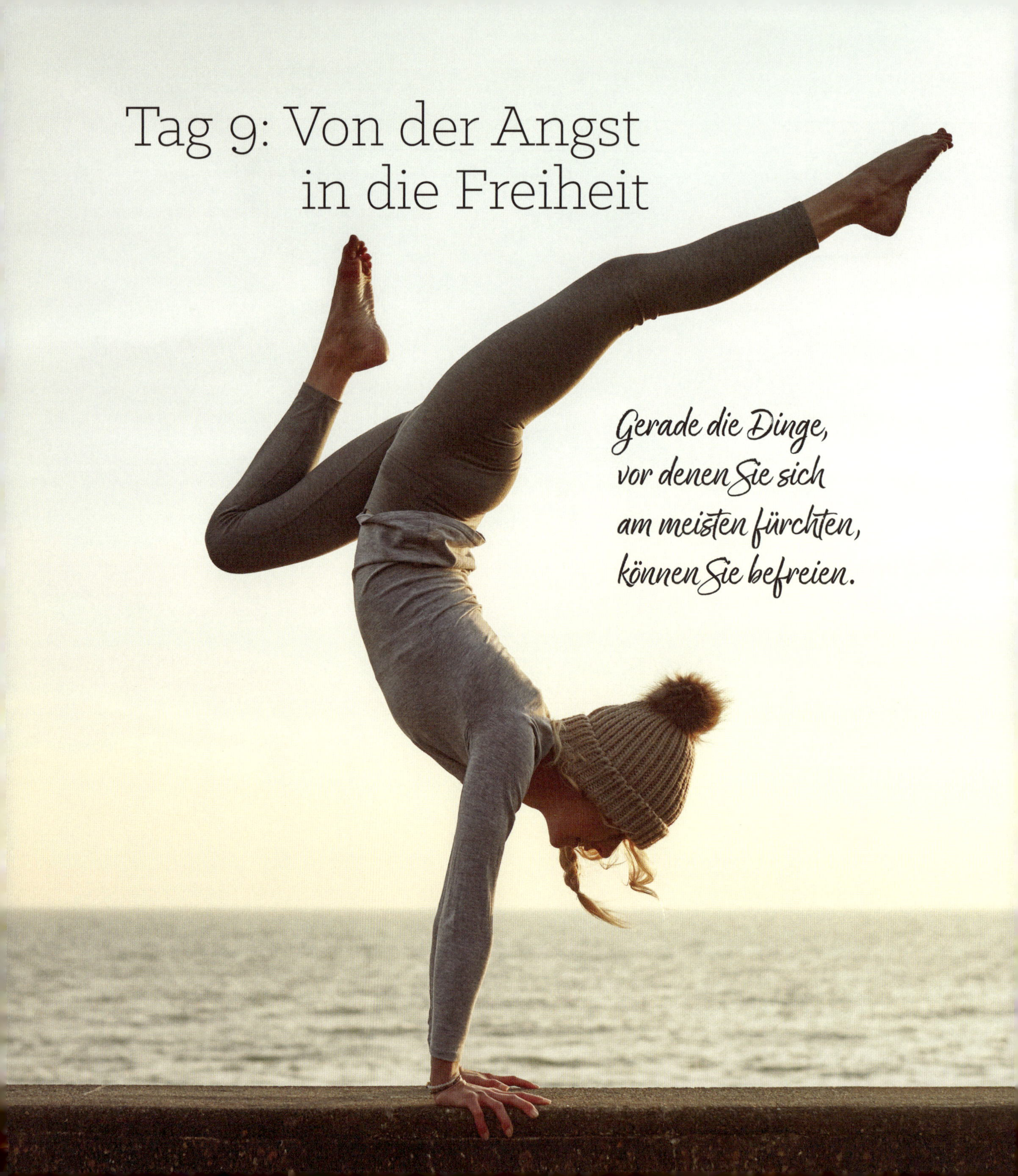

Gerade die Dinge, vor denen Sie sich am meisten fürchten, können Sie befreien.

Angst vor Versagen, Erfolg oder dem, was die Leute denken, Angst davor, dick oder hässlich zu sein, Angst vor Einsamkeit oder davor, Risiken einzugehen, Angst vor Veränderung oder davor, gleich zu bleiben … die meisten Menschen haben Ängste, die sie gefangen halten. Das Gefühl, eingeschränkt und wie in einem Käfig zu leben, ist das Gegenteil von Freiheit. Die Angst hinter sich zu lassen ist der Schlüssel zu Wachstum und Freiheit. Das heißt nicht, dass es dann keine Angst mehr gibt, aber der Umgang ändert sich. Wenn wir uns aus der Erstarrung lösen und sanft auf die Angst zubewegen, verliert sie ihre Macht über unser Leben und schränkt uns nicht mehr ein.

Der Mensch entwickelt sich am besten weiter, wenn er seine Komfortzone verlässt. Doch das ist immer auch mit Angst verbunden. Die üblichen Strategien im Umgang mit Angst sind Vermeidung, Hoffnungslosigkeit (wenn es keine Aussicht auf Besserung gibt) und Ablehnung (wenn wir uns für unsere Angst verachten und verurteilen). Ich glaubte sogar, ich könnte mich aus der Angst herausdenken – dass ich das, was mir Angst machte, umso besser kontrollieren könnte, je mehr Gedanken ich mir darüber machte. Damit lag ich falsch. Diese Strategien können im Augenblick Erleichterung verschaffen, sind langfristig aber nutzlos, und wir bleiben in der Falle. Bis schließlich die Fragen entstehen: „Warum habe ich Angst?" und „Warum wird meine Angst mit jedem Jahr größer?"

Ich war von der Angst gefangen. Im Rückblick zeigt sich, dass ich einfach nicht wusste, dass es auch anders sein kann. Ich glaubte, ich müsste immer mit der Angst vorm Essen und vor meinem Körper leben. Ich nahm an, mich in allen Partnerschaften kontrolliert und unterdrückt zu fühlen, sei Teil meines Lebens. Dass Belastung und Sorge einfach dazugehören. Jetzt weiß ich, dass es Alternativen gibt, und habe mir ganz bewusst ein freies Leben geschaffen, in dem ich entscheide, was ich esse, woran ich arbeite und wen ich liebe. Ich habe gelernt, meine Ängste nicht zu meiden, sondern vollständig zu erleben und zu hinterfragen, um frei zu sein.

Wenn wir Angst haben, müssen wir aktiv werden, irgendwie. Erst als ich das verstanden hatte, konnte ich essen, wovor ich mich zuvor gefürchtet habe, und das Risiko eingehen, eine Beziehung zu beenden, die mir nicht mehr guttat. Oder mutig genug sein, meinen Job aufzugeben, der mich nicht ausfüllte. Die andere wichtige Lektion, die ich auf meiner Reise lernte: Wir entscheiden uns dafür, Angst zu haben. Angst entsteht aus Gedanken und Geschichten, die wir uns selbst erzählen. Psychologen haben herausgefunden, dass sich Angst und Unruhe auch als freudige Erwartung betrachten lassen könnten, denn beides löst dieselben Effekte aus – das Herz schlägt schneller, die Hände werden feucht und der Cortisolspiegel steigt, während sich der Körper aufs Handeln vorbereitet. Der einzige Unterschied ist, dass man sich aus Angst auf alles konzentriert, was schiefgehen kann, aus Vorfreude aber auf die Dinge, die gelingen können.

Angst zu haben signalisiert, dass es etwas gibt, was bewältigt werden sollte. Statt sie zu ignorieren oder zu vermeiden, können wir vorsichtig auf die Angst zugehen und sie verstehen. Es ist eine Befreiung herausfinden, dass wir tun können, wovor wir uns bisher gefürchtet haben.

Vom Herzen ausgehende Selbsterforschung

Angst ist das Gegenteil von emotionaler Stabilität und weist auf eine Disbalance im Wurzelchakra hin. Durch eine einfache Technik, die „Earthing" heißt – sich mit der Erde verbinden –, lässt sich das Gleichgewicht wieder herstellen. Dafür reicht es, barfuß zu laufen oder im Gras zu liegen, damit der Körper in direktem Kontakt mit dem Erdboden steht. Neuere wissenschaftliche Untersuchungen zeigen, dass die Elektronen der Erdoberfläche dann in den Körper übergehen und das Wohlbefinden fördern. Dabei werden auch die Stresshormone reguliert, wodurch sich ein Gefühl stärkerer Erdung einstellt, sich die Angst verringert und das Leben unbeschwerter wird. Heute sollen Sie daher 5 bis 10 Minuten barfuß über Gras laufen und sich mit der Erde verbinden. Es kann wunderbar sein, auf diese Weise früh am Morgen die täglichen Übungen zu beginnen.

Sequenz um Ängste zu besiegen

Zu den verbreitetsten Ängsten gehört die vorm Scheitern und Versagen. Die heutige Yoga-Sequenz enthält einige anspruchsvolle Positionen, die möglicherweise Angst auslösen und die Sie vielleicht nicht halten können. Fürchten Sie sich vor einigen dieser Übungen, möchte ich Sie ermutigen, diese Angst zu hinterfragen und sie zu verstehen. Befürchten Sie zu fallen? Sich zu verletzen? Sobald Sie Ihre Angst verstehen, werden Sie aktiv: Erkunden Sie die Haltungen einfühlsam. Und sollten Sie fallen, genießen Sie es, denn Unvollkommenheit ist Freiheit.

Meditation um Ängste zu besiegen

Der Schlüssel zur Freiheit ist Präsenz. Die Angst hält uns in der Vergangenheit fest und lässt uns die Zukunft fürchten. Sie zu erkennen und sich darauf zuzubewegen, bedeutet, dass es uns in diesem Augenblick gutgeht. Die heutige Meditation nutzt die Technik des „Noting", um Ängste zu identifizieren, ohne sich in den dazugehörigen Geschichten zu verlieren. Während der Meditation kann die emotionale Energie entspannt wahrgenommen werden, und die Angst verliert ihre Macht.

Setzen Sie sich bequem hin, richten Sie die Aufmerksamkeit auf Ihren Atem. Konzentrieren Sie sich auf das Heben und Senken der Bauchdecke. Denken Sie nun an etwas, das Sie fürchten. Das kann eine verbreitete Angst wie die vor Spinnen oder Schlangen sein oder etwas Persönlicheres, etwa die Angst zuzunehmen, Fehler bei der Arbeit zu machen oder nicht gemocht zu werden. Konzentrieren Sie sich einen Moment lang darauf und geben Sie der Angst mental ein Etikett wie „Nachdenken", „Erinnerung", „Furcht" oder „Schmerz". Gehen Sie dabei nicht zu sehr ins Detail. Haben Sie zum Beispiel Angst, bei einer Prüfung durchzufallen, sollte das Label nur „Durchfallen" oder „Angst" heißen, nicht „Durch die Prüfung fallen".

Richten Sie Ihre Aufmerksamkeit nun wieder auf den Atem. Sollte noch eine weitere Quelle der Angst oder Unruhe auftauchen, nehmen Sie sich die Zeit, auch dieser einen Namen zu geben, bevor Sie zu Ihrem Atem zurückkehren.

Diese Übung sollte 5 bis 10 Minuten andauern. Beobachten Sie Ihre Ängste, ohne sie sich zu eigen zu machen. Das hilft Ihnen zu erkennen, dass es die Angst ist, die Sie unglücklich macht, und nicht die Sache, die Sie fürchten.

Tag 9: Sequenz um Ängste zu besiegen

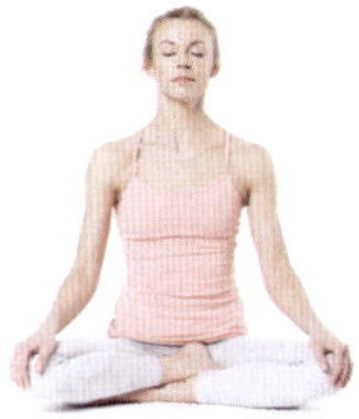

1 Bequemer Sitz – 1–2 Minuten. Absicht formulieren

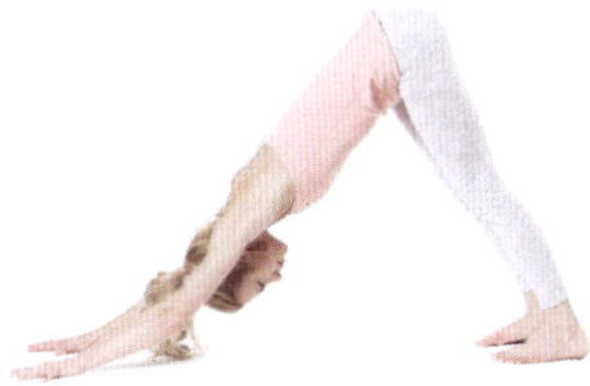

2 Herabschauender Hund – 1 Minute Fersen heben und senken

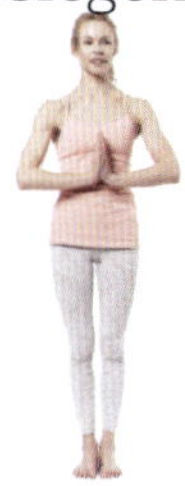

3 Berg – 5 Atemzüge

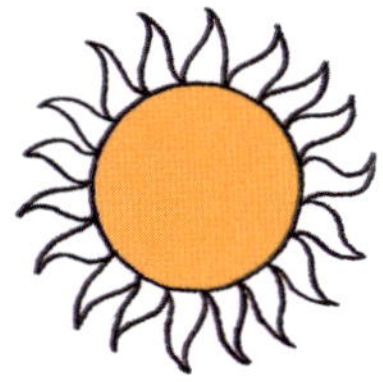

4 Neustart-Sequenz – 4 Runden

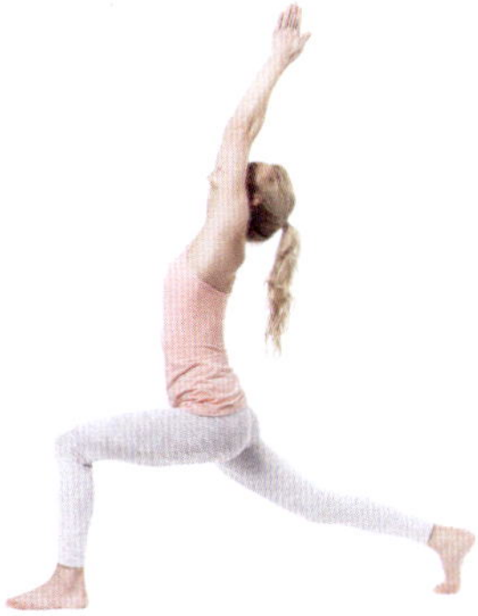

5 Krieger 1 – 5 Atemzüge, in die nächste Haltung übergehen

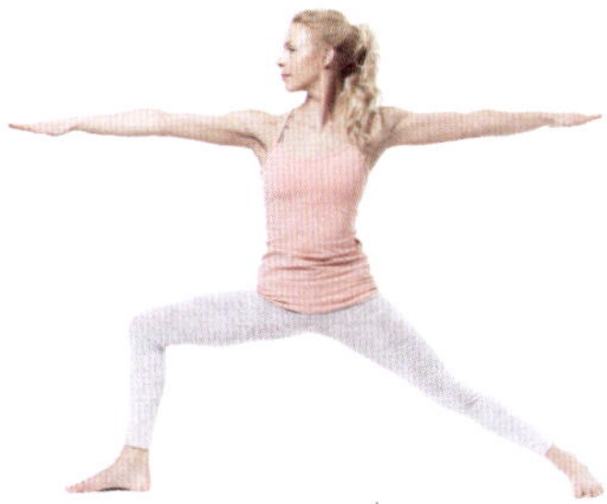

6 Krieger 2 – 5 Atemzüge, in die nächste Haltung übergehen

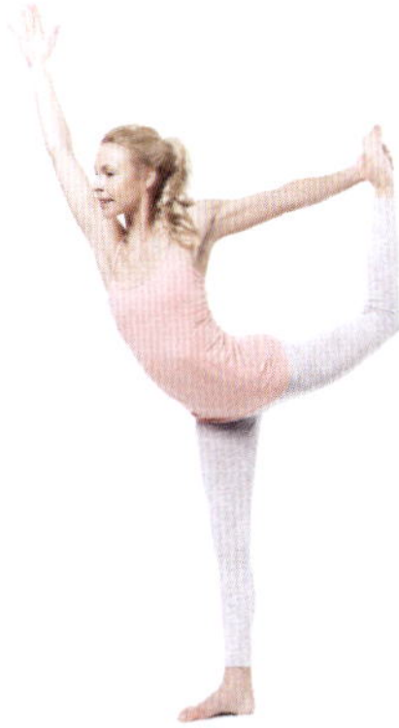

7 Tänzer – 5 Atemzüge, dann Haltungen 5–7 auf der anderen Seite wiederholen

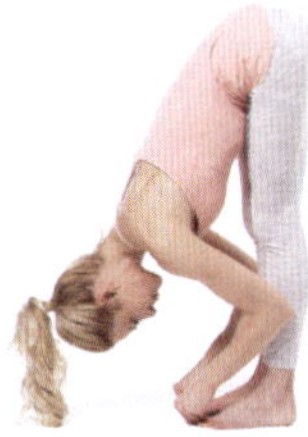

8 Vorbeuge im Stand – 5 Atemzüge, dann ins Brett zurücklaufen

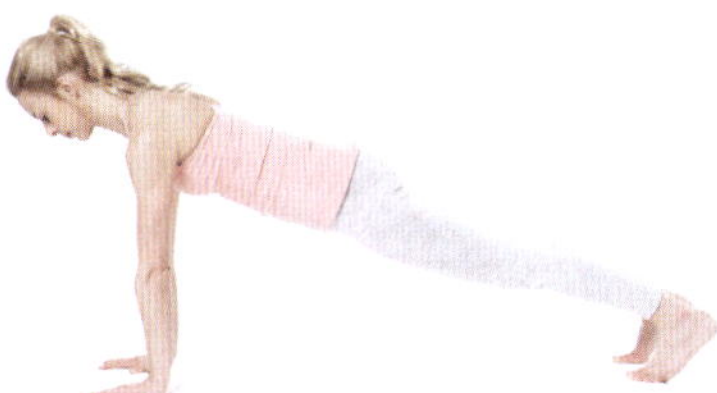

9 Brett – 5 Atemzüge

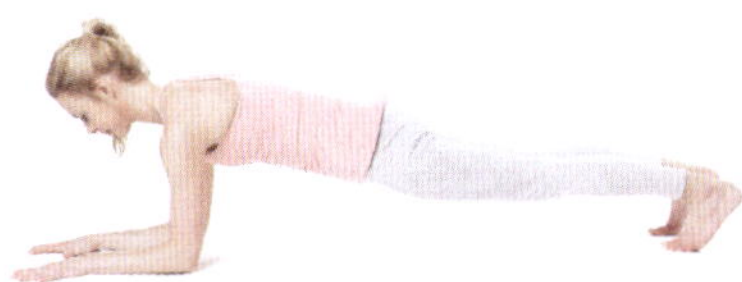

10 Brett mit gebeugten Armen – 5 Atemzüge

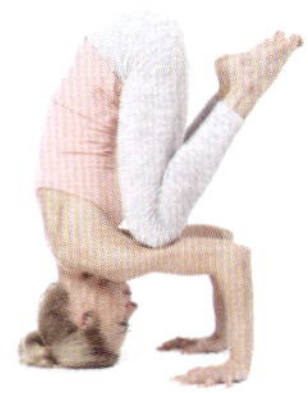

11 Kopfstand-Vorbereitung – 3 x 5 Atemzüge, wenn nötig an der Wand üben

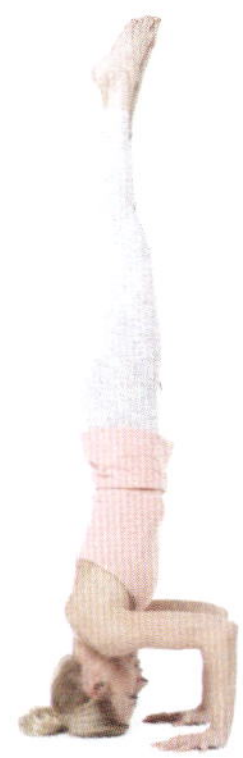

12 Kopfstand – 3 x 5 Atemzüge; wenn Sie nicht bis nach oben kommen, konzentrieren Sie sich darauf, Ihre Ängste loszulassen und probieren immer ein Stück höher zu gehen.

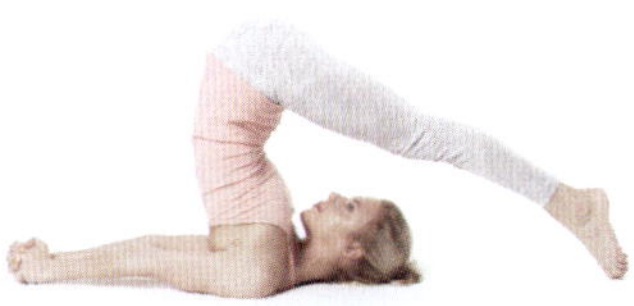

13 Pflug – 1 Minute, dann Beine heben zum Schulterstand

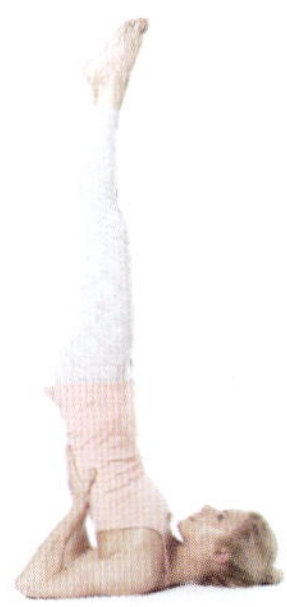

14 Schulterstand – 1 Minute

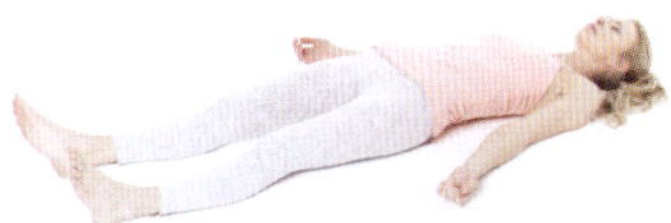

15 Totenhaltung – 5–10 Minuten

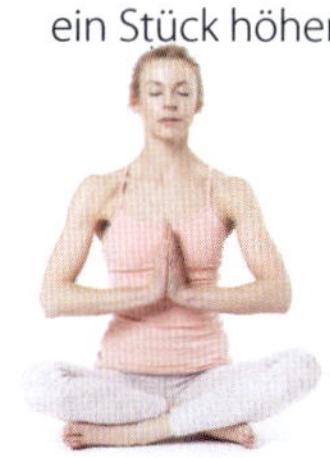

16 Meditation

Tag 10: Das innere Feuer

*Niemand kann Sie aufhalten, wenn Sie Feuer und Flamme sind.
Nicht einmal Sie selbst.*

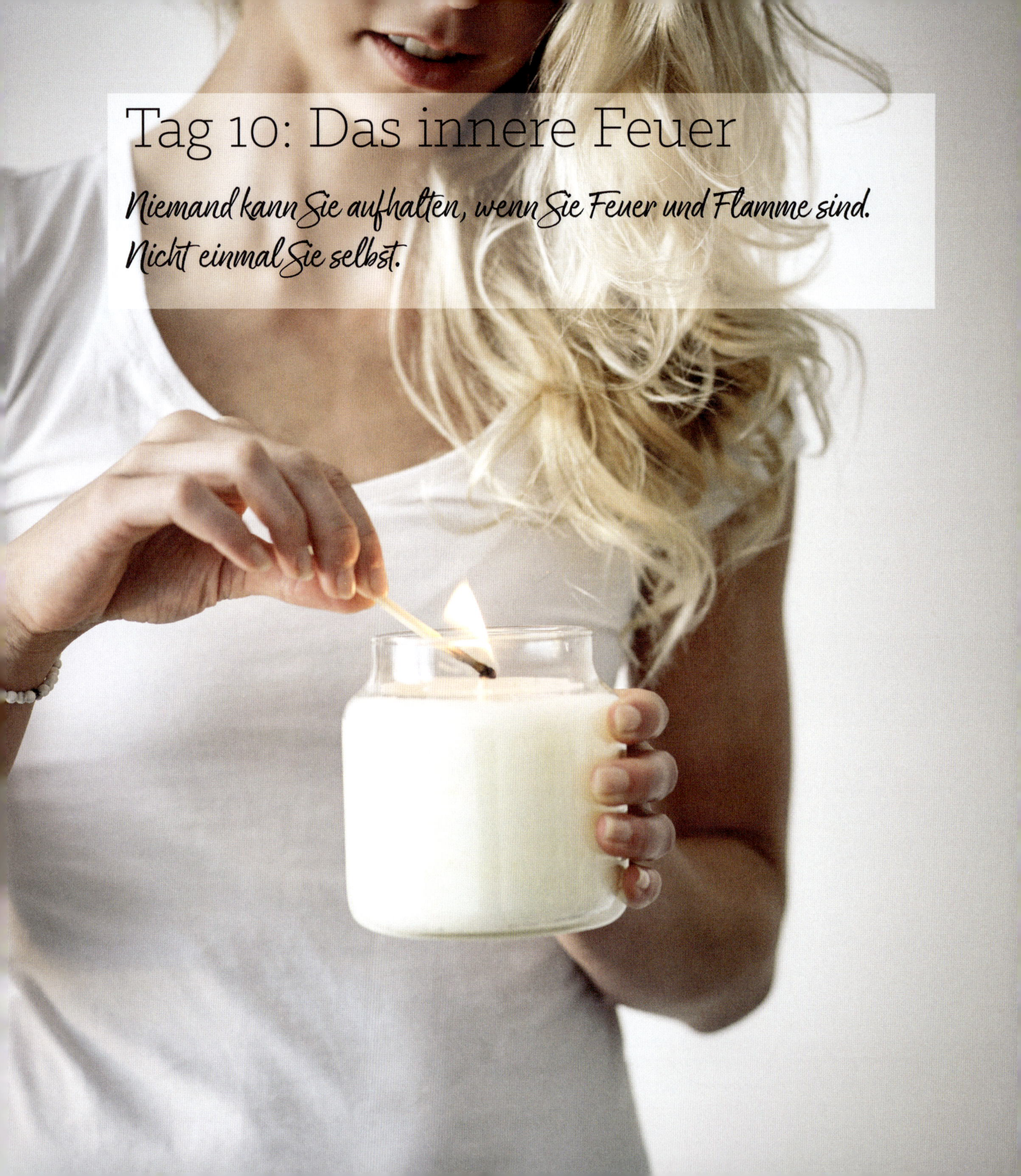

Stress, Sorgen und Angst können das innere Feuer löschen. Die Anforderungen des Alltags führen schnell dazu, dass die Begeisterungsfähigkeit einem unerfüllten Leben weicht. Doch in Wahrheit besteht das Leben Ihrer Träume weiter. Es ist real. Es ist möglich. Und Sie verdienen es.

In Kindern brennt das innere Feuer lichterloh. Sie klettern auf Bäume, schlagen Rad und springen in Bäche, weil sie sich ihres Leben freuen. Doch irgendwann tritt an die Stelle dieser Unbeschwertheit das, was die Umwelt von uns erwartet.

Das Feuer steht für Leidenschaft und Schöpfung. Es ist Energie, Mut und Lebenshunger. Jeder hat manchmal das Gefühl, das Feuer sei erloschen. Aber wie sich der Phönix aus der Asche erhebt, lässt sich auch die Leidenschaft wieder entfachen, die dem Leben Sinn und Erfüllung beschert.

Bei meinem Kampf mit Magersucht, Ängsten und Depressionen habe ich mich im inneren Feuer verloren. Ich habe keine Begeisterung mehr verspürt. Ich gab alles auf, was mir Spaß machte, denn das Kalorienzählen und meine Zwänge nahmen mich ganz ein. Schließlich war mein inneres Feuer ganz erloschen. Als ich Yoga entdeckte, entfachte das einen Funken in mir, der mich befähigte, mich selbst durch das Feuer wiederaufzubauen. Yoga war der Start einer Reise der Selbstentdeckung, die alles in mir verbrannte, was mich ausbremste. Dieser Funke entzündete meine Leidenschaft fürs Leben aufs Neue, und ich wurde gesund.

In meinem Fall hat Yoga diese Entwicklung bewirkt, aber es hätte auch jemand oder etwas anderes sein können. War das Feuer längere Zeit aus, kann es etwas dauern, bis es wieder brennt. Dazu gehört, Hobbys oder Freizeitbeschäftigungen auszuprobieren, andere Menschen kennenzulernen und sich an unterschiedlichen Orten aufzuhalten. Sich für etwas zu begeistern und sich wieder lebendig zu fühlen, entfacht das Feuer aufs Neue.

Viele kennen ihre Leidenschaft – diese Sache, die das Herz höherschlagen und die Augen leuchten lässt –, aber sie trauen sich nicht, ihr zu folgen, weil sie einen festen Job und eine Hypothek haben oder sich für zu alt halten. Sie finden sich mit dem praktischen statt einem leidenschaftlichen Leben ab, denn sich ganz und gar seiner Leidenschaft hinzugeben erfordert viel Mut. Dennoch geht es im Leben darum, so viele leidenschaftliche Augenblicke zu erleben wie möglich. Das führt zu Heilung, Wachstum und Weiterentwicklung.

Im Ayurveda ist das starke innere Feuer, „Agni", für Gesundheit und Wohlbefinden von großer Bedeutung. Es hilft uns die Stürme des Lebens zu überstehen. Durch Bewusstheit, Minimierung von Energieräubern und den Mut, dem Herzen mit Hingabe zu folgen, kann es erhalten werden. Erst dann stellen sich Antrieb, Enthusiasmus und die unerschöpfliche Energie ein, mit der wir unseren Ängsten begegnen, den eigenen Wert erkennen und die beste Version von uns selbst sein können.

Vom Herzen ausgehende Selbsterforschung

Das innere Feuer zu entfachen, kann eine Weile dauern, vor allem in Zeiten von Stress, Angst und Unruhe. Das ist nicht der richtige Augenblick, um sich Gedanken über den Sinn des Lebens zu machen oder die Welt verändern zu wollen. Aber Leidenschaft kann auch für kleine alltägliche Dinge empfunden werden, sodass sich im Lauf der Zeit eine Verbindung zur wahren Bestimmung entwickelt.

Heute geht es darum, die Begeisterungsfähigkeit der Kindheit wiederzuerwecken. Suchen Sie sich einen ruhigen Ort und schreiben Sie auf, was Ihnen im Alter von 5 bis 15 Jahren Spaß gemacht hat. Welche Hobbys hatten Sie? In welchen Vereinen waren Sie? Welche Bücher haben Sie gern gelesen? Was haben Sie am Wochenende gemacht? Dabei zeigt es sich oft, dass es die einfachen Dinge sind, die Freude bereiten – Kuchen backen mit Oma, Picknick am Strand, eine Geschichte vor dem Schlafengehen oder Eierlaufen und Sackhüpfen.

Ist die Kindheitsliste fertig, kann sie in Ihr heutiges Leben integriert werden. Backen Sie einen Kuchen, gehen Sie am Meer spazieren, lesen Sie ein Buch oder melden Sie sich für einen Hindernislauf an und beginnen mit dem Training. Was immer Sie tun, tun Sie es um seiner selbst willen. Kümmern Sie sich nicht darum, ob der Kuchen gelingt oder wie schnell Sie im Hindernisrennen sein werden. Sich über Aktivitäten zu freuen, die keinen weiteren Zweck haben, als Spaß zu machen, ist wie eine Rückkehr zum kindlichen Zustand reiner Leidenschaft und entfacht die Liebe zum Leben wieder.

Inneres-Feuer-Sequenz

Traditionell ist in Ayurveda und Yoga das innere Feuer im Bauch angesiedelt, im Solar-Plexus-Chakra. Die heutige Sequenz dient der Stärkung des inneren Feuers mit Haltungen aus der Körpermitte und Balancen auf den Armen.

Inneres-Feuer-Meditation

Diese Meditation setzt das Mantra *Ram* ein, um das Solar-Plexus-Chakra zu stärken und alle einschränkenden und nutzlosen Überzeugungen wegzubrennen, damit die Energie frei fließen kann. Mantras sind einfache Worte oder Sätze, die Klangwellenenergie erzeugen, die der Gesundheit und dem persönlichen Wachstum zuträglich sind. Die Vibrationen sollen bestimmte Hirnregionen stimulieren und zu Entspannung und Revitalisierung führen.

Beginnen Sie in einer angenehmen Sitzhaltung und atmen Sie ein paar Mal tief durch. Legen Sie Ihre rechte Hand so auf den Bauch, dass die Handfläche knapp über dem Bauchnabel liegt. Legen Sie die linke Hand auf die rechte. Stellen Sie sich vor, der Bereich unter Ihrer Handfläche fülle sich mit goldenem Licht. Atmen Sie tief ein und beim Ausatmen sagen Sie: „Raaaaaaam". Wiederholen Sie das einige Minuten lang. Spüren Sie die Vibration des Klangs, die Hitze und Energie, die durch den Solarplexus fließt, während Sie das Feuer in sich erwecken.

Tag 10: Inneres-Feuer-Sequenz

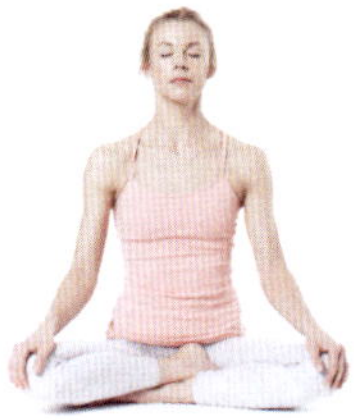

1 Bequemer Sitz – 1–2 Minuten. Absicht formulieren

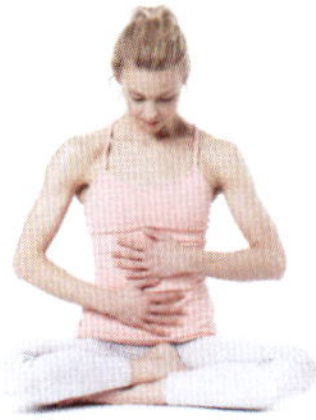

2 Blasebalg-Atmung – 1–2 Minuten

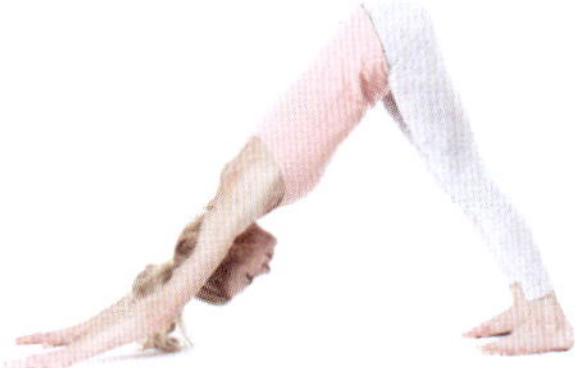

3 Herabschauender Hund – 1 Minute, Fersen heben und senken

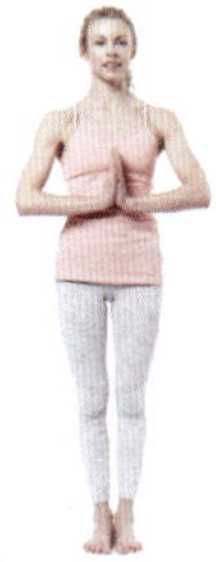

4 Berg – 5 Atemzüge

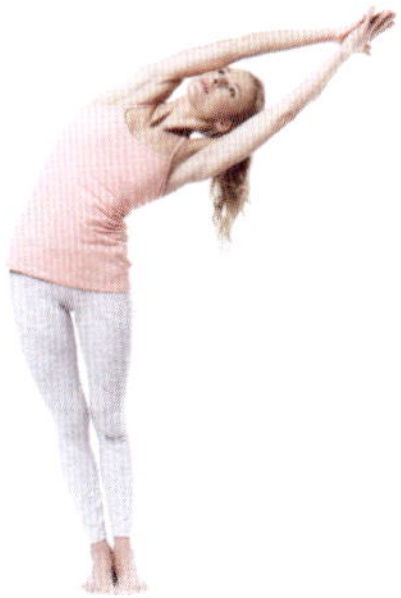

5 Seitbeuge im Stand – 5 Atemzüge, auf der anderen Seite wiederholen

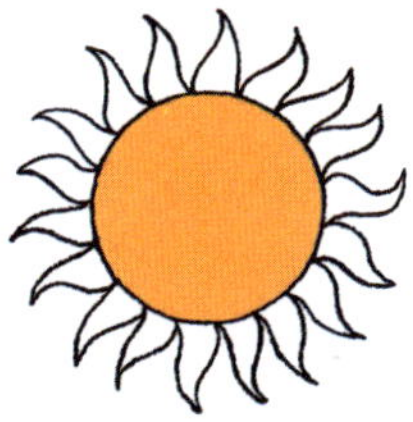

6 Neustart-Sequenz – 5 Runden

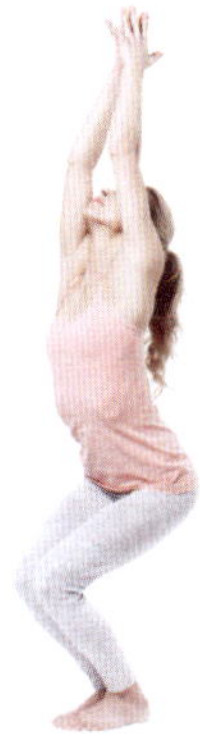

7 Stuhlhaltung – 10 Atemzüge

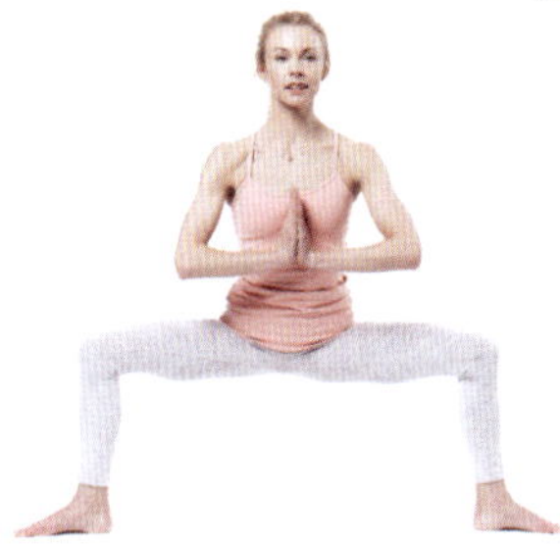

8 Göttin – 10 Atemzüge

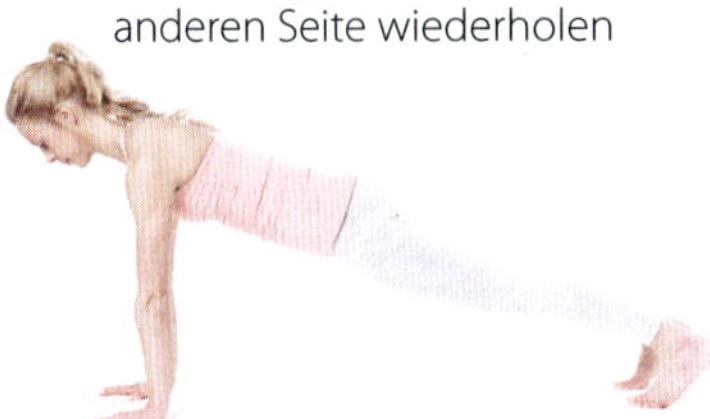

9 Brett – 2 Minuten

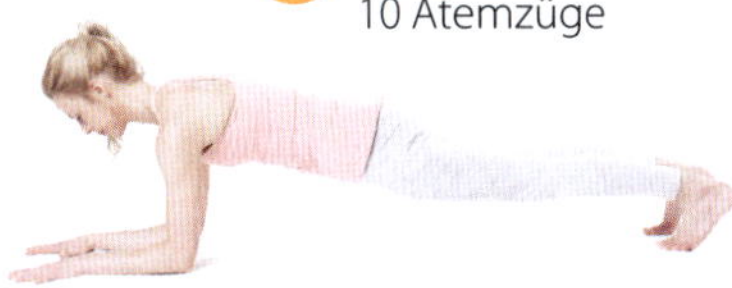

10 Brett mit gebeugten Armen – 10 Atemzüge

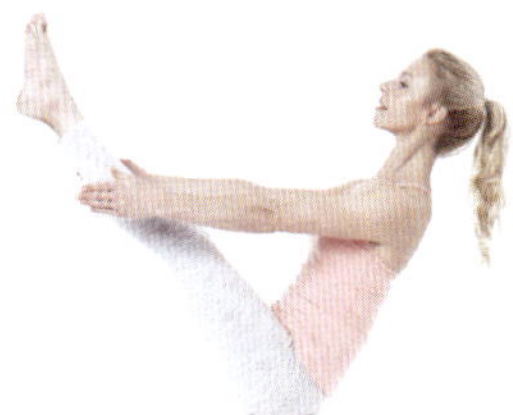

11 Boot – 10 Atemzüge

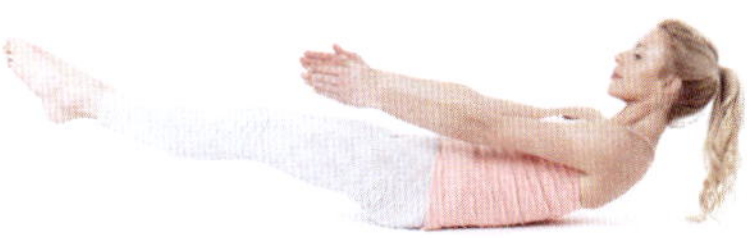

12 Flaches Boot – 10 Atemzüge

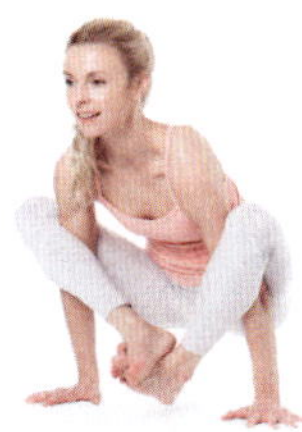

13 Schulterdruck-Haltung – 2–3 Minuten ausprobieren

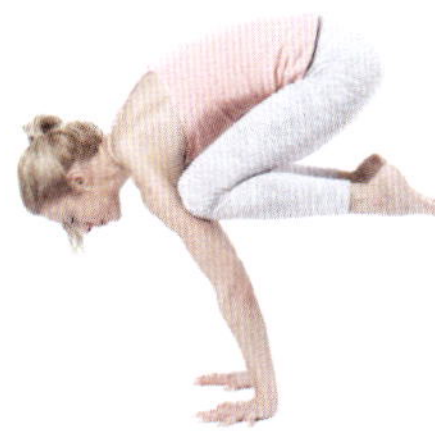

14 Krähe – 2–3 Minuten ausprobieren

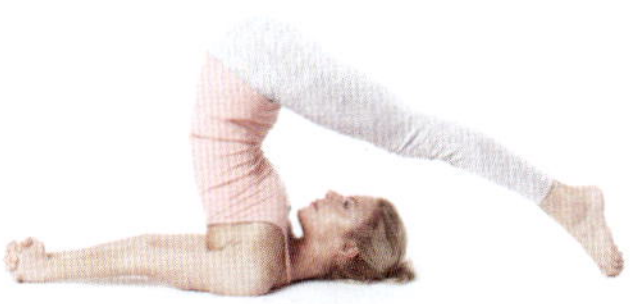

15 Pflug – 1 Minute, dann Beine heben zum Schulterstand

16 Schulterstand – 1 Minute

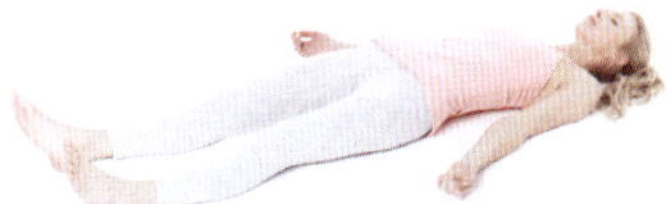

17 Totenhaltung – 5–10 Minuten

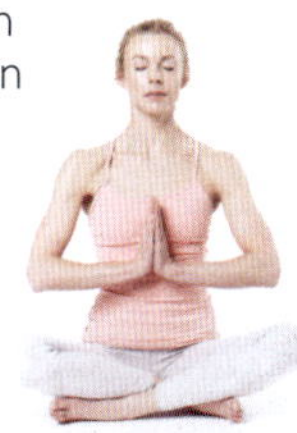

18 Meditation

Tag 11: Die Entdeckung wahrer Stärke

Wird man vom Leben auf die Probe gestellt, kann man Kraftreserven aktivieren, die ungeahntes Wachstum erlauben.

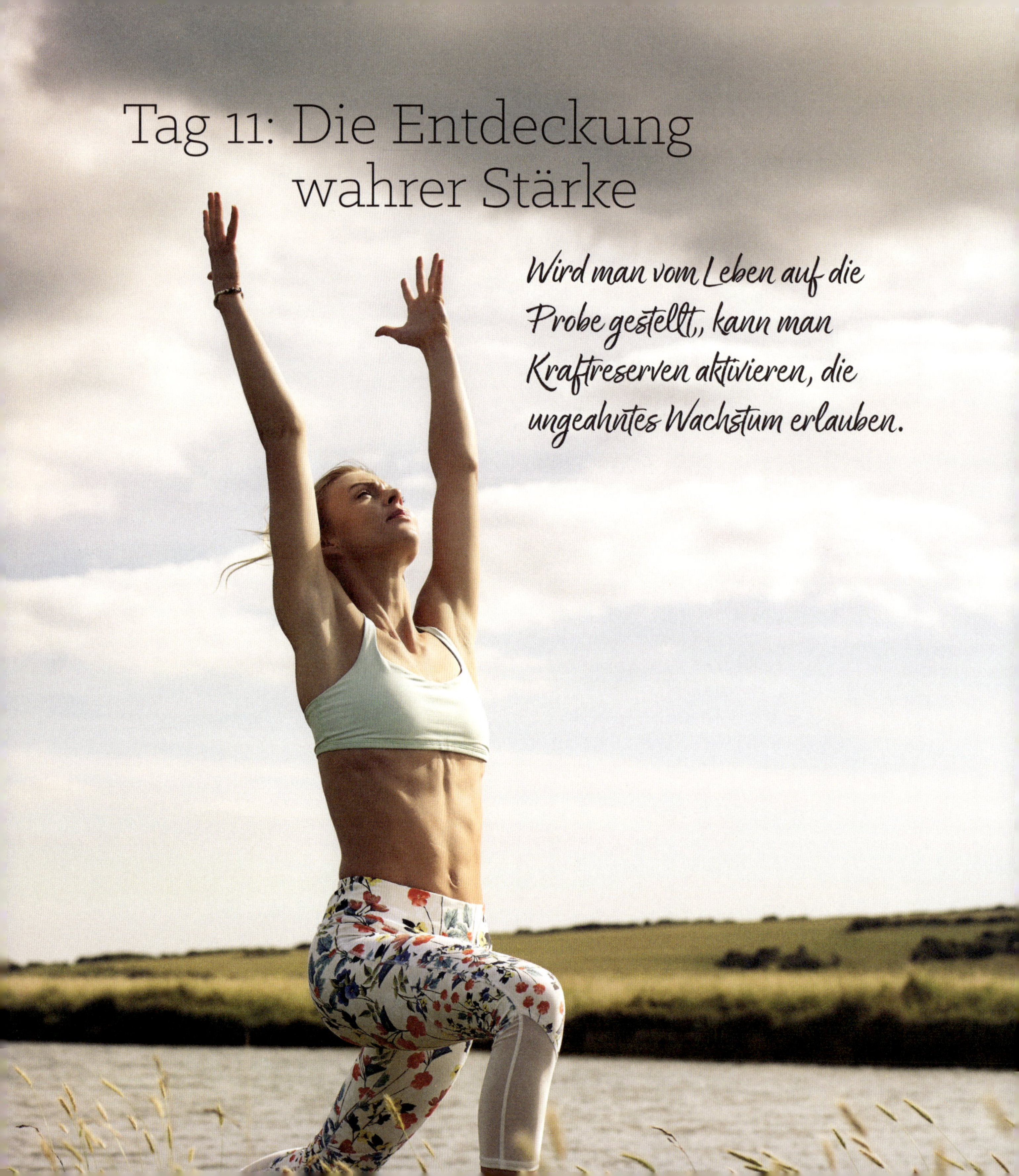

Das Leben kann hart sein. Jeder Tag hält zu Hause, bei der Arbeit oder in der Partnerschaft neue Herausforderungen bereit. An manchen Tagen wirft uns das so aus der Bahn, dass wir uns fragen, ob wir jemals wieder zu Kräften kommen. Solche Situationen lassen sich nicht immer beeinflussen – das Ende einer Beziehung, Arbeitslosigkeit, der Tod eines geliebten Menschen. Doch wer seine wahre Stärke kennt, kann geduldig und mutig abwarten, bis sich das Unwetter verzieht, statt sich von ihm in die Knie zwingen zu lassen.

Das Wissen um die persönliche Stärke gehört zu den Dingen, die bei der Erforschung posttraumatischen Wachstums festgestellt wurden. Probleme im Leben können als Gelegenheit betrachtet werden, sich zu verändern und die Welt von einer neuen Warte aus zu betrachten. Wer zum Beispiel eine Zeit von Depression, Stress und Angst durchlebt, kann sich dagegen auflehnen, darin eintauchen oder aber eine neue Kraft entwickeln. Sorgen müssen nicht zwangsläufig das Leben kontrollieren und an Problemen muss man nicht scheitern.

Ich habe es selbst erfahren. Jahrelang wusste ich nichts von meiner wahren Kraft. Ich fühlte mich als Opfer und suchte verzweifelt nach jemandem, der mich aus meiner Krise rettete, damit ich mich wieder normal fühlen konnte. Dann erkannte ich, dass nur ich selbst das konnte. Ich war es, die meinen Körper mit guter Ernährung versorgen konnte. Ich war es, die stark genug war, um Sorgen und Ängste loszulassen. Ich war es, die ihr ganzes Leben neu aufbauen konnte. Zu wissen, dass wir genug Kraft haben, um uns zu verändern, ist unglaublich ermutigend.

Loszulassen, was nicht mehr gut ist, sich seinen Ängsten zu stellen oder dieses Buch durchzuarbeiten, erfordert wahre Stärke. Deshalb sind Übungen wie die Erforschung des Herzens, Yoga und Meditation so wichtig:

1. **Machen Sie sich bewusst, was Sie bereits geschafft haben.**
   Wir unterschätzen oft unsere wahre Stärke. Am besten können wir die eigene Kraft erkennen, wenn wir auf Zeiten zurückblicken, in denen wir unerwarteterweise schwere Stürme überstanden haben. Das hilft uns, über gegenwärtige Probleme hinauszublicken, und erinnert daran, dass wir stärker und größer sind als das, was sich gerade im Leben abspielt.

2. **Lassen Sie sich von Ihrer Stärke motivieren.**
   Wahre Stärke hat nichts damit zu tun, wie viele Kilos man heben oder wie lange man im Handstand bleiben kann, doch um ganzheitlich stark zu sein, braucht es ein Fundament aus Körperkraft. Zwischen Körper und Geist gibt es keine Trennung, deshalb wird bei der Yoga-Praxis nicht nur der Körper, sondern auch der Geist gestärkt.

3. **Entwickeln und pflegen Sie spirituelle Verbundenheit.**
   Spiritueller Wandel ist ein weiteres Element des Wachsens, wie die Forschung herausgefunden hat. Spiritualität bedeutet, eine Verbindung zu etwas Größerem als sich selbst zu spüren und das Gefühl zu haben, Teil von etwas Umfassenderem zu sein. Das reduziert das Gefühl von Entfremdung und Isolation und erlaubt, Leitung und Trost von anderen Menschen, dem Universum oder anderen höheren Mächten, an die man glaubt, anzunehmen. Damit eröffnet sich eine Quelle der Kraft und Belastbarkeit.

Vom Herzen ausgehende Selbsterforschung

Einer der ersten Schritte zu wahrer Stärke ist, das natürliche Potenzial zu erkennen und anzunehmen. Jeder kann etwas anderes – der eine ist schnell im Laufen, der andere ist gut in Physik und wieder andere malen schöne Bilder.

Zwei Psychologen, Professor Chris Peterson und Dr. Martin Seligman, haben 24 Charakterstärken identifiziert und in sechs Gruppen unterteilt. Sehen Sie sich also heute die folgende Liste an und überlegen Sie, wann Sie eine dieser Stärken in der Vergangenheit gezeigt haben oder wie Sie sie in Zukunft nutzen könnten. Das rückt jedes Problem, mit dem Sie gerade zu kämpfen haben, in ein neues Licht. Es erscheint weniger erdrückend, denn Sie verstehen nun, dass Sie stark genug sind, um es zu bewältigen.

Charakterstärken

- Weisheit: Worauf im Leben sind Sie neugierig? Was lernen Sie gern? Welchen Rat geben Sie Freunden, wenn Sie von ihnen um Hilfe gebeten werden?
- Mut: Wie zeigen Sie Ihren Mut (wie stehen Sie beispielsweise für etwas ein, an das Sie glauben)? Welche Ziele verfolgen Sie, selbst wenn Ihnen Hindernisse und Schwierigkeiten im Weg stehen? In wieweit sind Sie ehrlich zu sich selbst, wenn es um Ihre Gefühle, Ziele und Beziehungen geht?
- Menschlichkeit: Wie drücken Sie Ihre Liebe zu Ihren Eltern oder Kindern aus? Zu Ihrem Partner? Einer Freundin? Sich selbst? Welche Gefallen tun Sie anderen spontan? Auf welche Weise sind Sie freundlich?
- Gerechtigkeit: Welche Rolle übernehmen Sie in einem Team? Wie drücken Sie Fairness aus? Behandeln Sie zum Beispiel andere so, wie Sie selbst behandelt werden wollen? Welche Führungspersönlichkeit bewundern Sie und wie lassen Sie sich durch diese Person inspirieren?
- Besonnenheit: Wie zeigen Sie Vergebung? Wenn Freunde Ihnen von ihren Erfolgen und Leistungen erzählen, wie reagieren Sie darauf? Überlassen Sie Ihnen das Rampenlicht? Wie viel denken Sie nach, bevor Sie handeln?
- Transzendenz: Wie drücken Sie Ihre Wertschätzung für die schönen Dinge der Welt aus (zum Beispiel Kunst, Natur, Bücher)? Wie drücken Sie Dankbarkeit aus? Wie schaffen Sie es, positiv und optimistisch zu bleiben? Worüber lachen Sie? Wie bringen Sie Spiritualität in Ihren Alltag?

Wahre-Stärke-Sequenz

Körperliche und innere Stärke lassen sich nicht voneinander trennen. Während der Körper durch Sport und Yoga gestärkt wird, erwirbt auch unser Geist eine höhere Belastbarkeit und kann Herausforderungen besser meistern. Viele Forschungen haben gezeigt, dass sich Sport und besonders Yoga bestens für die Behandlung von Depressionen und Ängsten eignen. Die heutige Sequenz kräftigt daher mit dynamischen Flows und anspruchsvollen Balanceübungen Körper und Geist.

Wahre-Stärke-Meditation

Die heutige Meditation nutzt eine Aspiration, um Kraft aufzubauen. Sie dient dazu, Handlungsfähigkeit anzustreben, auch wenn jetzt noch nicht der richtige Zeitpunkt ist.

Setzen Sie sich bequem hin und schließen Sie die Augen. Beginnen Sie, indem Sie ein Gefühl persönlicher Stärke entwickeln, und greifen Sie dabei auf die Charakterstärken zurück, die Sie heute in der Erforschung des Herzens entdeckt haben. Nehmen Sie eine dieser Eigenschaften in einer Aspiration wie dieser an: „Möge ich stark genug sein, um meine Probleme und meine Lebensfreude als Mittel zum Wandel zu nutzen."

Haben Sie dieses Gefühl der Stärke erst einmal bei sich selbst entwickelt, können Sie denselben Satz für eine Person formulieren, die Sie lieben. Anschließend tun Sie dies für …

- eine Freundin oder einen Freund.
- eine entferntere oder neutrale Person.
- jemanden, den Sie schwierig oder abstoßend finden.
- alle oben Genannten gleichermaßen.
- alle Lebewesen.

Verbringen Sie ein oder zwei Minuten damit, Stärke für jede dieser Personen und Gruppen zu erbitten.

Tag 11: Wahre-Stärke-Sequenz

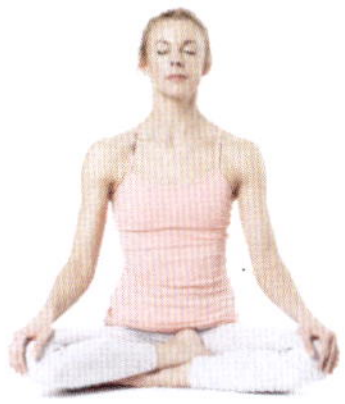

1 Bequemer Sitz – 1–2 Minuten. Absicht formulieren

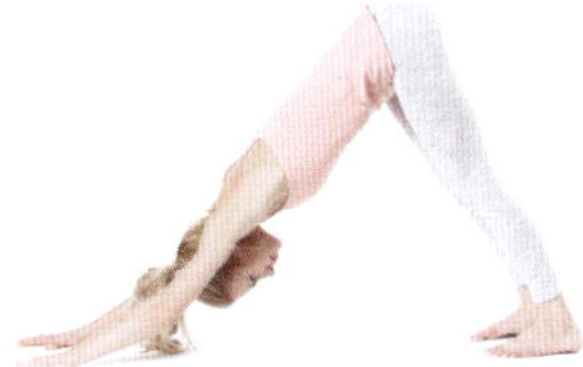

2 Herabschauender Hund – 1 Minute, Fersen heben und senken

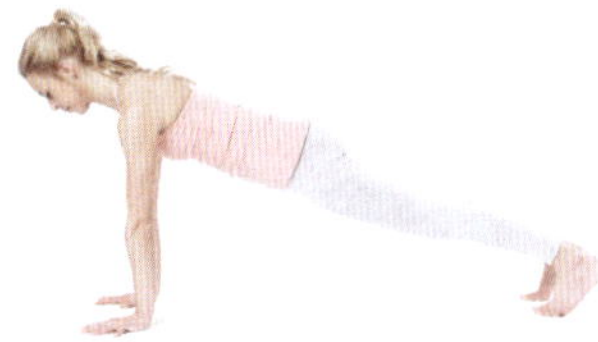

3 Brett – 2 Minuten

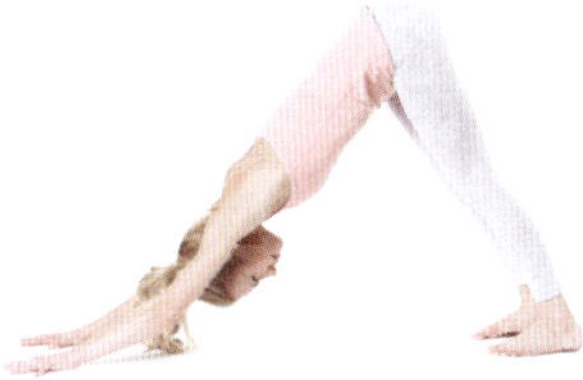

4 Herabschauender Hund – 1 Minute

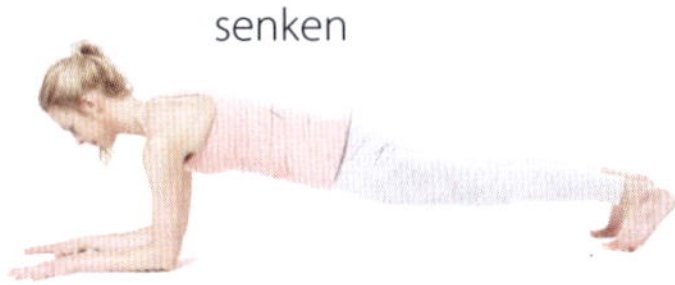

5 Brett mit gebeugten Armen – 2 Minuten

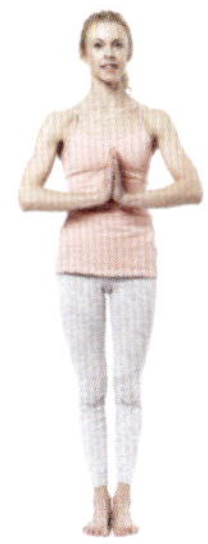

6 Berg – 5 Atemzüge

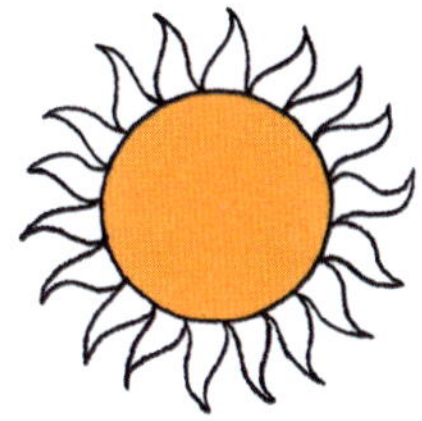

7 Neustart-Sequenz – 5 Runden

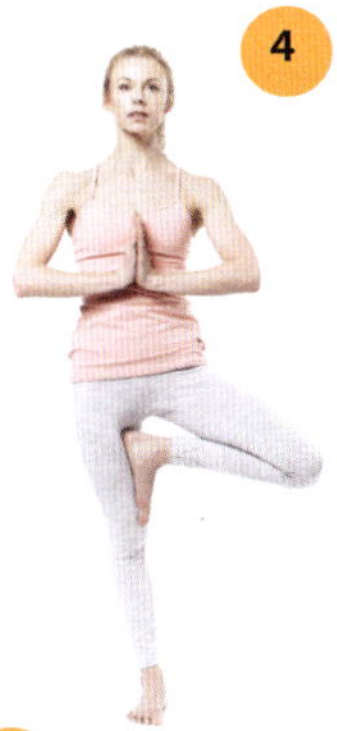

8 Baum – 5 Atemzüge, in die nächste Haltung übergehen

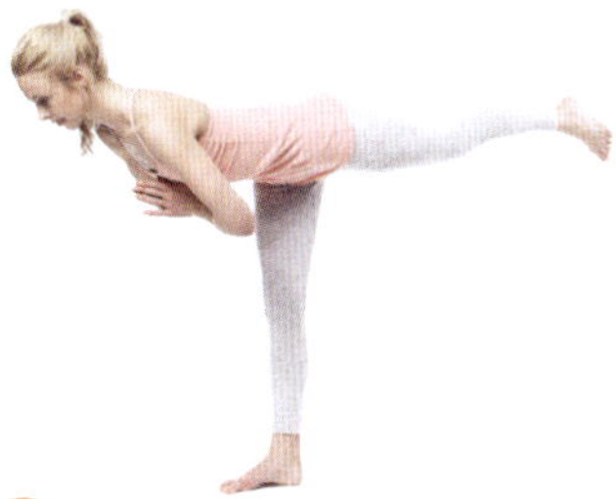

9 Krieger 3 – 5 Atemzüge, in die nächste Haltung übergehen

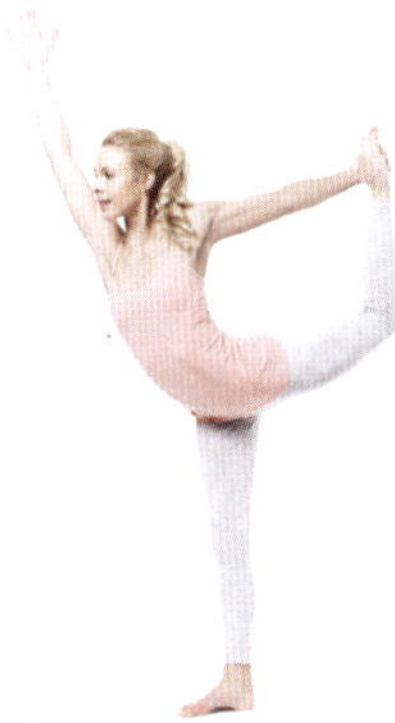

10 Tänzer – 5 Atemzüge, in die nächste Haltung übergehen

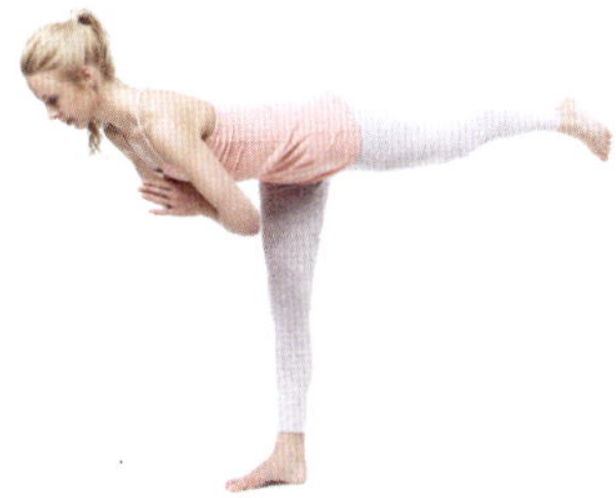

11 Krieger 3 – 5 Atemzüge, in die nächste Haltung übergehen

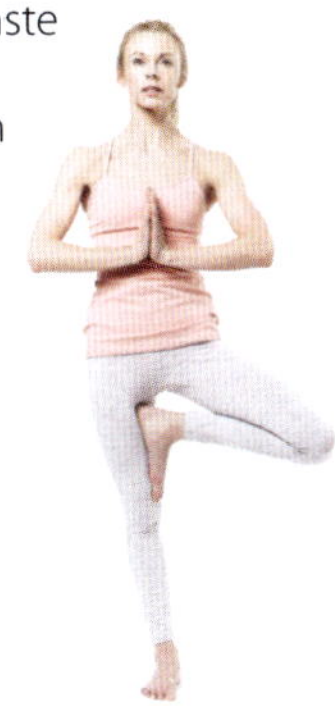

12 Baum – 5 Atemzüge, Haltungen 8–12 auf der anderen Seite wiederholen

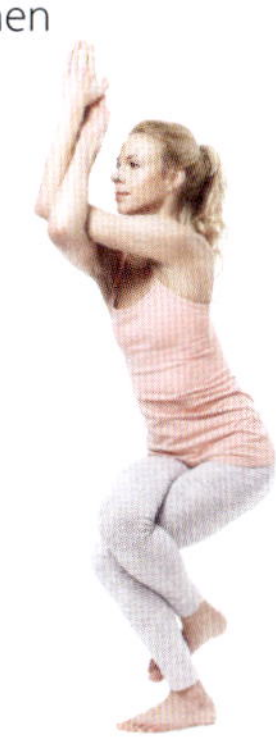

13 Adler – 5 Atemzüge, auf der anderen Seite wiederholen

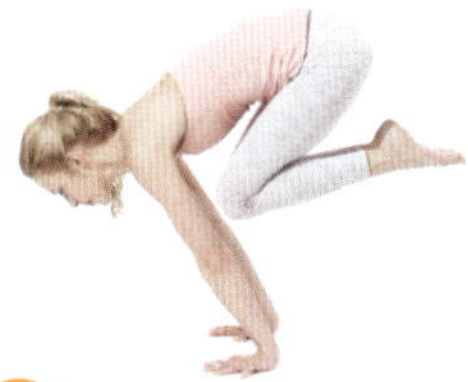

14 Schaukel – 5 Atemzüge

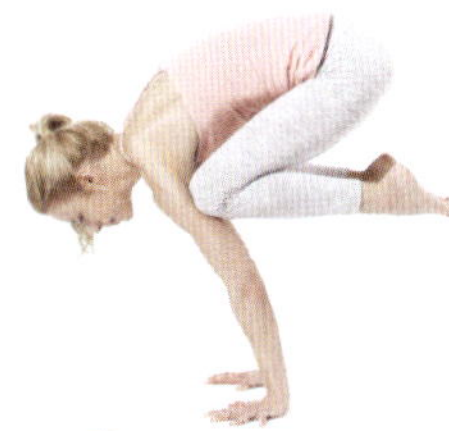

15 Krähe – 2–3 Minuten ausprobieren

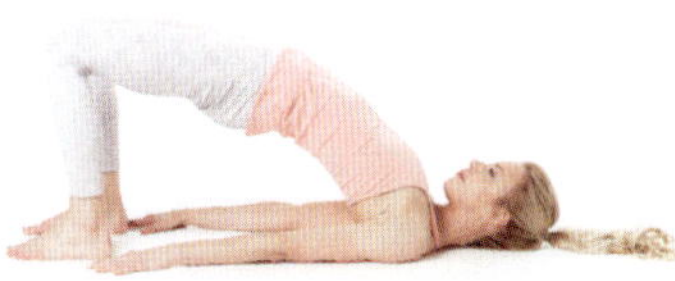

16 Schulterbrücke – 10 Atemzüge

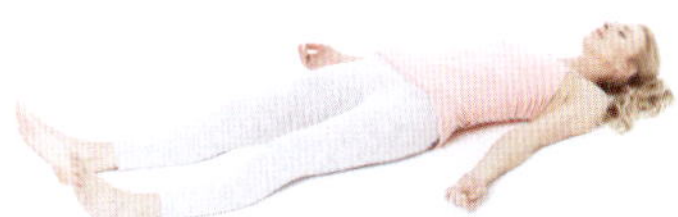

17 Totenhaltung – 5–10 Minuten

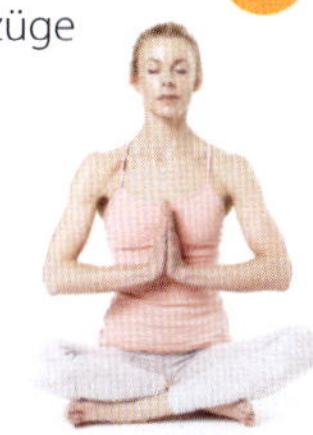

18 Meditation

Tag 12: Liebe für den Körper

Sobald Sie sich nicht mehr darum scheren, ob Ihr Körper schön ist, kann das schöne Leben beginnen. Das wird Sie glücklicher machen als der flache Bauch oder ein perfekter Po.

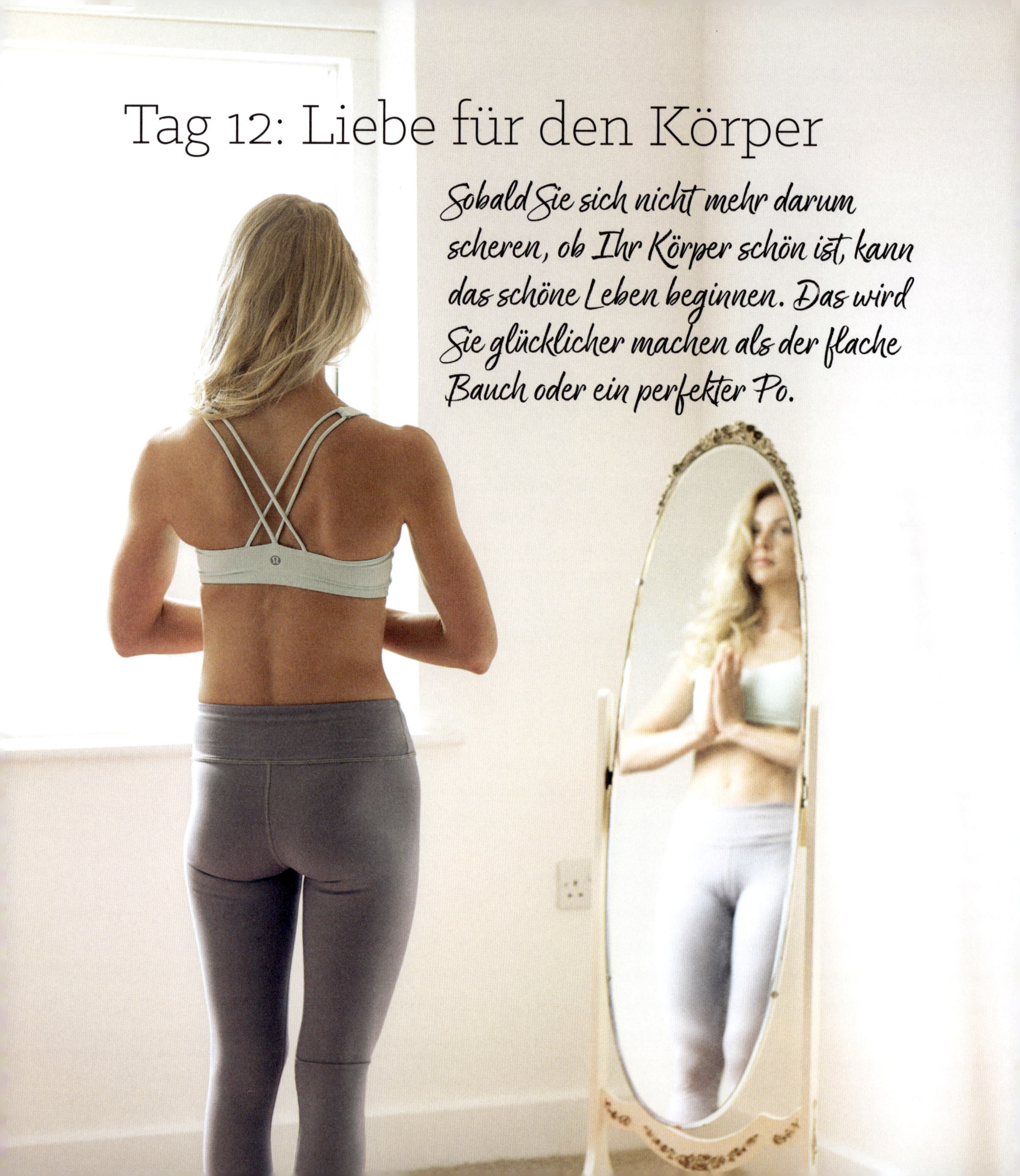

Niemand sagt uns, dass es in Ordnung ist, sich selbst schön zu nennen. Und niemand, dass wir unsere Taille, Hüften oder Oberschenkel lieben dürfen. Oder, dass es gut ist, die eigenen Vorzüge zu loben, statt sich über die Fehler auszulassen. Deshalb sage ich es jetzt:

Sie dürfen Ihren Körper genau so lieben, wie er ist.

Es ist kein Wunder, dass 60 Prozent der Frauen sich für ihren Körper schämen, denn dank Selfies und sozialer Medien hat sich ein ideales Umfeld für Beurteilungen und Vergleiche entwickelt. Zeitschriften verraten uns, wie wir „schlank und sexy" werden, „überall ein paar Zentimeter verlieren" und „Problemzonen" in den Griff bekommen. Das Problem mit diesen Botschaften ist nicht nur, dass sie der Leserin das Gefühl vermitteln, sie müsste diese Zentimeter loswerden, sie untergraben generell Selbstvertrauen, Selbstmitgefühl und Selbstliebe der Frauen.

Doch die Medien sind nicht das einzige Problem, wenn es darum geht, den eigenen Körper zu lieben. Frauen können selbst ihre schlimmsten Feindinnen sein. Sie halten es für eine Art von Bescheidenheit, ihren Körper kleinzumachen, doch das fügt dem Geist Schaden zu. Der Glaube, Kritik am Körper führe zu Veränderungen, endet in einem Teufelskreis aus Fressattacken, Hungern oder anderen destruktiven Wegen, mit diesem Dilemma umzugehen. Die Wahrheit ist: Die Liebe zum eigenen Körper lässt sich nicht durch Hass erreichen. Und tatsächlich geht es gar nicht um den Körper. An Narben, Dehnungsstreifen und Dellen ist nichts Schlechtes. Unsere Kurven, Falten, weichen und wabbligen Stellen sind gut so, wie sie sind. Wollen wir wirklich unser kostbares Leben damit verbringen, unsere Oberschenkel und Bäuche zu verfluchen und uns zu wünschen, wir wären dünner, kurviger, größer, kleiner, hätten eine kleinere Nase, einen größeren Busen oder längere Beine?

Ich habe lange gebraucht, um meinen Körper zu lieben und zu wissen, dass mein Wert nicht davon abhängt, wie viel ich wiege oder wie flach mein Bauch ist, und dass es mich nicht weniger schön macht, wenn der Bauch weicher und die Lücke zwischen den Oberschenkeln kleiner wird. Seit meiner Magersucht vor zehn Jahren hat sich mein Körper sehr verändert. Meine Oberschenkel sind dicker, mein Bauch ist weicher, mein Gesicht runder. Mein Herz ist gesünder, meine Knochen stärker und die Haut strahlender. Aber viel mehr als mein Körper hat sich mein Denken verändert. Ich habe erkannt, dass die Dinge, die mir so bedeutend erschienen – Gewicht, Kalorien, Taillenumfang und Größe 32 tragen zu können – letztlich nicht wichtig sind. Ich erkannte, dass der Körper kostbar ist und wir uns gut um ihn kümmern müssen, um uns weiterentwickeln zu können.

Sich nicht mehr vor dem Spiegel zu kritisieren schafft Raum für den Blick nach innen und auf die Dinge, die wirklich wichtig sind – Träume, Beziehungen, persönliches Wachstum. Statt uns Sorgen über die Größe unseres Gesäßes zu machen, können wir unsere Energie darauf verwenden, uns mit unserem Körper wohlzufühlen und herauszufinden, was wir der Welt zu geben haben.

Viele Frauen kämpfen ihr Leben lang darum, ihren Körper einem Ideal anzupassen. Doch Studien haben herausgefunden, dass Menschen, deren Körper dem Ideal entspricht, genauso unzufrieden mit ihrer Figur sind wie andere. Die bessere Option ist also, die Einstellung zum Körper zu ändern und ihn zu schätzen statt zu kritisieren, zu nähren statt zu bestrafen, und ihn zu lieben statt zu hassen. Körperbewusstsein entwickeln bedeutet:

- sich selbst zu akzeptieren, wie man ist.
- zu erkennen, dass der eigene Körper nicht perfekt ist, dass aber auch andere nicht vollkommen sind.
- nicht abnehmen oder sich operieren lassen zu müssen, um sich besser zu gefallen.
- zu wissen, dass der Körper durch Gewichtsverlust oder -zunahme und Muskeltraining zwar verändert werden kann, man dadurch aber nicht zu einem wertvolleren Menschen wird.

Vom Herzen ausgehende Selbsterforschung

Selbst wer seinen Körper hasst, erlebt Zeiten, in denen die Selbstkritik überwunden wird und das Leben liebenswert scheint. Heute soll dokumentiert werden, in welchen Situationen Sie schon Selbstliebe empfunden haben. Was haben Sie getan? Mit wem waren Sie zusammen? Wo waren Sie? Was hatten Sie an? Wie haben Sie sich gefühlt?

Wenn Sie eine Liste erstellt haben, suchen Sie Parallelen in diesen Momenten. Vielleicht lieben Sie Ihren Körper am meisten, wenn Sie mit einer bestimmten Freundin oder Ihrem Partner zusammen sind. Oder wenn Sie in der Natur oder beim Sport sind. Versuchen Sie, solche Situationen so oft wie möglich wieder zu erleben.

Körperliebe-Sequenz

Wenn Sie Ihren Körper lieben, egal, was Sie gern an ihm ändern würden, wird Ihre Einstellung von Selbstrespekt und der Wertschätzung Ihres Körpers bestimmt. Daraus ergibt sich die Entscheidung für einen gesunden Lebensstil voller Fürsorge. Die heutige Sequenz konzentriert sich auf das Herzchakra. Sie enthält einen Herzöffner, der es ermöglicht, die Liebe zum Körper frei fließen zu lassen, und Hüftöffner, die den Fokus vom Aussehen auf das Körpergefühl verschieben.

Körperliebe-Meditation

Tiefe Atemzüge sind kleine Liebesbotschaften an Ihren Körper. Sie sagen ihm, dass Sie sich um Ihre Gesundheit und Ihr Glück kümmern. Die heutige Meditation nutzt eine Pranayama-Übung, eine traditionelle Yoga-Atemtechnik, die „gleichmäßiges Atmen" heißt. Indem Sie immer tiefer ein- und ausatmen, beruhigen Sie das Nervensystem, verringern Ängste und versorgen Ihren Körper mit Sauerstoff.

Setzen Sie sich und atmen Sie einige Male tief in den Bauch. Wenn Sie Ihre Aufmerksamkeit auf den Atem gelenkt haben, atmen Sie ein und zählen dabei bis vier, dann atmen Sie, ebenfalls bis vier zählend, wieder aus. Atmen Sie durch die Nase und verlängern Sie die Atemzeiten nach Möglichkeit so, dass Sie bis sechs oder acht zählen können. Atmen Sie bis zu 10 Minuten lang auf diese Weise und kehren Sie dann zu Ihrem natürlichen Rhythmus zurück.

Bei Stress oder Unzufriedenheit mit Ihrem Körper können Sie diese Atmung einsetzen, um sich zu beruhigen und sich daran zu erinnern, dass Sie es wert sind, sich mit tiefen Atemzügen, freundlichen Gedanken und Selbstliebe zu verwöhnen.

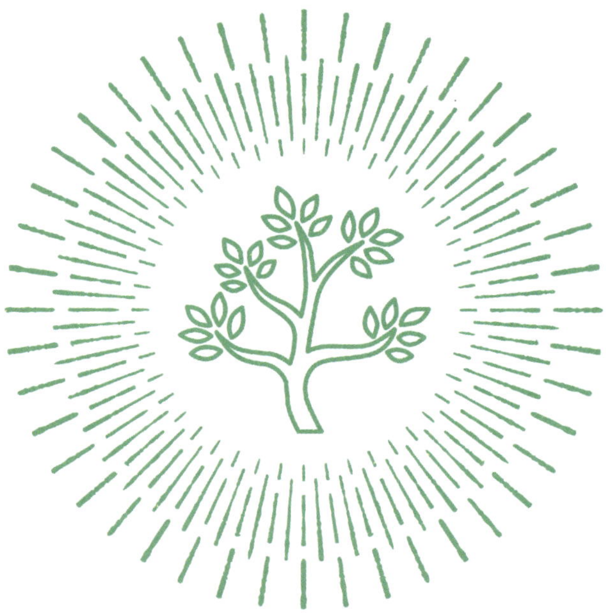

Tag 12: Liebe-für-den-Körper-Sequenz

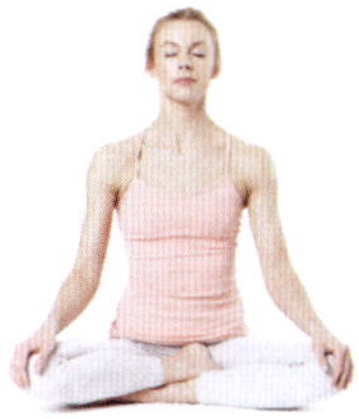

1 Bequemer Sitz – 1–2 Minuten. Absicht formulieren

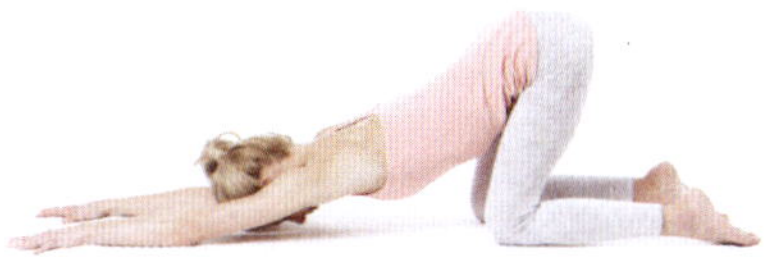

2 Gestreckte Welpenhaltung – 3 Minuten

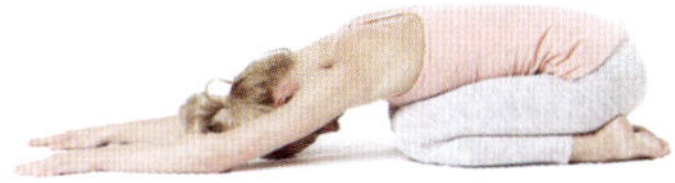

3 Kindhaltung – 1 Minute

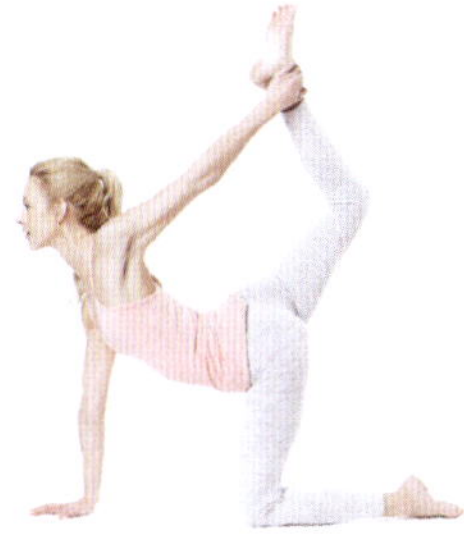

4 Tiger – 5 Atemzüge, auf der anderen Seite wiederholen

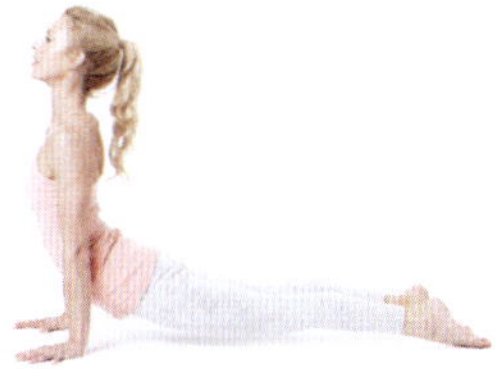

5 Hinaufschauender Hund – 1 Minute

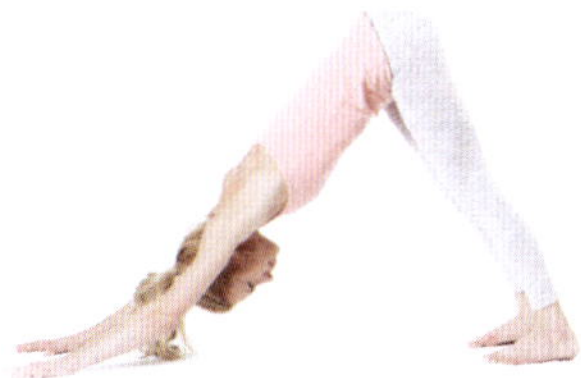

6 Herabschauender Hund – 1 Minute, Fersen heben und senken

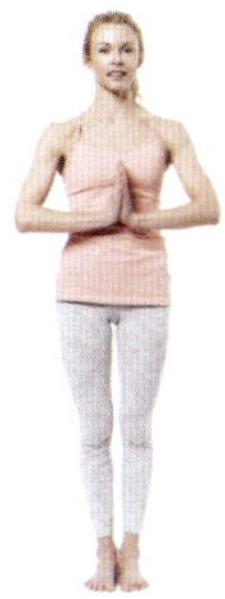

7 Berg – 5 Atemzüge

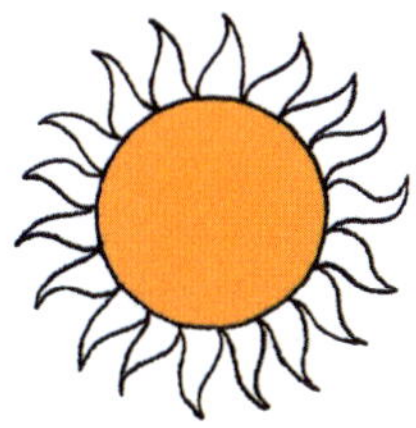

8 Neustart-Sequenz – 3 Runden

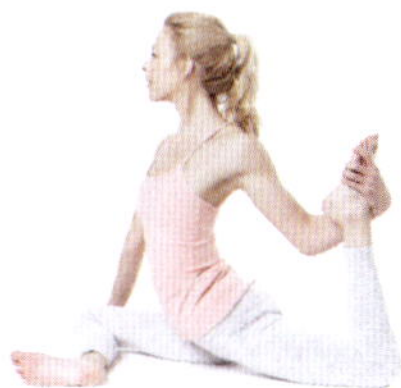

9 Taube – 5 Atemzüge, in die nächste Haltung übergehen

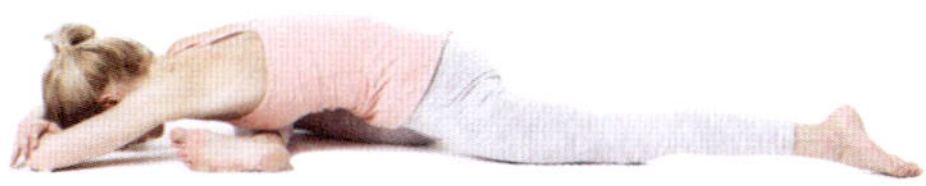

10 Schlafende Taube – 2 Minuten, dann Haltungen 9 und 10 auf der anderen Seite wiederholen

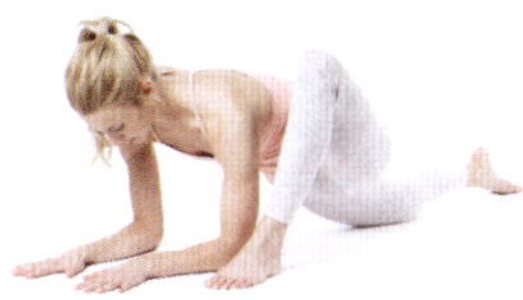

11 Ruhender Drache – 2 Minuten, dann Haltungen 11 und 12 auf der anderen Seite wiederholen

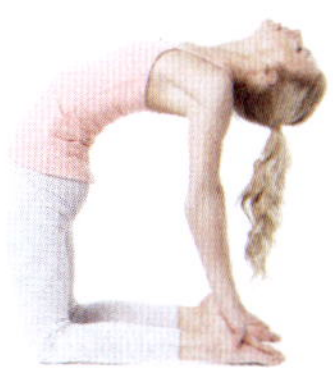

12 Kamel – 5 Atemzüge

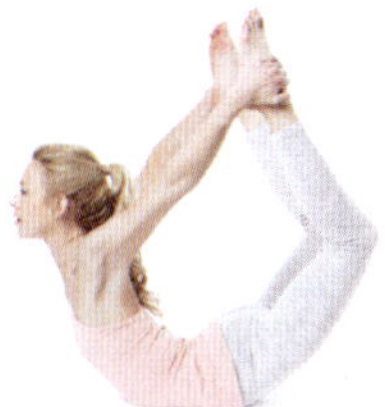

13 Bogen – 5 Atemzüge

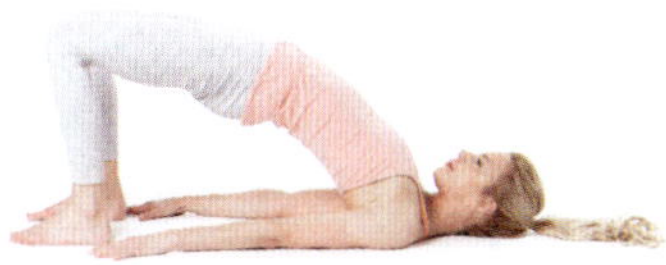

14 Schulterbrücke – 5 Atemzüge

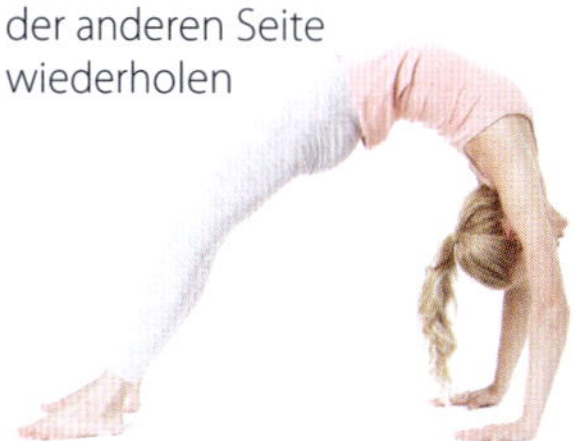

15 Rad – 5 Atemzüge, oder Schulterbrücke wiederholen

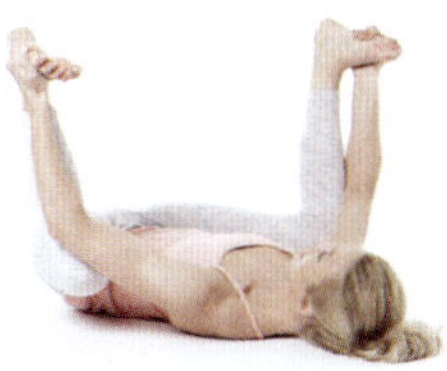

16 Happy Baby – 10 Atemzüge

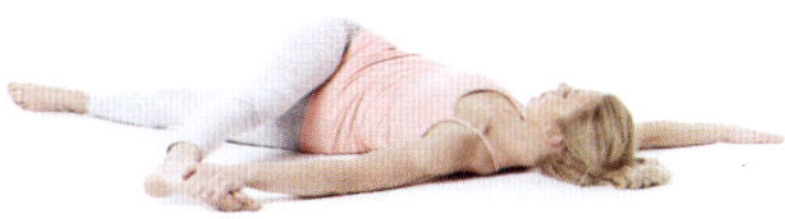

17 Krokodil – 10 Atemzüge, auf der anderen Seite wiederholen

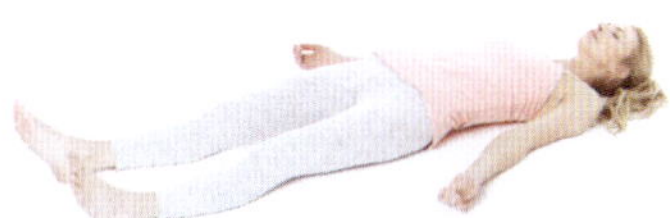

18 Totenhaltung – 5–10 Minuten

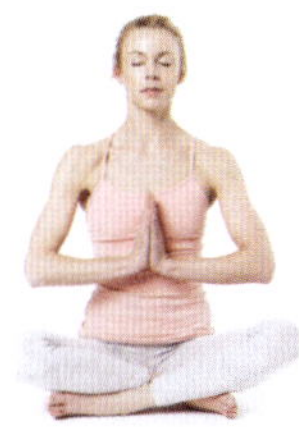

19 Meditation

Tag 13: Gefühle zulassen

Entschuldigen Sie sich nie dafür, zu emotional oder sensibel zu sein. Gefühle sind Superkräfte – kein Grund, sie zu verstecken!

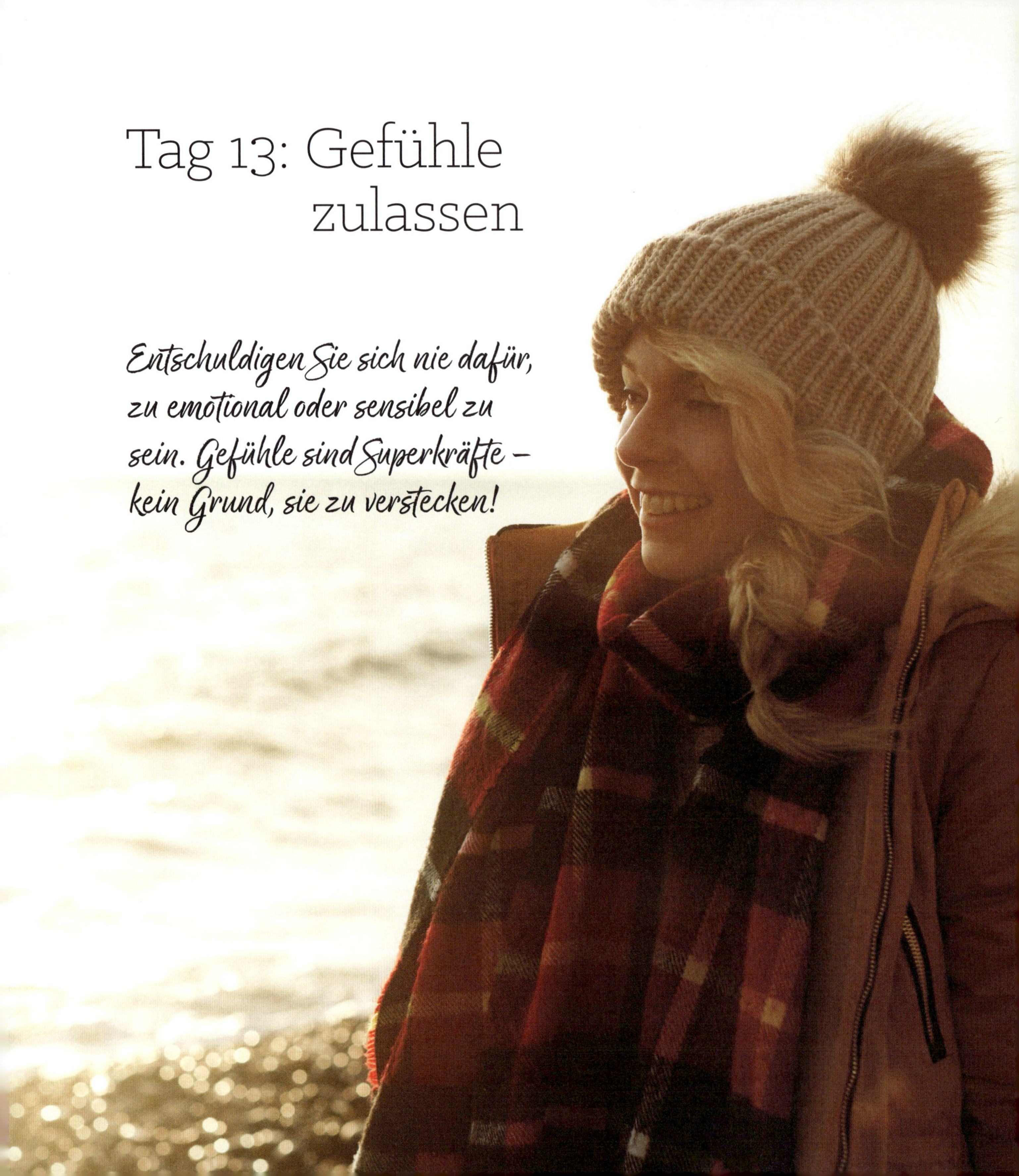

Gefühle machen uns menschlich und echt. Wir müssen sie fühlen, ausdrücken und uns in sie hineinbegeben können, um gesund zu bleiben.

In einer Gesellschaft, in der Logik und Rationalität als wertvoll gelten, lassen viele Menschen ihre Gefühle nicht heraus, weil sie fürchten, als zu sensibel, hilfsbedürftig oder schwach zu erscheinen. Gefühle werden mit Arbeit oder Alkohol betäubt, um den Schmerz zu umgehen. Doch wenn man schwierige Emotionen bekämpft, dann wird man nur noch tiefer in ihnen verstrickt.

Unterdrückte Gefühle blockieren die Energie, unterbrechen die Verbindung zwischen Körper, Geist und Seele und führen zu Erschöpfung und Krankheit. Verschiedene Studien haben gezeigt, dass es einen Zusammenhang zwischen unterdrückten, negativen Gefühlen wie Wut, Hass und Ablehnung und dem Entstehen von Krebs und anderen chronischen Krankheiten gibt. Werden schmerzliche Gefühle unterdrückt, erhöht sich die Produktion von Stresshormonen. Das schwächt das Immunsystem und erlaubt es normalen Zellen, zu Krebszellen zu mutieren.

Menschen sind keine Roboter. Sie dürfen fühlen. Durch Denken lässt sich Schmerz nicht beseitigen und Gefühle lassen sich nicht durch Logik beherrschen. Sie müssen durchlebt werden. Dabei soll nicht analysiert werden, woher ein negatives Gefühl kommt. Man muss sich nicht dafür rechtfertigen, dass man sich nicht gut fühlt – das wäre reine Energieverschwendung und würde dem Schmerz nur noch mehr Macht geben.

Stattdessen gilt es, auf die Gefühle zu hören und ihre Botschaft zu verstehen. Wut zum Beispiel zeigt, wofür jemand Leidenschaft empfindet und wovon er glaubt, es müsse sich ändern. Scham entsteht durch die Internalisierung der Werturteile anderer Menschen und weist darauf hin, dass man zu sich selbst zurückkehren sollte. Ängste zeigen, dass die Verbindung zur Gegenwart fehlt. Enttäuschung ist ein Beleg dafür, dass man für jemanden oder etwas noch Gefühle hegt. Unbehagen signalisiert eine Gelegenheit, Veränderungen zu bewirken und zu wachsen.

Gefühle führen zum Handeln. Als ich magersüchtig war, erstellte ich unzählige Pro-und-Kontra-Listen zum Leben mit Anorexie. Die negativen Seiten haben die positiven immer überwogen, aber erst als ich die Gefühle von Machtlosigkeit, Scham, Schuld, Bedauern und Verzweiflung wirklich zuließ, wurde ich aktiv und erholte mich.

Viele, die sich in Zeiten von Stress, Angst und Depression betäuben, sind hochsensibel. Sie empfinden alles sehr intensiv, und das wird manchmal zu viel. Diese Sensibilität anzunehmen, statt Gefühle zu unterdrücken, kann bedeuten, mehr zu leiden, aber auch stärker zu lieben, in größerem Stil zu träumen, verbundener zu sein und den kleinen Dingen mehr Wertschätzung entgegenzubringen. Sensibilität ist eine Stärke, und wenn wir unseren Gefühlen Raum zur Entfaltung geben, macht uns das wirklich lebendig.

Gefühle können anstrengend sein, deshalb ist es unerlässlich, auf sich selbst aufzupassen. Und wie der Verstand kann auch das Herz gebildet werden, um die Energie von Gefühlen effektiv einsetzen zu können – emotionale Intelligenz genannt. Dazu gehört …

- die Fähigkeit, die Macht der Gefühle wahrzunehmen, zu verstehen und als Quelle für Energie, Verbundenheit und Einflussnahme anzuwenden.
- eigene Stärken, Schwächen, Antriebe, Werte und Ziele zu kennen und zu wissen, welche Wirkung auf andere damit verbunden ist.
- Emotionen zu erleben, ohne sich von ihnen zum automatischen Handeln verleiten zu lassen.
- bei Entscheidungen auf das Bauchgefühl zu hören.
- empathisch zu sein und das Ego zurückzustellen, um auch in der Welt eines anderen leben zu können.

Vom Herzen ausgehende Selbsterforschung

Dass wir Gefühle unterdrücken, liegt oft daran, dass wir sie nicht identifizieren oder ausdrücken können – es ist, als fehlten einfach die Worte. Für die heutige Erkundung stellen Sie eine Liste mit Wörtern für Gefühle (positive wie negative) wie die unten gezeigte zusammen. Ist die Liste fertig, probieren Sie, wie sich diese Wörter in Ihr Vokabular einfügen lassen, um Gefühle identifizieren und ausdrücken zu können, die Sie normalerweise umgehen würden.

Akzeptanz	Freude	Hoffnung	Scham	Ungeduld
Bedauern	Frieden	Kummer	Schuld	Unsicherheit
Begeisterung	Frustration	Langeweile	Sorge	Verständnis
Eifersucht	Furcht	Liebe	Stolz	Vertrauen
Enthusiasmus	Glück	Machtlosigkeit	Trauer	Wertlosigkeit
Enttäuschung	Hass	Mut	Überforderung	Wut

Gefühle-zulassen-Sequenz

Emotion ist Energie im Fluss. Deshalb enthält unsere heutige Sequenz einen Flow, der Blockaden löst und es Ihrer Energie erlaubt, frei zu fließen. Passen Sie Ihre Bewegungen dem Atem an und lenken Sie so die Achtsamkeit auf den jetzigen Augenblick. Geben Sie Ihren Gefühlen Raum, um sie spüren und loslassen zu können.

Meditation: Emotionale Intelligenz

Den Gefühlen gestatten, im Fluss zu sein, bedeutet zu fühlen, ohne selbst zu diesem Gefühl zu werden. Betrachten Sie es, lassen Sie es zu und dann lassen Sie es los. Die heutige Meditation ist eine Visualisierung, die von den Worten der buddhistischen Lehrerin Pema Chödrön inspiriert ist:

„Sie sind der Himmel. Alles andere ist nur Wetter."

Setzen Sie sich bequem hin und lenken Sie Ihre Aufmerksamkeit auf Ihren natürlichen Atemrhythmus. Jetzt stellen Sie sich den Himmel vor – kristallklar, leuchtend blau, weit und endlos. Stellen Sie sich vor, Sie seien dieser helle und schöne Himmel.

Lassen Sie jetzt alles, was Sie unterdrückt haben, aufkommen – Gefühle, Situationen, Herausforderungen. Stellen Sie sich diese Schwierigkeiten als Wolken am Himmel vor. Es könnten große, bedrohlich aussehende, dunkle oder weiße Schäfchenwolken sein. Konzentrieren Sie sich immer auf nur eine dieser Wolken und lassen Sie dabei jedes Gefühl zu, das aufkommt, ohne zu urteilen oder sich in die dazugehörige Geschichte zu verstricken. Stellen Sie sich jetzt eine sanfte Brise vor, die diese Wolke über den Himmel bläst, bis sie verschwunden ist. Tun Sie das mit allen Wolken an Ihrem Himmel – identifizieren Sie sie, spüren Sie die Energie des Gefühls und lassen Sie sie dann vorbeiziehen, bis nur noch ein blauer, klarer Himmel übrig ist.

Tag 13: Gefühle-zulassen-Sequenz

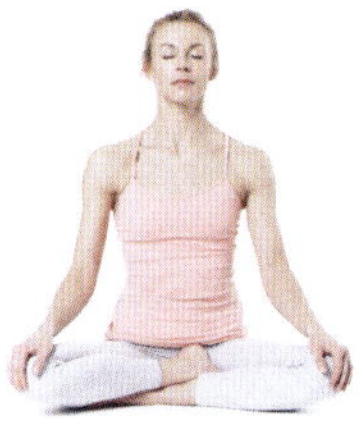

1 **Bequemer Sitz** – 1–2 Minuten. Absicht formulieren

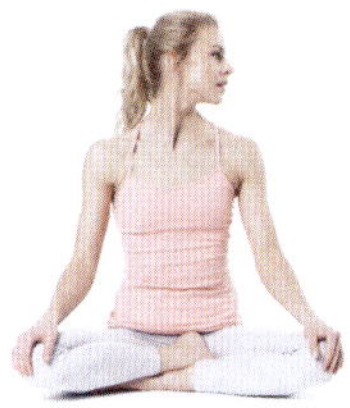

2 **Atmen in vier Richtungen** – 10 Runden

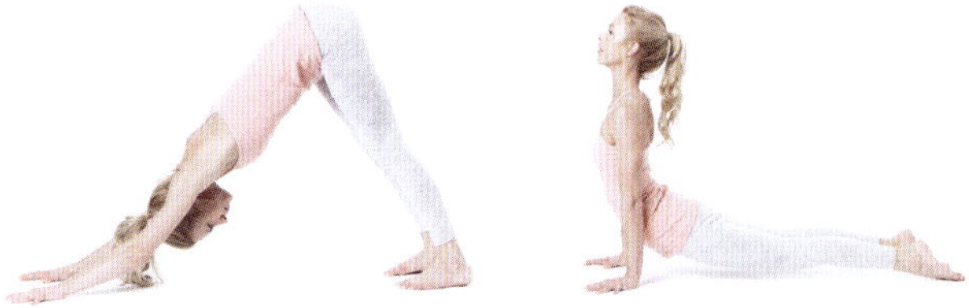

3 **Herabschauender Hund zum Hinaufschauender Hund** – 10-mal wechseln

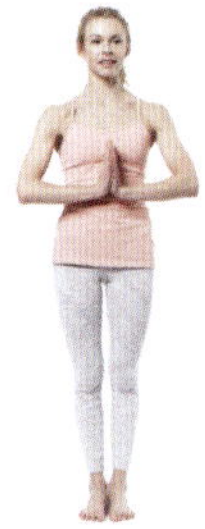

4 **Berg** – 5 Atemzüge

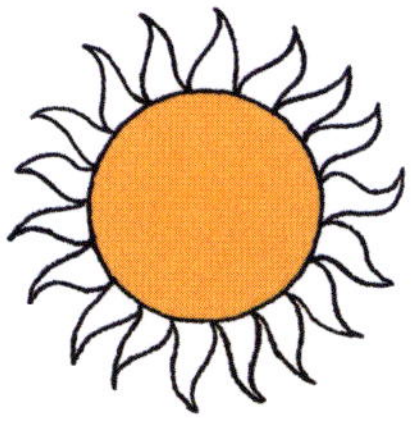

5 **Neustart-Sequenz** – 5 Runden

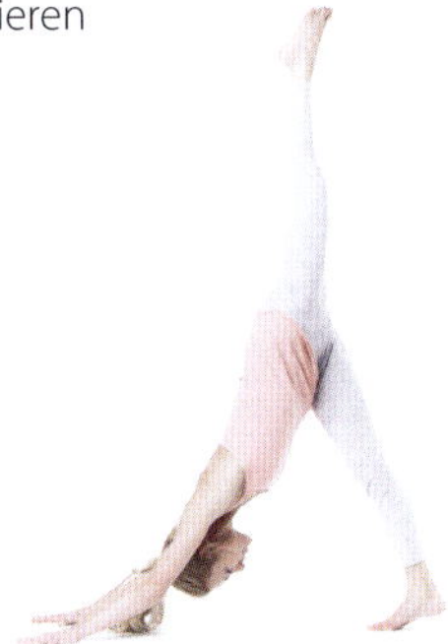

6 **Dreibeiniger Hund** – 5 Atemzüge, in die nächste Haltung übergehen

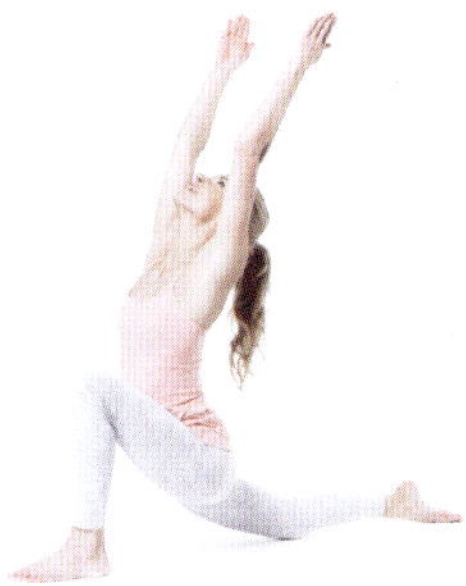

7 **Ausfallschritt mit Rückbeuge** – 5 Atemzüge, dann zurück zum Dreibeinigen Hund

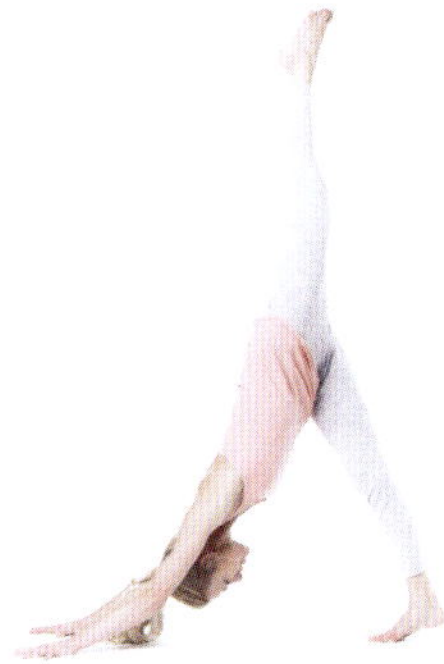

8 **Dreibeiniger Hund** – 1 Atemzug, in die nächste Haltung übergehen

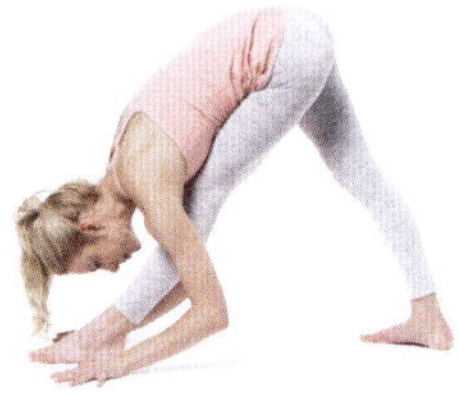

9 **Pyramide** – 5 Atemzüge, dann zurück zum Dreibeinigen Hund

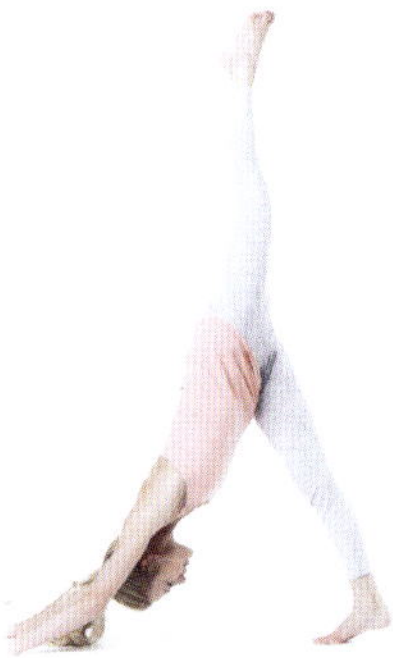

10 **Dreibeiniger Hund** – 1 Atemzug, in die nächste Haltung übergehen

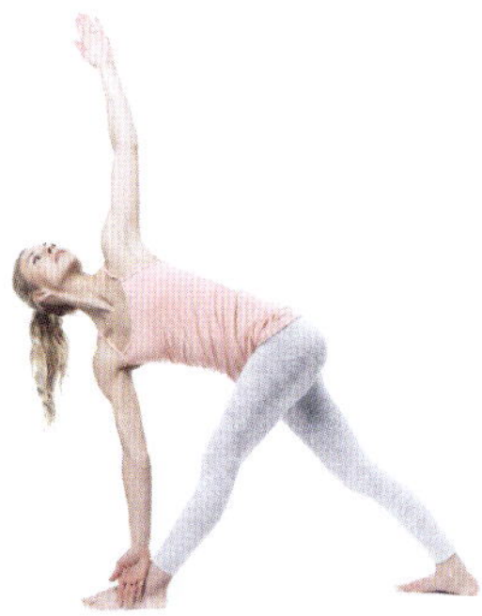

11 **Gedrehtes Dreieck** – 5 Atemzüge, dann zurück zum Dreibeinigen Hund

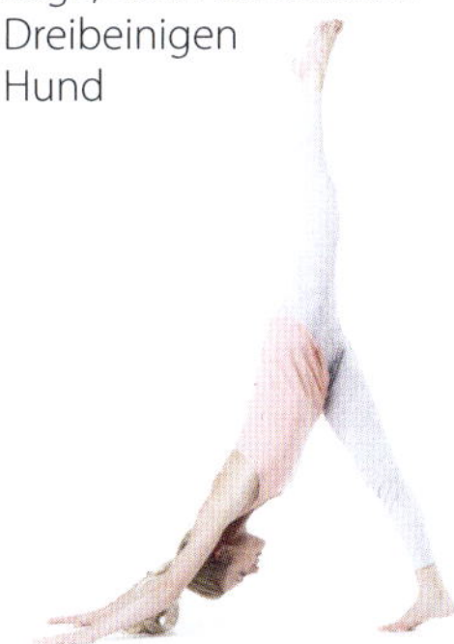

12 **Dreibeiniger Hund** – 1 Atemzug, in die nächste Haltung übergehen

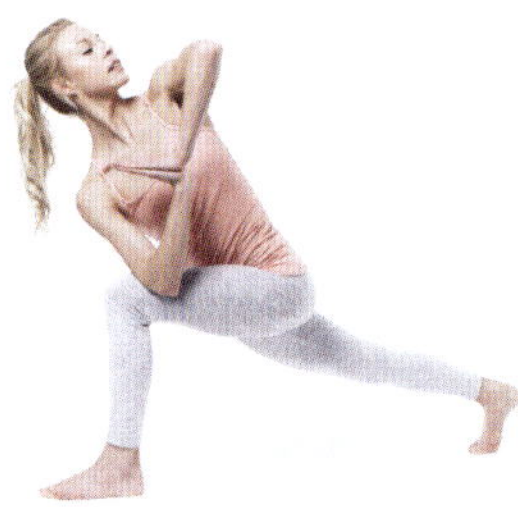

13 **Gedrehtes Dreieck seitlicher Winkel** – 5 Atemzüge, dann zurück zum Dreibeinigen Hund

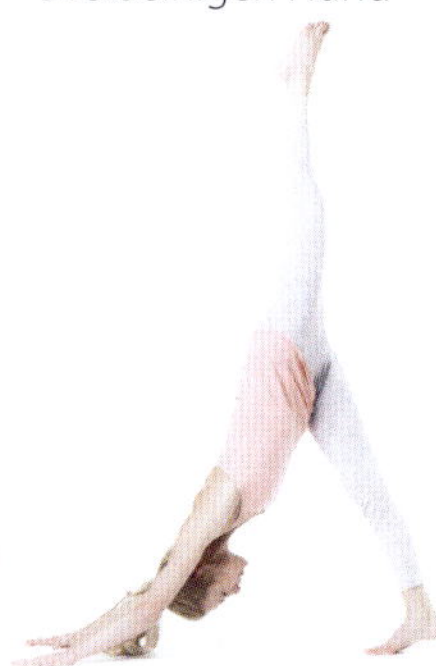

14 **Dreibeiniger Hund** – 1 Atemzug, in die nächste Haltung übergehen

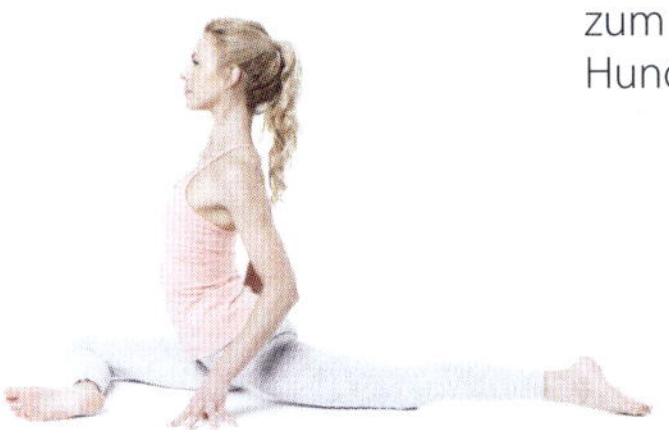

15 **Einfache Taube** – 5 Atemzüge, dann Herabschauender Hund, Haltungen 6–15 auf der anderen Seite wiederholen

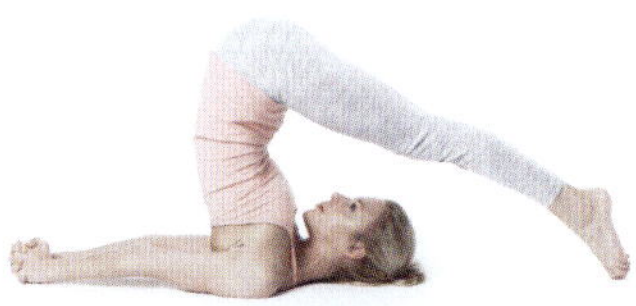

16 **Pflug** – 1–2 Minuten

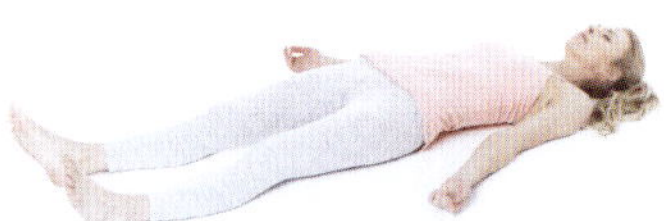

17 **Totenhaltung** – 5–10 Minuten

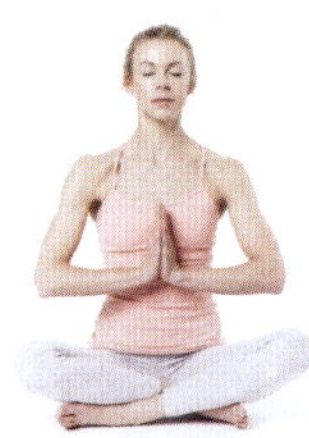

18 **Meditation**

Tag 14: Im Gleichgewicht

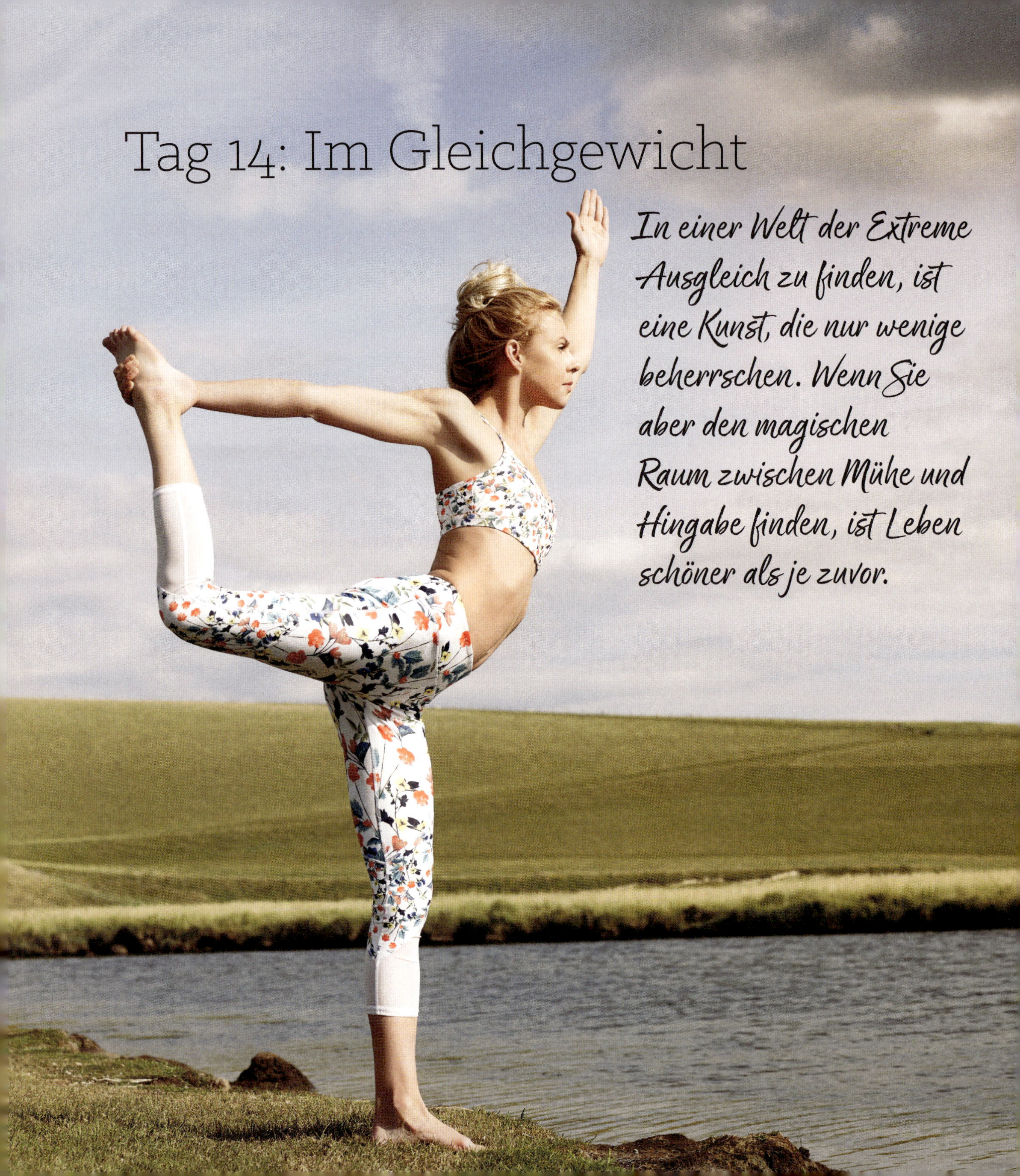

In einer Welt der Extreme Ausgleich zu finden, ist eine Kunst, die nur wenige beherrschen. Wenn Sie aber den magischen Raum zwischen Mühe und Hingabe finden, ist Leben schöner als je zuvor.

Wenn Sie wachsen wollen, ist es wichtig, im Gleichgewicht zu sein. Balance ist der Schlüssel zu allem. Wer sie gefunden hat, fühlt sich gut und sieht gut aus, ist energiegeladen und vital und lebt ein zugleich vollkommen friedliches und wunderbar freies Leben.

Beim Gleichgewicht geht es um Kontrolle und Hingabe. Es geht darum zu wissen, wann man festhalten und wann loslassen muss, wann man Smoothies trinken oder Kuchen essen soll, wann man die ganze Nacht feiern oder den ganzen Tag im Schlafanzug mit einem Buch im Bett verbringen soll. Gleichgewicht heißt, Ziele erreichen und den Weg dahin genießen. Es heißt, tiefer ins Leben einbezogen zu sein und zugleich weniger daran zu hängen. Es bedeutet, sich für das Leben, wie man es sich wünscht, einzusetzen und dazu passende Entscheidungen zu treffen.

Dennoch ist das Gleichgewicht für die meisten in dieser schnellen Welt, in der Druck und Stress herrschen, keine leichte Übung. Es kann schwierig sein, die Anforderungen des Berufs mit dem Sozialleben zu vereinbaren. Auch der Spagat zwischen der Sorge um kleine Kinder und der Sorge um die eigene Gesundheit ist nicht leicht. Die Konzentration auf das Wohl anderer lässt manchmal nur wenig Zeit, um selbst gut zu essen, Sport zu treiben und auszuruhen.

Ich selbst habe lange um ein Gleichgewicht gerungen und bin dabei in Extreme verfallen – extreme Diäten, extreme Sportprogramme, extreme Arbeitszeiten, extreme Erwartungen, extreme Höhen und Tiefen. Die Wahrheit ist: Extreme sind einfach, aber sie bringen einen aus dem Gleichgewicht. Und ein Ungleichgewicht lässt Körper, Geist und Leben leiden.

Balance zu finden ist ein fließender Prozess, eher eine Lebensaufgabe als ein genau definiertes Ziel. Doch ein chronisches Ungleichgewicht hat körperliche, mentale und emotionale Folgen. Symptome können Angst, Unsicherheit, Einsamkeit, Traurigkeit, Vergesslichkeit und rastlose Gedanken sein. Es kann zu Blähungen, Gliederschmerzen, Hitzewellen, Schlaflosigkeit, Erschöpfung und fehlender Vitalität kommen. Ausgeglichenheit zu finden ist eine nie endende Reise. Umso wichtiger ist es zu erkennen, wann das Gleichgewicht verloren geht, und den Mut zu haben, daran zu arbeiten.

Yoga ist eine wunderbare Methode, um Kopf, Körper und Geist in die Balance zu bringen. Es lehrt uns, zugleich weich und stark zu sein. Durch Atmung und Yoga-Haltungen wird etwa geübt, das Gleichgewicht während einer tiefen Rückbeuge oder auf einem Bein zu üben, was uns dann auch im Alltag zugutekommt.

Wie beim Yoga geht es auch im Ayurveda um Ausgeglichenheit. Es fördert Gesundheit, Glück und persönliches Wachstum durch das richtige Verhältnis der Körperenergien, das von Energien aus dem täglichen Leben beeinflusst wird – von Ernährung, Sport, den Menschen um uns herum, Arbeit und Lebenswandel. So ist es wichtig, nicht in erster Linie eine ausgewogene, sondern eine *individuelle* Ernährung anzustreben. Wer immer friert, trockene Haut hat und unter Verstopfung leidet, sollte gesunde Öle und wärmende Speisen wie Gewürze einplanen. Hingegen kann bei jemandem, dem oft warm ist und eher zu fettiger Haut neigt, eine Ernährung mit wärmenden, fetthaltigen Gerichten eher zu Akne, Schweißausbrüchen und Durchfall führen. Deshalb sind Selbstwahrnehmung (das Thema von Tag 1) und ein Einblick in das Zusammenspiel von Körper und Geist so wichtig für Ausgeglichenheit.

Auch der Buddhismus empfiehlt einen Mittelweg zwischen den Extremen. Die buddhistische Haltung der Gelassenheit lehrt, dass wahres Glück seinen Ursprung im Gleichgewicht hat und nicht in Dualitäten wie Freude und Schmerz, Gewinn und Verlust, Reichtum und Armut.

Vom Herzen ausgehende Selbsterforschung

In der Balance zu sein, heißt nicht, immer ruhig, geerdet und zufrieden zu sein. Es ist eine Lebensart, ein Weg, der täglich aufs Neue erkundet werden muss. An manchen Tagen ist man ausgeglichen, zentriert und motiviert, an anderen fehlt die Balance. Es ist wichtig, sich darüber bewusst zu sein, dass Entscheidungen, die den Lebensstil betreffen, das Gleichgewicht wiederherstellen können.

Das heißt für jeden etwas anderes, und darum geht es heute. Finden Sie heraus, was Gleichgewicht für Sie bedeutet.

Denken Sie an eine Zeit, in der Sie ausgeglichen waren – Sie mochten Ihr Aussehen, waren mit sich selbst zufrieden, entspannt, zentriert und motiviert. Schreiben Sie nun auf, was sich zu dieser Zeit in Ihrem Leben ereignet hat und was Sie getan haben. Wie lange haben Sie geschlafen? Wann sind Sie ins Bett gegangen? Wann aufgestanden? Welchen Sport haben Sie gemacht? Wie haben Sie sich ernährt? Mit wem haben Sie sich getroffen? Wie lange haben Sie gearbeitet? Welche Hobbys hatten Sie? Wie viel Zeit haben Sie anderen geschenkt? Was haben Sie gelesen?

Das ist eine Sammlung der Dinge, die Sie im Gleichgewicht halten. Greifen Sie darauf zurück, wenn Sie unruhig, ängstlich oder erschöpft sind. Ändern Sie Ihren Lebensstil entsprechend , indem Sie etwa früher zu Bett gehen, mehr Gemüse essen oder mehr Zeit mit Dingen verbringen, die Sie erden, um Ihr Leben wieder ins Gleichgewicht zu bringen.

Gleichgewichts-Sequenz

Die heutige Sequenz enthält eine Reihe von stehenden, sitzenden und umgekehrten Balancehaltungen, die Ihnen ein Gefühl der Erdung geben. Einige Haltungen sind schwieriger und Sie könnten wackeln oder fallen, aber das ist in Ordnung. Manchmal müssen wir das Gleichgewicht verlieren – für unsere Leidenschaften, Träume und unsere Lieben. Was zählt, ist, dass wir danach wieder in die Balance zurückfinden.

Gleichgewichts-Meditation

Im Gleichgewicht zu sein, bedeutet Extreme vermeiden. Oft halten wir an Gedanken, Erinnerungen und Gefühlen fest und lassen uns von ihnen einnehmen oder wir verschließen unsere Herzen und meiden sie vollständig. Die heutige Meditation heißt „Touch and go" (berühren und gehen lassen) und hilft, die Balance zu finden. Dazu spüren wir, wie Emotionen aufkommen, um sie dann gleich wieder loszulassen, statt sie festzuhalten oder wegzustoßen.

Setzen Sie sich bequem hin und konzentrieren Sie sich auf Ihre Atmung. Beginnen Sie die Übung mit den beiden Extremen, zunächst mit der Strategie „Touch and grab" (berühren und ergreifen). Achten Sie auf alle Gedanken oder Gefühle, die erscheinen, und konzentrieren Sie sich darauf. Lassen Sie zu, dass sich eine Geschichte entspinnt und lassen Sie sich von ihr mitreißen. Nach ein paar Minuten entfernen Sie sich wieder und prüfen, wie Sie sich fühlen.

Jetzt üben Sie das andere Extrem – „Go and go" (ohne Berührung gehen lassen). Sie ignorieren alle aufkommenden Gefühle oder Gedanken und konzentrieren sich auf etwas anderes, zum Beispiel etwas Einfaches wie ein Tier oder ein Stück Obst, um sich abzulenken. Nach einigen Minuten verbinden Sie sich wieder mit sich selbst.

Zum Schluss praktizieren Sie die „Touch and go"-Methode. Wenn ein Gefühl aufkommt, berühren Sie es sanft, indem Sie es wahrnehmen, und befassen sich mit seiner Energie, ohne sich in die Geschichte dahinter hineinziehen zu lassen. Erlauben Sie sich zu fühlen, was nötig ist, und lassen Sie das Gefühl dann vorbeiziehen. Beobachten Sie, wie viel ausgeglichener und geerdeter Sie sich mit dieser Strategie fühlen.

Tag 14: Gleichgewichts-Sequenz

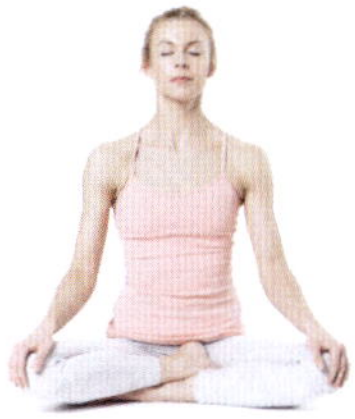

1 Bequemer Sitz – 1–2 Minuten. Absicht formulieren

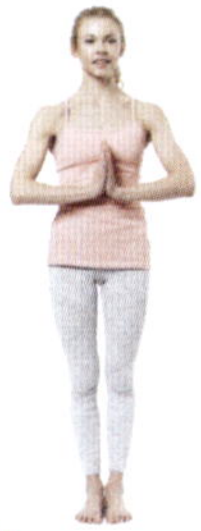

2 Berg – 5 Atemzüge

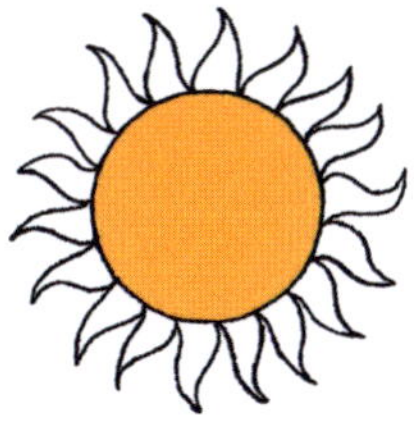

3 Neustart-Sequenz – 5 Runden

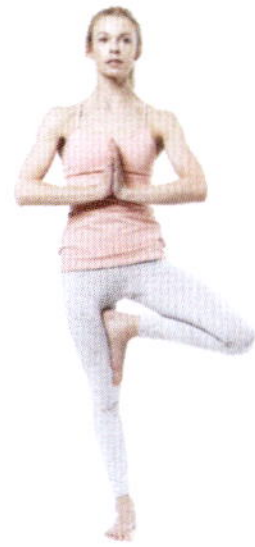

4 Baum – 5 Atemzüge, auf der anderen Seite wiederholen

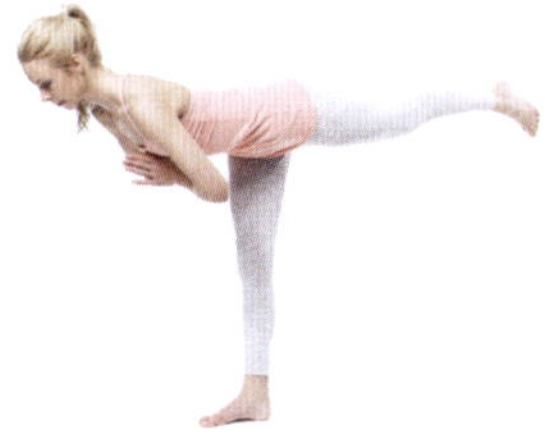

5 Krieger 3 – 5 Atemzüge, auf der anderen Seite wiederholen

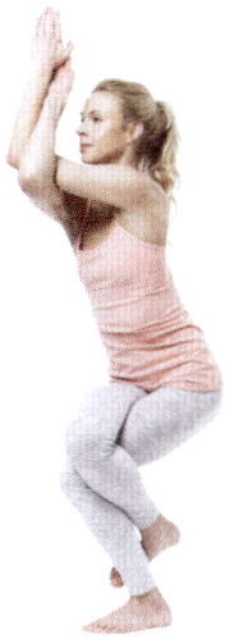

6 Adler – 5 Atemzüge, auf der anderen Seite wiederholen

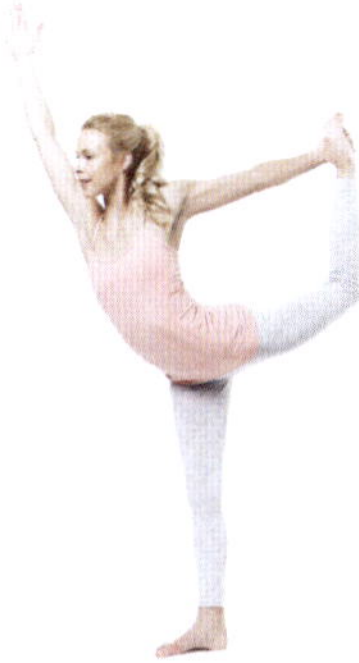

7 Tänzer – 5 Atemzüge, auf der anderen Seite wiederholen

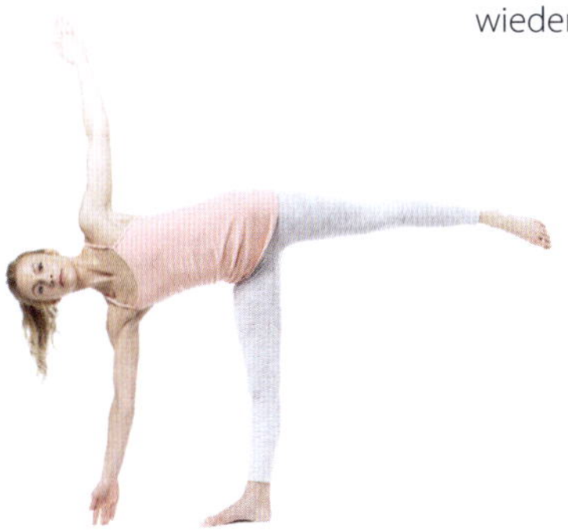

8 Halbmond – 5 Atemzüge, auf der anderen Seite wiederholen

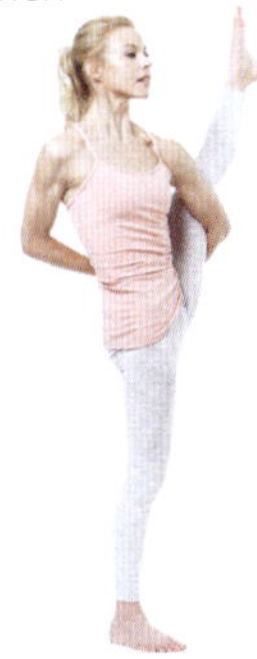

9 Paradiesvogel – 5 Atemzüge, auf der anderen Seite wiederholen

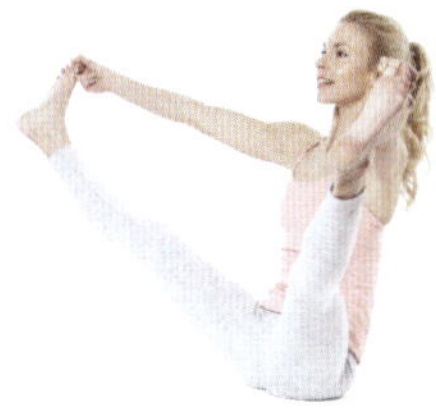

10 Grätsche im Sitzen – 5 Atemzüge

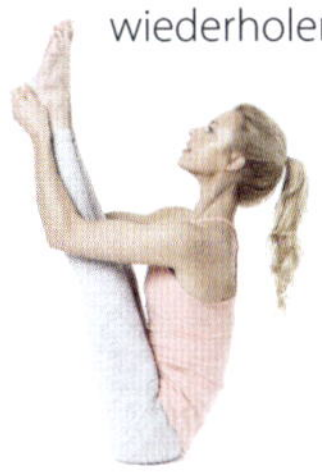

11 Vorbeuge in der Balance – 5 Atemzüge

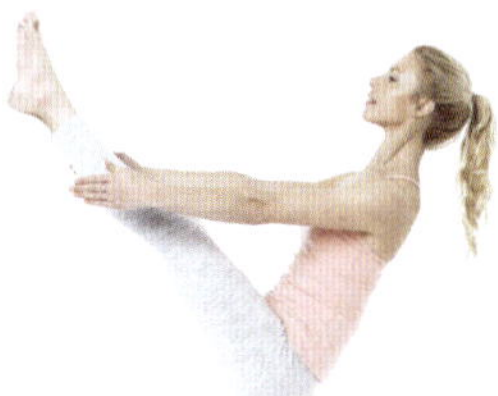

12 Boot – 5 Atemzüge

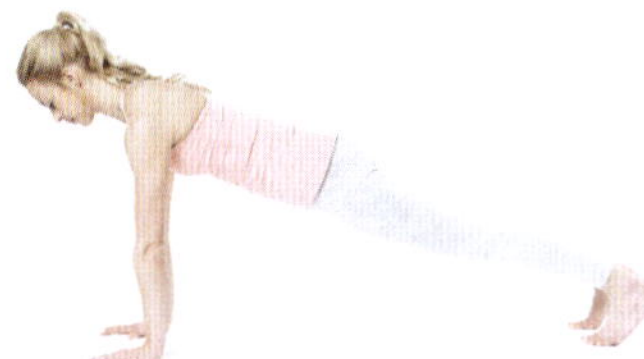

13 Brett – 5 Atemzüge

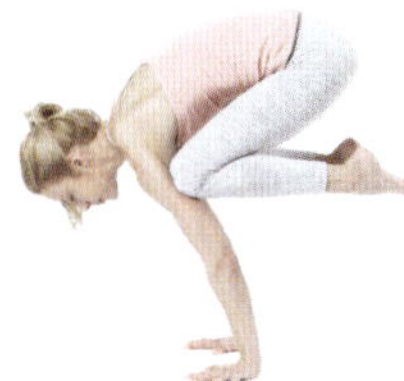

14 Krähe – 1–2 Minuten ausprobieren

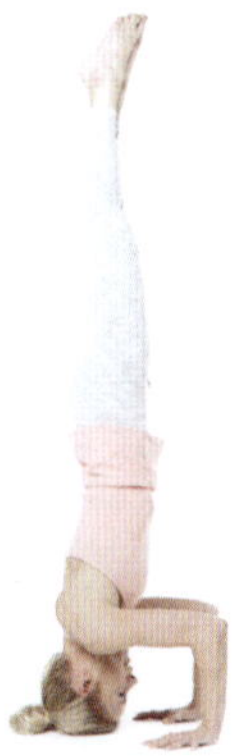

15 Kopfstand – 1–2 Minuten ausprobieren

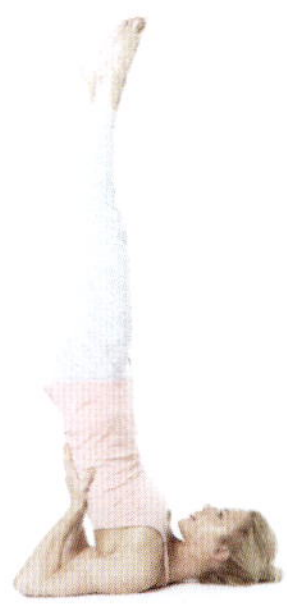

16 Schulterstand – 10 Atemzüge

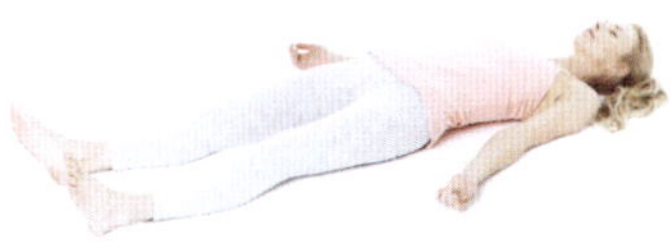

17 Totenhaltung – 5–10 Minuten

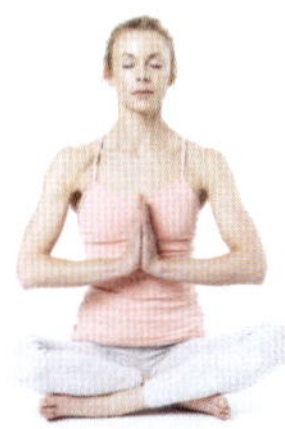

18 Meditation

Tag 15: Der Fluss des Lebens

Lassen Sie los. Öffnen Sie die Faust. Berühren Sie das Leben. Ersticken Sie es nicht.

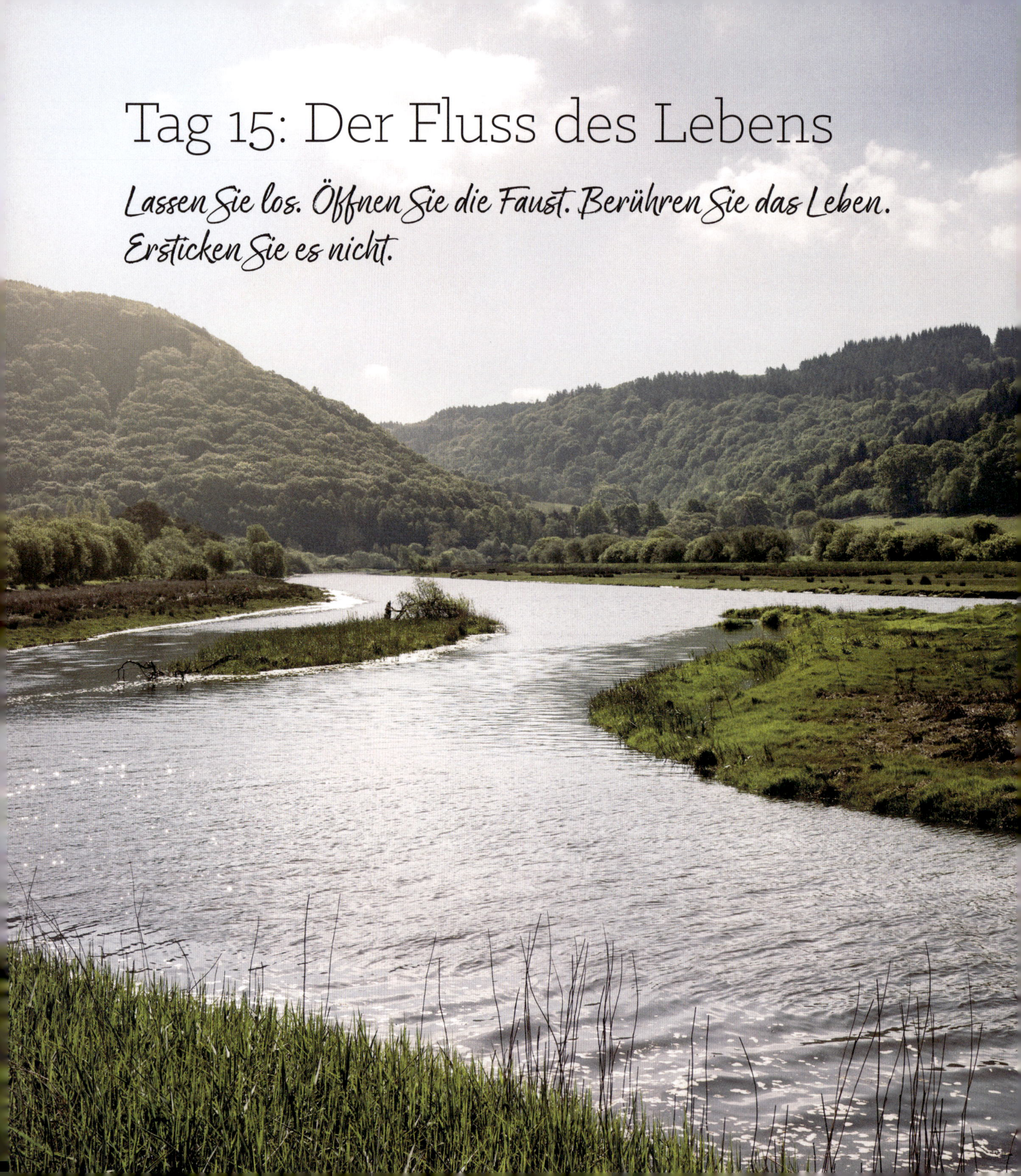

Viele Menschen schwimmen gegen den Strom des Lebens, um das Unkontrollierbare in den Griff zu bekommen. Im Kleinen versuchen wir dem Universum abzuringen, was wir für das Beste halten. Dabei verschwenden wir wertvolle Energie darauf, vorauszusagen und zu planen, was beim besten Willen nicht vorauszusagen und zu planen ist.

Das wahre Leben besteht aus einer Reihe natürlicher und plötzlicher Veränderungen. Wer versucht, alles zu kontrollieren, wird am Ende an nichts mehr Freude haben. Sich über eine Sache den Kopf zu zerbrechen, hat nie Einfluss darauf, wie die jeweilige Angelegenheit ausgeht. Dennoch verbringen viele von uns ihre Zeit in einem Zustand von Stress und ängstlicher Unruhe, weil sie etwas Spezielles erwarten – bei der Arbeit, in der Beziehung oder von einer Diät. Ein solcher Druck zeigt an, dass der Fluss des Lebens blockiert ist. Wir müssen prüfen, welche Erwartungen wir aufgegeben können, um entspannter leben zu können.

Sorgen, Stress, Angst und Depressionen, denen viele Menschen täglich ausgeliefert sind, mögen im 21. Jahrhundert normal sein, natürlich sind sie deshalb nicht. Ein Blick auf die Natur zeigt, dass das Leben nicht nur als Kampf vorgesehen ist. Die Sonne scheint, Vögel fliegen und Blumen blühen – auch ohne jede Anstrengung. Nichts zu erzwingen, Erwartungen zu senken und sich zu entspannen, nimmt dem Alltagskampf die Schärfe, lässt uns in den jetzigen Augenblick zurückkehren und tun, was gerade nötig ist.

Früher war ich ein ausgeprägter Kontrollfreak. Ich versuchte alles im Griff zu haben: wann ich was gegessen habe, die Zahl auf der Waage und den Umfang meiner Oberschenkel. Essstörungen und Kontrolle sind eng miteinander verwoben, denn Essen lässt sich kontrollieren, anders als das vermeintliche chaotische Leben. Doch diese Strategie führte nie zum gewünschten Ergebnis – Freiheit, Liebe und Glück. In meinem Fall zerstörte sie stattdessen meine Gesundheit, und ich konnte nicht mehr auf meine Intuition zurückzugreifen. Erst als ich die Kontrolle aufgab, fand ich das Glück, nach dem ich gesucht hatte. Ich überließ mich meinem Appetit, meinem natürlichen Gewicht, spontanen Verabredungen zum Essengehen und Kaffeetrinken mit meinen Freundinnen und entdeckte dabei die Leidenschaft fürs Leben wieder.

Sich zu überlassen bedeutet auch, die Faust zu öffnen, die das Leben festhält. Es heißt, nicht mehr zu kämpfen – mit sich selbst, dem Universum und dem natürlichen Gang der Dinge. Bei Problemen verwenden wir oft viel Energie darauf, die Vergangenheit zu analysieren, die Zukunft zu planen oder Gefühle und Wünsche zu ergründen. Manchmal ist es aber das Beste, aufzugeben, die Unsicherheit hinzunehmen und abzuwarten, was passiert.

Sich vom Fluss des Lebens mitnehmen zu lassen bedeutet auch, weniger Hindernissen zu begegnen. Der Kopf wird freier, und es bleibt mehr Raum für Leidenschaft und einen tieferen Sinn. Psychologen sehen in diesem „Flow" einen Bewusstseinszustand, in dem uns das, was wir gerade tun – ein Hobby, eine Beziehung oder das Leben allgemein –, so fesselt, dass wir gar keinen Gedanken an Ängste und Kummer verschwenden oder das, was uns einfach so durch den Kopf schießt, ignorieren. In diesem Zustand wird die Energie von den Sorgen weggelenkt, sodass man sich dem Fluss des Lebens frei hingeben und das Glück pflegen kann. Der Zustand des „Flow" bedeutet …

- die Zeit nicht mehr wahrzunehmen und vollkommen in der Gegenwart zu sein.
- nicht mehr an sich selbst zu denken und so vertieft zu sein, dass kein Platz für andere Gedanken, Sorgen und Selbstbetrachtung bleibt.
- ganz bei der Sache zu sein, denn alle mentalen Ressourcen sind auf die jeweilige Aufgabe gerichtet.
- Arbeit scheinbar mühelos zu bewältigen, obwohl sie hochkomplex ist und viel geistige Anstrengung erfordert.

Vom Herzen ausgehende Selbsterforschung

Sich dem Fluss des Lebens hinzugeben, ist nicht immer leicht, besonders, wenn Sie einen Großteil des Lebens damit verbracht haben, alles daran zu kontrollieren. Es ist wichtig, das Aufgeben zu üben, damit Sie Entspannung finden können. Fragen Sie sich bei der heutigen Übung: Würden Sie sich frei fühlen, wenn Sie die Kontrolle aufgeben?

Benennen Sie Ihre Ängste, damit Sie sie loswerden können. Schreiben Sie die folgenden Überschriften auf: Essen, Sport, Mein Körper, Meine Beziehungen, Arbeit, Leistung, Andere Menschen, Unkontrollierbares. Unter jeder Überschrift beantworten Sie die folgenden Fragen:

- Wovor haben Sie Angst?
- Was ist das Schlimmste, was passieren könnte, wenn Sie nicht kontrollieren, wie etwas ausgeht?
- Wäre die Lage schlimmer, wenn Sie sich nicht Ihren Vorstellungen gemäß entwickelt? In welche andere Richtung könnte sich die Situation entwickeln?
- Würde es Sie befreien, wenn Sie in diesem Bereich die Kontrolle abgeben?

Fluss-des-Lebens-Sequenz

Die heutige Sequenz umfasst eine Reihe von Yin-Haltungen. Wenn wir uns dem Yoga hingeben, lernen wir auch, uns dem Fluss des Lebens zu überlassen.

Fluss-des-Lebens-Meditation

Am Tag 3 dieser Reise ging es darum, Scham, Furcht und Schuldgefühle loszulassen. Die heutige Meditation konzentriert sich darauf, die Kontrolle abzugeben – um sich entspannt dem Fluss des Lebens hingeben zu können.

Die Technik ist einfach. Setzen Sie sich bequem hin und lenken Sie Ihre Aufmerksamkeit auf den Atem. Beim Einatmen sagen Sie zu sich selbst „Lass" und beim Ausatmen „los". Wie bei der *„So'ham"*-Meditation, die Sie am Tag 7 geübt haben, nutzen Sie den Satz „Lass los" als Mantra, um die Aufmerksamkeit in diesem Moment zu halten und das Gedankengewirr in Ihrem Kopf auszuschalten. So erreichen Sie einen Zustand, in dem Sie sich treiben lassen können. Bleiben Sie 5 bis 10 Minuten in der Meditation, bis Sie sich ruhig und befreit fühlen. Kehren Sie immer in diese Meditation zurück, wenn Sie unter Druck stehen. So erinnern Sie sich daran, die Kontrolle abzugeben und sich dem Leben entspannt zu überlassen.

Tag 15: Fluss-des Lebens-Sequenz

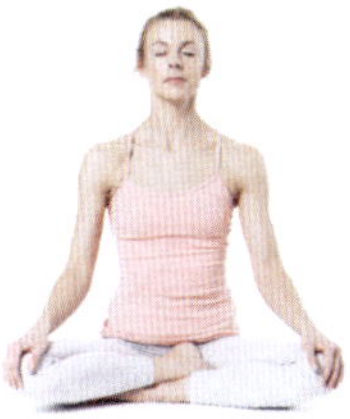

1 **Bequemer Sitz** – 1–2 Minuten. Absicht formulieren

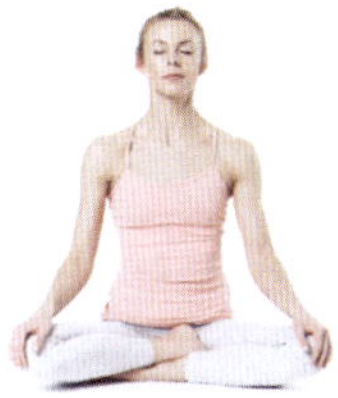

2 **Gleichmäßiges Atmen** – 10 Runden

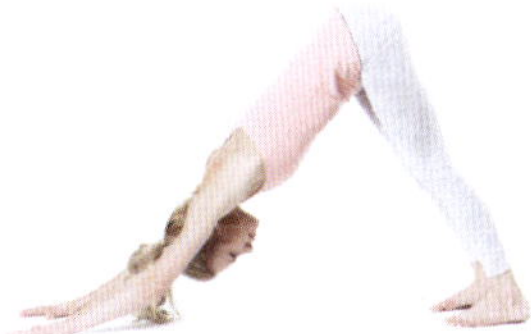

3 **Herabschauender Hund – 1 Minute, Fersen heben und senken**

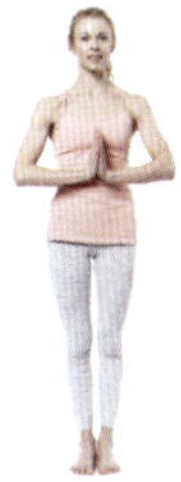

4 **Berg** – 5 Atemzüge

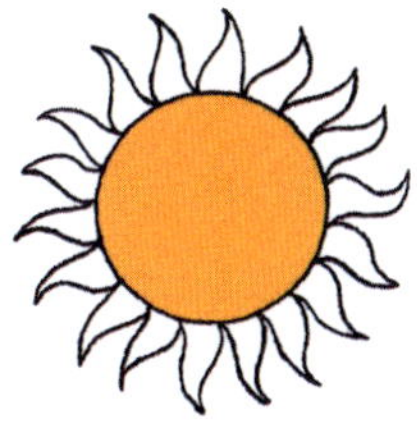

5 **Neustart-Sequenz** – 5 Runden

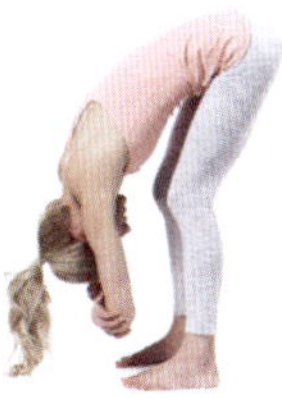

6 **Lockere Vorbeuge** – 2 Minuten

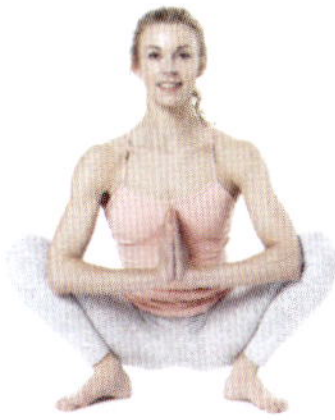

7 **Tiefe Hocke** – 1 Minute

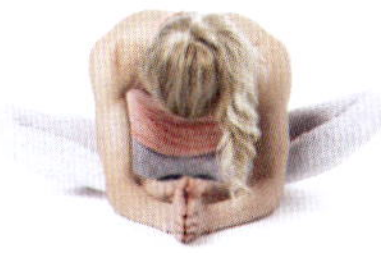

8 **Schmetterling** – 3 Minuten

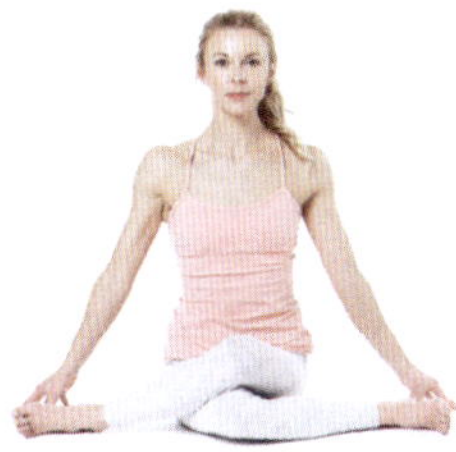

9 **Schnürsenkel** – 3 Minuten, auf der anderen Seite wiederholen

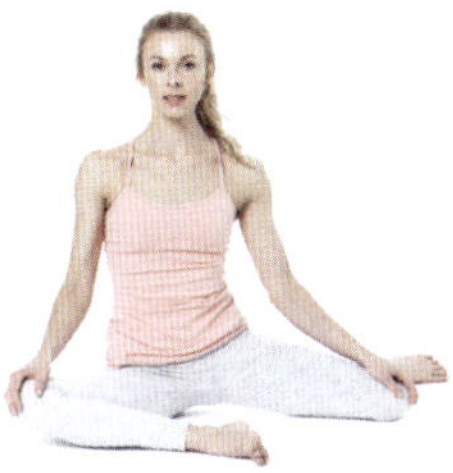

10 **Reh** – 3 Minuten, auf der anderen Seite wiederholen

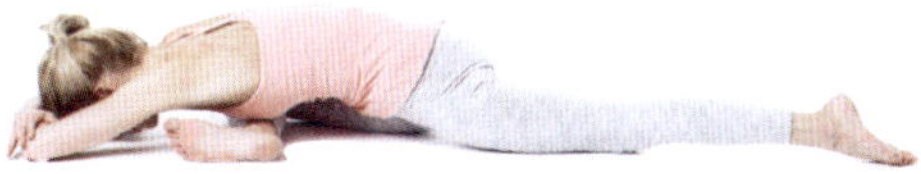

11 **Schlafende Taube** – 3 Minuten, auf der anderen Seite wiederholen

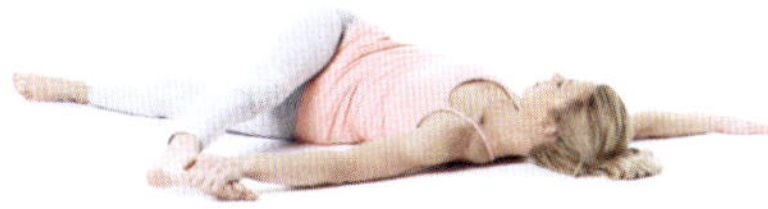

12 **Krokodil** – 3 Minuten, auf der anderen Seite wiederholen

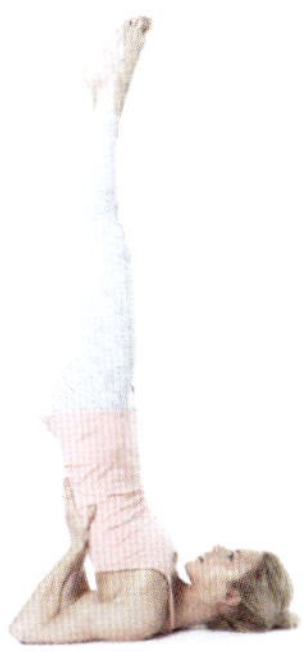

13 **Schulterstand** – 2 Minuten

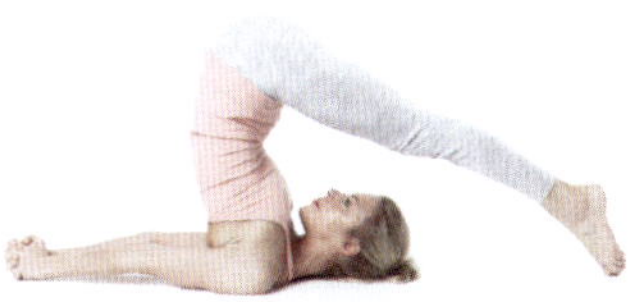

14 **Pflug** – 2 Minuten

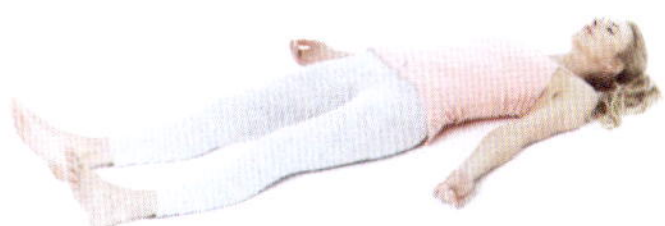

15 **Totenhaltung** – 5–10 Minuten

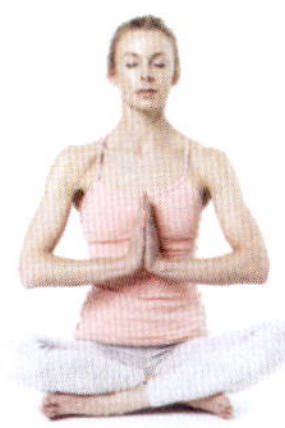

16 **Meditation**

Tag 16: Dem Herzen folgen

Lassen Sie nie zu, dass Ihr Ego die Intuition verstummen lässt. Ignorieren Sie nicht die Gänsehaut. Geben Sie sich nicht mit dem Mittelmaß zufrieden. Folgen Sie Ihrem Herzen.

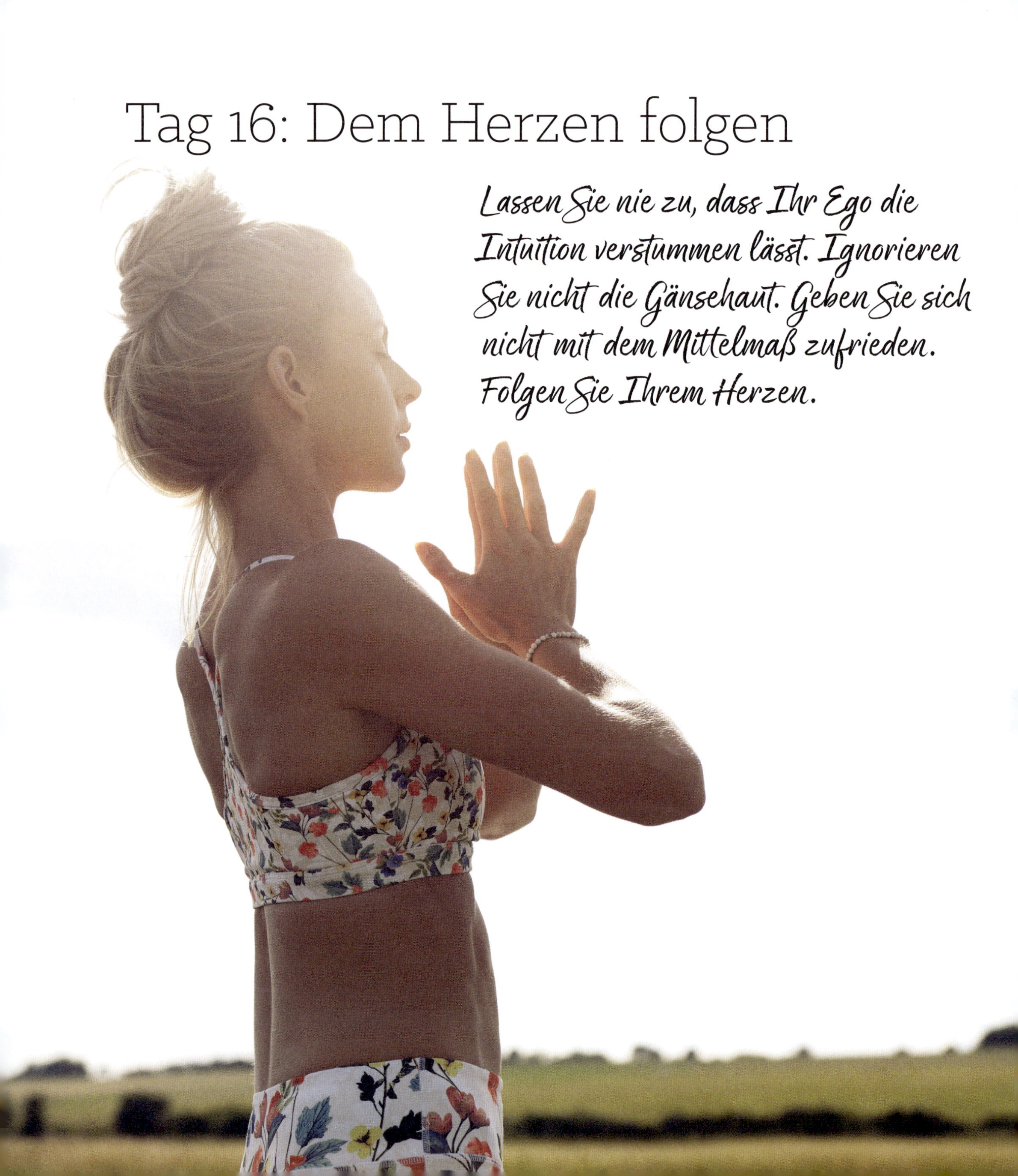

Es ist wichtiger, was sich im Herzen befindet als auf dem Bankkonto, in der Jobbeschreibung oder den Facebook-Posts. Trotzdem verwenden die meisten Menschen mehr Zeit und Energie auf Geld, Arbeit und soziale Medien als auf das, was ihr Herz verzaubert und ein Gefühl von Lebendigkeit vermittelt.

Unsere Kultur wird vom Ego bestimmt, und es herrscht die Überzeugung, Glück beruhe auf Erfolg. Wir wollen einen immer besseren Job, ein größeres Haus und ein schnelleres Auto. Wir wollen recht haben. Wir wollen die Besten sein. Wir wollen alles. Wenn man sich vom Ego leiten lässt, stößt man allerdings auf ein Problem: Wir werden nie alles haben. Und das führt zu wachsender Unzufriedenheit.

Ein einfacher Weg herauszufinden, ob wir unserem Ego oder unserem Herzen folgen, ist, sich zu fragen, ob wir uns anderen gegenüber überlegen oder unterlegen fühlen. Spüren wir auch nur eines davon, hat das Ego die Kontrolle übernommen, und wir sind wahrscheinlich in einem Kreislauf des Vergleichens, der Angst und des ständigen Bedürfnisses nach Anerkennung gefangen.

Dem Herzen zu folgen, ist die einzige Möglichkeit, diesem Kreislauf zu entkommen. Dieses Konzept hat viele Namen – die Quantenphysik nennt es Energie, die Religion Geist und die Psychologie Intuition. Es sind Schwingungen, Ahnungen oder das Bauchgefühl, das wir alle kennen, die Logik aber nicht erklären kann. Die Forschung hat herausgefunden, dass in wichtigen Lebensfragen, beispielsweise welchen Beruf man ergreift oder wen man heiratet, die Entscheidung aus dem Bauch heraus die besseren Resultate zeigt als die von Logik bestimmte Verstandesentscheidung.

Trotz dieser Erkenntnisse haben viele Menschen Probleme damit, ihrem Herzen zu folgen, denn das Ego lässt die Intuition nicht zum Zuge kommen. Wir zweifeln an unseren Ahnungen, weil sie einem Bereich etwas unterhalb des Bewusstseins entspringen und nicht greifbar sind. Doch Herzenswünsche sind unser Raison d' Être – unser Lebenssinn und -zweck. Selbst wenn sie der Logik widersprechen und unsere Pläne über den Haufen werfen, müssen wir sie verfolgen, damit wir unseren Lebensinhalt finden und uns wahrhaft lebendig fühlen.

Ich bin jahrelang nicht meinem Herzen, sondern meinem Ego gefolgt. Als Kind wollte ich Schriftstellerin und Lehrerin werden, doch als ich mit der Schule fertig war und mich für einen Berufsweg entscheiden musste, wählte ich, was ich für den richtigen Weg zu einem erfolgreichen Leben hielt. Ich studierte, machte meinen Master und arbeitete währenddessen in Architekturbüros und Nachrichtenagenturen, um meinen Lebenslauf und mein Konto gut aussehen zu lassen. Erst als man mir vorschlug zu promovieren, hörte ich auf mein Herz. Yoga hatte mir schon aus meiner Magersucht und Depression herausgeholfen. Jetzt nutzte ich es, um meine Leidenschaften wiederzuentdecken. Ich übte intensiver und vertiefte die Meditation, damit ich wieder in Kontakt mit meiner Intuition treten konnte. Ich lehnte das Promotionsangebot ab und fand den Mut, das zu tun, was mein Herz schon immer höherschlagen ließ: unterrichten und schreiben. Nur zwei Jahre später hatte ich ein erfolgreiches Yoga-Studio aufgebaut und mein erstes Buch veröffentlicht.

Wir betrügen uns selbst, wenn wir nicht unserem Herzen folgen. Haben wir uns schon weit davon entfernt, kann es schwierig sein, den Kopf auszuschalten und herauszufinden, wofür das Herz schlägt – doch das ist unser Lebenszweck. Und deshalb schreibe ich dieses Buch. Denn mein Herz blutet jedes Mal ein bisschen, wenn ich jemanden mit Magersucht sehe oder vom Kampf mit Depressionen sprechen höre, wenn ich über die 44 Prozent der Bevölkerung lese, die an Stress leiden, und über weitere 27 Prozent, die kurz vorm Zusammenbruch stehen. Ich folge meinem Herzen in der Hoffnung, dass ich Ihnen Mut machen kann, dasselbe zu tun.

Vom Herzen ausgehende Selbsterforschung

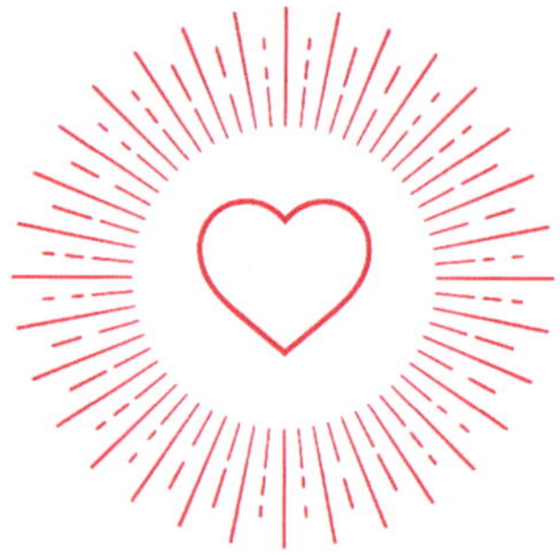

Intuition und Kreativität sind eng miteinander verknüpft. Beide stehen mit dem Unterbewussten in Verbindung und lenken von der Kontrolle des Egos ab, hin zu Freiheit und Erfüllung, die sich auftun, wenn wir dem Herzen folgen.

Die heutige Übung ist einfach: Seien Sie kreativ. Malen Sie ein Bild, backen Sie einen Kuchen, hören Sie Musik, schreiben Sie ein Gedicht oder gestatten Sie sich, einfach dazusitzen und Tagträumen nachzuhängen.

Herzchakra-Sequenz

Um dem Herzen zu folgen, muss es von Blockaden befreit werden. Die heutige Sequenz konzentriert sich auf das Herzchakra, damit wieder ein Kontakt mit den Instinkten entsteht und Träume verwirklicht werden können.

Herz-Rhythmus-Meditation

Im Zentrum der heutigen Meditation steht das Konzept der Kohärenz oder Harmonie von Körper und Geist. Durch die Atmung werden verschiedene Körpersysteme zu einer Einheit von Herzschlag, Geist und Körper.

Setzen Sie sich bequem hin und richten Sie Ihre Aufmerksamkeit auf den Atem. Fokussieren Sie sich auf den Teil der Körpers, der hinter dem Brustbein liegt – das Herz. Stellen Sie sich vor, dass jeder Atemzug durch diesen Bereich fließt. Atmen Sie weiter durch Ihr Herz und verlängern Sie jedes Ausatmen so weit, dass Sie dabei bis sechs zählen können. Nach einigen weiteren Atemzügen zählen Sie auch beim Einatmen bis sechs. Einige Atemzüge später fügen Sie eine Pause am Ende des Ausatmens und Einatmens hinzu. In diesen Pausen lenken Sie Ihre Aufmerksamkeit auf Ihren Herzschlag. Je länger Sie den Atem anhalten, desto deutlicher spüren Sie den Herzschlag. Und je deutlicher Sie ihn wahrnehmen, desto weiter öffnen Sie Ihr Bewusstsein und umso besser können Sie Ihrem Herzen folgen.

Tag 16: Dem-Herzen-folgen-Sequenz

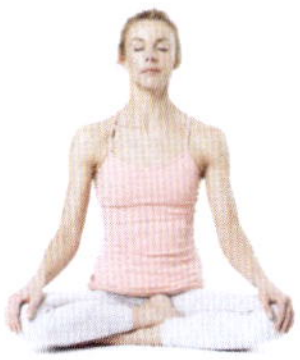

1 Bequemer Sitz – 1–2 Minuten. Absicht formulieren

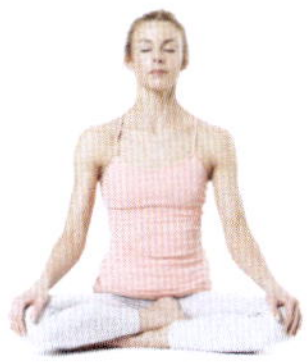

2 Gleichmäßiges Atmen – 10 Runden

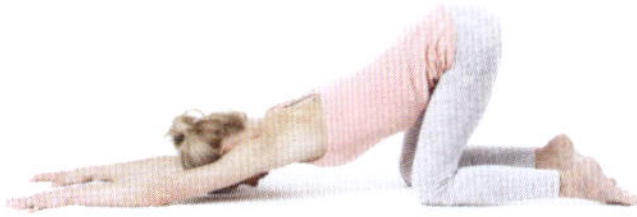

3 Gestreckte Welpenhaltung – 3 Minuten

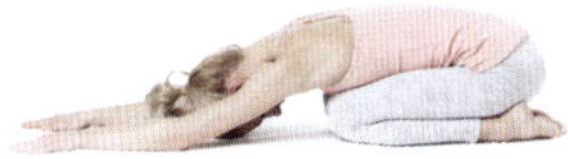

4 Kindhaltung – 1 Minute

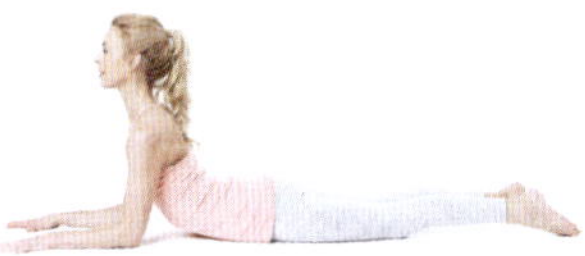

5 Sphinx – 5 Atemzüge

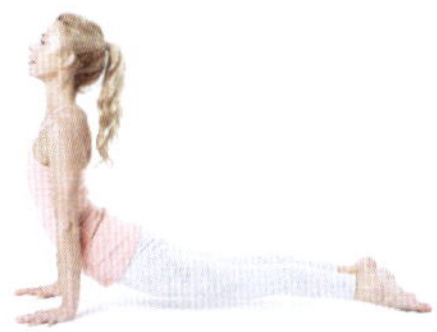

6 Hinaufschauender Hund – 5 Atemzüge

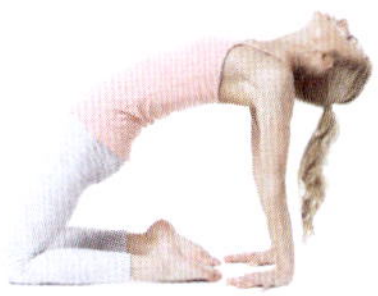

7 Kleines Kamel – 5 Atemzüge

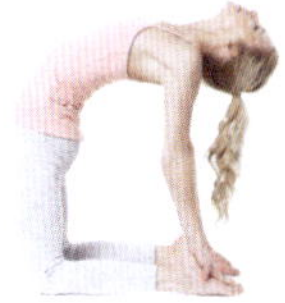

8 Kamel – 5 Atemzüge

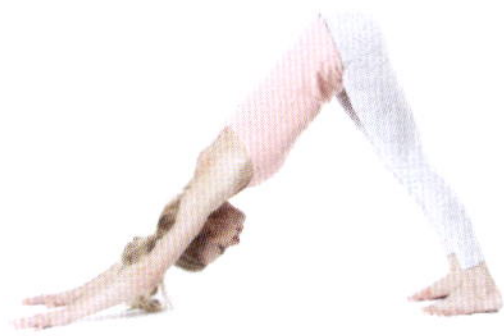

9 Herabschauender Hund – 1 Minute, Fersen heben und senken

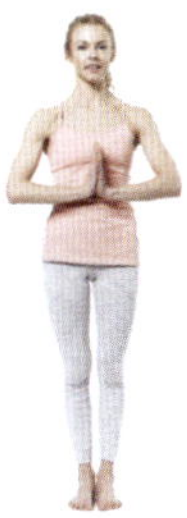

10 Berg – 5 Atemzüge

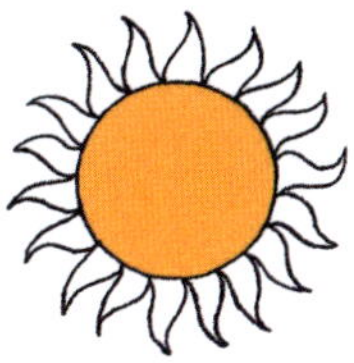

11 Neustart-Sequenz – 5 Runden

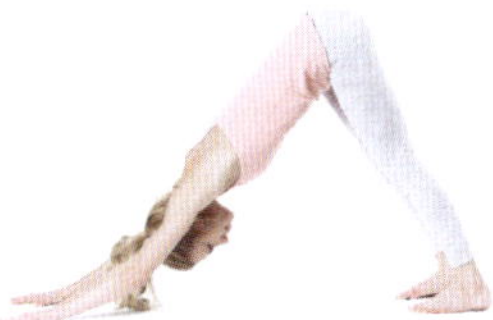

12 Herabschauender Hund – 5 Atemzüge

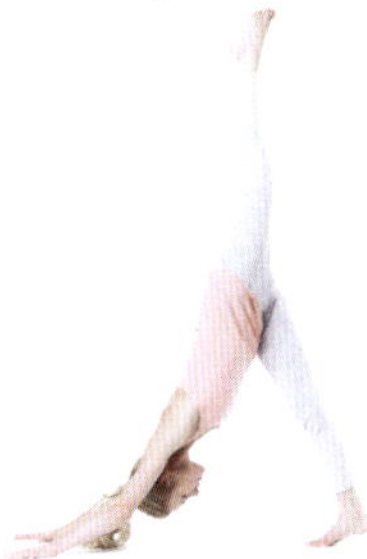

13 Dreibeiniger Hund – 5 Atemzüge, in die nächste Haltung übergehen

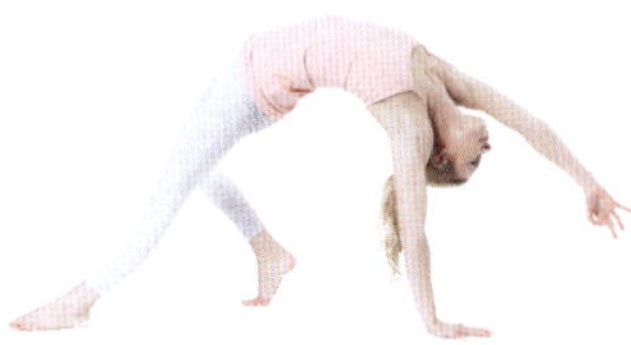

14 Rockstar – 5 Atemzüge, Haltungen 13 und 14 auf anderer Seite wiederholen

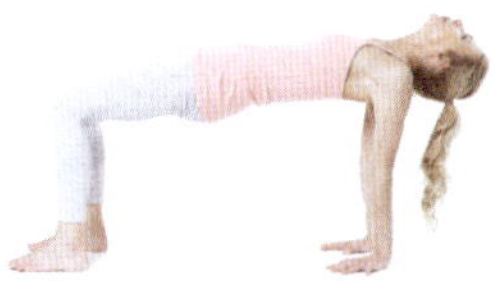

15 Tisch – 5 Atemzüge

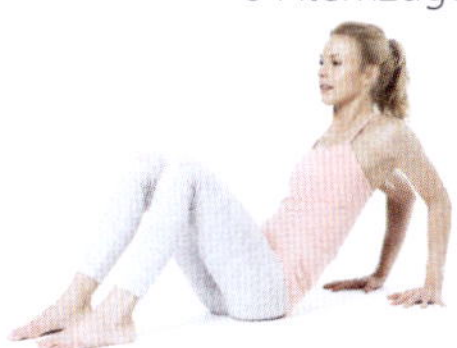

16 Schulterdehnung im Sitzen – 1 Minute

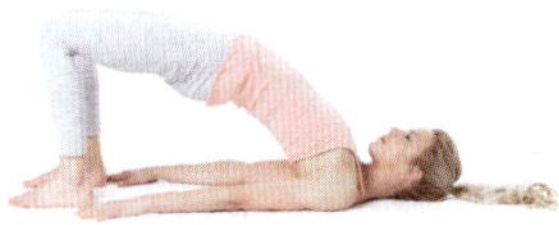

17 Schulterbrücke – 5 Atemzüge

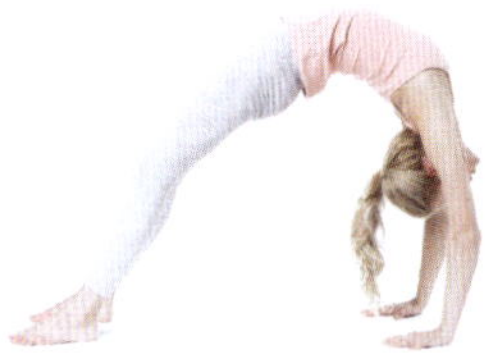

18 Rad – 5 Atemzüge oder Schulterbrücke wiederholen

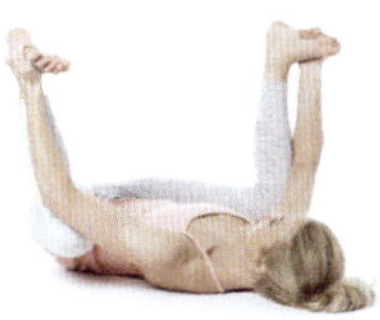

19 Happy Baby – 10 Atemzüge

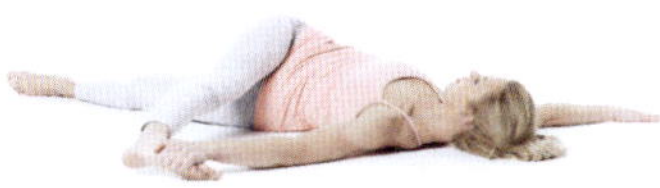

20 Krokodil – 3 Minuten, auf der anderen Seite wiederholen

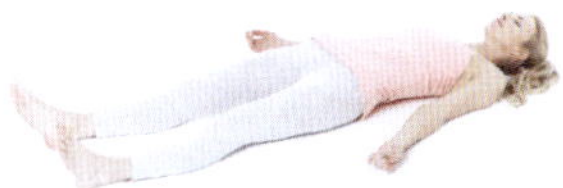

21 Totenhaltung – 5–10 Minuten

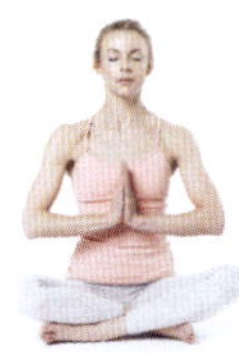

22 Meditation

Tag 17: Komfortzone verlassen

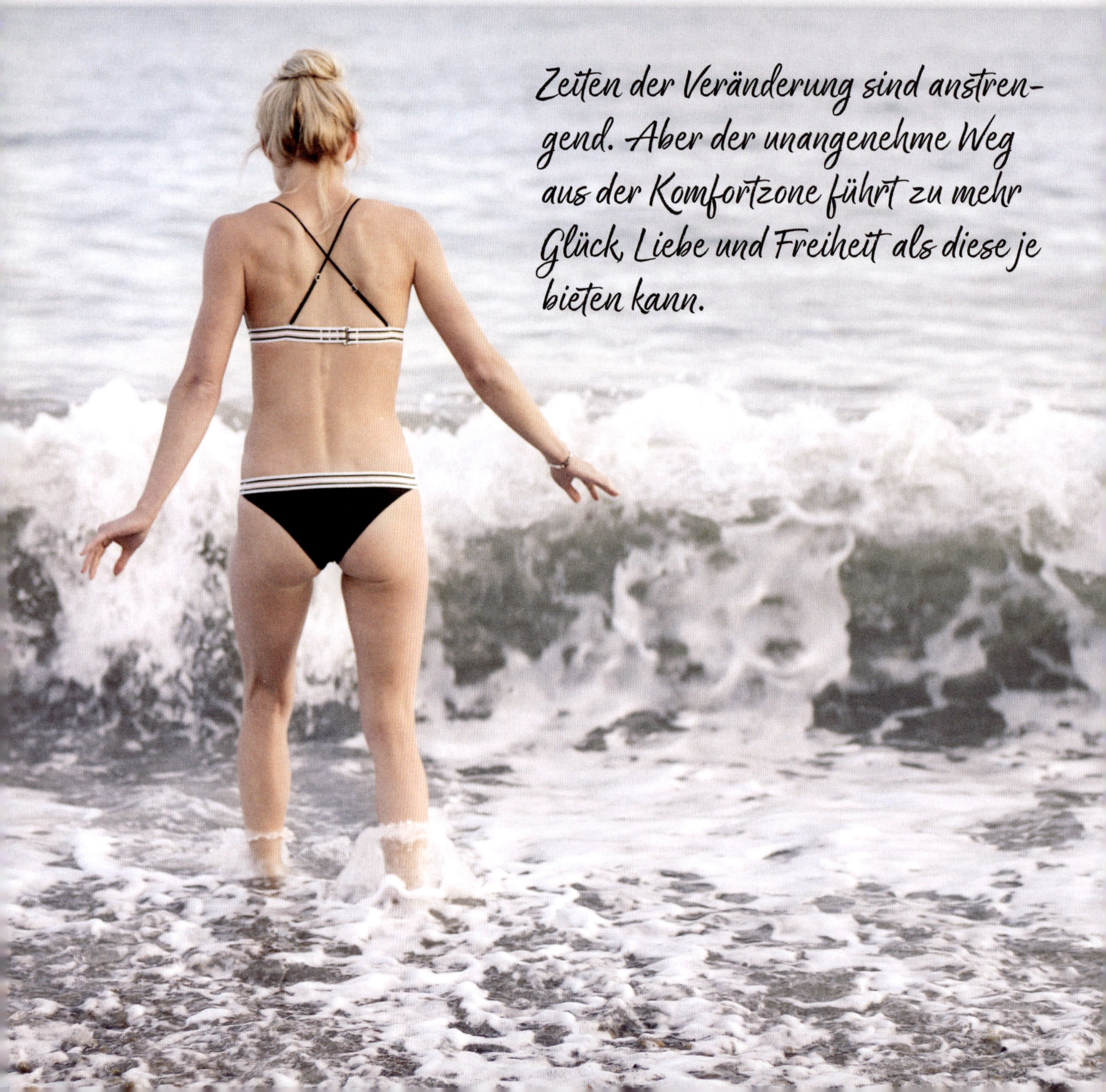

Zeiten der Veränderung sind anstrengend. Aber der unangenehme Weg aus der Komfortzone führt zu mehr Glück, Liebe und Freiheit als diese je bieten kann.

Unbequemlichkeit ist der Kompass auf dem Weg zu Wachstum und Freiheit. In unbequemen Situationen lernen wir am meisten über uns selbst und können uns über die unsichere Person hinausentwickeln, die ständig auf der Suche nach neuen Komfortzonen ist. Stattdessen erfahren wir, dass wir stark genug sind, um alles zu bewältigen, was das Leben für uns bereithält.

Obwohl wissenschaftlich erwiesen ist, dass es der Weiterentwicklung dient, die Komfortzone zu verlassen, fürchten wir die damit verbundenen Unannehmlichkeiten. Bei einem Unwetter erscheint es angenehmer, im Haus zu bleiben statt spazieren zu gehen. Doch wenn wir Kälte, Nässe und Beschwerlichkeit meiden, lassen wir uns etwas entgehen, das zum Leben gehört. Und wenn das Unwetter monatelang anhält und uns die Vorräte ausgehen? Dann bleibt nichts anderes übrig als nach draußen zu gehen und die Komfortzone zu verlassen. Eine Lebenssituation ändert sich selten von allein und wir müssen aktiv werden.

Unbequemlichkeit ist nichts, was man fürchten muss. Das lernen wir, wenn wir bereit sind, uns ihren Energien aussetzen. Das ist die wichtigste Lektion, die ich auf meiner Reise durch die Magersucht gelernt habe. Es macht einen großen Unterschied, ob man sich wünscht, sich zu ändern, oder ob man die Veränderung wirklich will und dafür das Unbehagen in Kauf nimmt, das den Wandel begleitet. Jahrelang wünschte ich mir, mich zu erholen, aber erst als ich bereit war, die Erfahrung vorübergehender Anstrengungen zu durchleben, die mit dem Essen, Zunehmen und der Abkehr von ungesunden Gewohnheiten einherging, konnte ich mich befreien.

So wie ich mich dem Hungern und exzessivem Sport zuwandte, suchen sich andere ihren vermeintlichen Trost in Dingen wie Zucker, Koffein, Alkohol, stumpfsinnigem Fernsehen und den sozialen Medien – was immer hilft, sich zu betäuben, die Leere zu füllen und für kurzfristige Befriedigung und Erleichterung zu sorgen. Nach einiger Zeit offenbaren sich diese Trostspender aber als Falle. Das ist der Augenblick, um die Komfortzone zu verlassen und gesündere Möglichkeiten zu suchen, Ängsten zu begegnen und Probleme zu überwinden.

Dieses unbequeme und unangenehme Stadium ist das problematischste, denn die Rückkehr in die Komfortzone ist verlockend, auch wenn wir eigentlich wissen, dass sie auch ein Gefängnis ist. In dieser unentschiedenen Haltung habe ich sehr viel Zeit verbracht. Ich sehnte mich nach dem Trost zurück, den mir ausgelassene Mahlzeiten und Dauerläufe bis an den Rand des Zusammenbruchs gaben. Doch ich lernte schnell, dass die üblichen Troststrategien – das tägliche Glas Wein, die Eiscreme-Orgie am Wochenende oder wilde Partys – keine Hilfe mehr sind, wenn das Leben wirklich schwierig wird, zum Beispiel beim Tod eines geliebten Menschen oder dem Ende einer Beziehung.

Die Komfortzone zu verlassen ist immer schwierig, doch in stressigen und problematischen Situationen darin auszuharren, ebenfalls. Wir müssen darauf vertrauen, dass eine Weiterentwicklung möglich ist. Das verleiht uns den Mut, einen Zustand von Unbequemlichkeit, Leere und Chaos zu durchlaufen, bis wir schließlich Frieden und Wachstum finden.

Vom Herzen ausgehende Selbsterforschung

Um Unbequemes anzunehmen, müssen wir wissen, was sich jenseits, aber auch in unserer Komfortzone befindet. Malen Sie einen großen Kreis auf ein Blatt Papier. Das ist Ihre Komfortzone. Schreiben Sie die alltäglichen Dinge auf, die Sie trösten und Ihnen Sicherheit geben. Dazu kann die morgendliche Routine ebenso gehören wie der Arbeitsweg, das Mittagessen, Ihre Kleidung, Bücher, der Sportkurs, die Menschen, mit denen Sie Ihre Freizeit verbringen, der Besuch eines Cafés oder die Musik, die Sie hören.

Außerhalb dieses Kreises schreiben Sie alles auf, was Sie unbequem finden. Das können einfache Dinge sein wie etwas Unbekanntes essen oder lesen, die Welt bereisen oder jemandem sagen, dass Sie ihn oder sie lieben. Versuchen Sie, 20 bis 30 Dinge aufzuschreiben, die außerhalb Ihrer Komfortzone liegen.

Dann bewahren Sie das Papier auf, wo Sie es gut sehen können, und tun täglich eines der Dinge, die Sie außerhalb Ihrer Komfortzone aufgeschrieben haben. Kochen Sie etwas Neues, fahren Sie mit dem Rad zur Arbeit statt zu laufen, testen Sie einen neuen Sportkurs, planen Sie ein abendliches Rendezvous, buchen Sie die Reise, die Sie immer schon machen wollten – entdecken Sie neue Dinge, damit Anstrengung und Unbequemlichkeit Sie nicht mehr davon abhalten, das Leben in seiner ganzen Fülle auszuschöpfen.

Sequenz zum Verlassen der Komfortzone

Wie Sportler sich beim Training auf Unangenehmes einlassen, um stärker zu werden, lassen wir uns auch im Yoga in das Unbehagen sinken, das eine Haltung auslösen kann, damit wir lernen, sie nicht zu scheuen. Am besten geht das, wenn wir in den Yin-Haltungen unsere Grenzen austesten. Dabei bezeichnen die Grenzen den Rand der Komfortzone, über die wir uns nur ein kleines bisschen hinauswagen – so weit, dass wir die Wirkung der Haltung spüren, aber nicht so weit, dass es schmerzt. Diese Grenzen testen wir aus, um die Komfortzone zu erweitern, indem wir uns tiefer in die Haltungen hineinbegeben, während sich der Körper lockert. Dabei stärken und öffnen wir Körper und Geist, den Bodymind, ständig weiter.

Meditation zum Verlassen der Komfortzone

Beim Meditieren lässt sich der Umgang mit unbequemen und unangenehmen Situationen wunderbar üben, denn dabei können wir leichtes Unbehagen erfahren und lernen, es aushalten.

Setzen Sie sich und schließen Sie die Augen. Richten Sie die Aufmerksamkeit auf den Atem, so lange Sie können. Wenn Sie zum ersten Mal den Wunsch verspüren, Ihre Sitzhaltung zu ändern, die Augen zu öffnen oder die Meditation zu beenden, widerstehen sie. Konzentrieren Sie sich weiter auf Ihre Atmung. Wenn es Ihnen zum zweiten Mal zu unbequem wird oder Ihr Geist nicht mehr auf die Atmung konzentriert ist, widerstehen Sie wiederum dem Drang, sich zu bewegen und lenken weiter die Aufmerksamkeit auf den Atem. Erst nach der dritten Welle des Unbehagens geben Sie nach, öffnen die Augen, beenden die Meditation und kehren sanft in den Alltag zurück. Mit der Zeit können Sie auf diese Weise lernen, in einer unbequemen Situation zu verharren, statt vor jeder Begegnung mit Unannehmlichkeit und Unruhe zu fliehen.

Tag 17: Komfortzone-verlassen-Sequenz

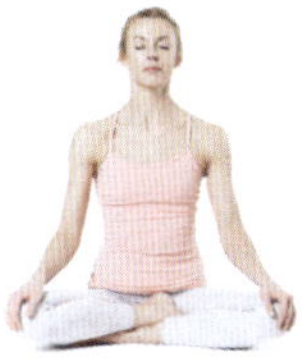

1 Bequemer Sitz – 1–2 Minuten. Absicht formulieren

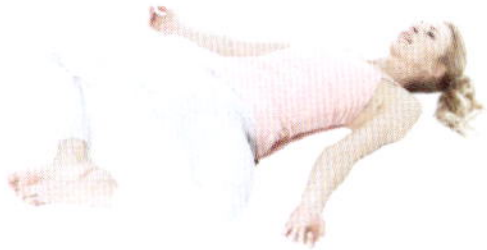

2 Schlafender Schmetterling – 2 Minuten

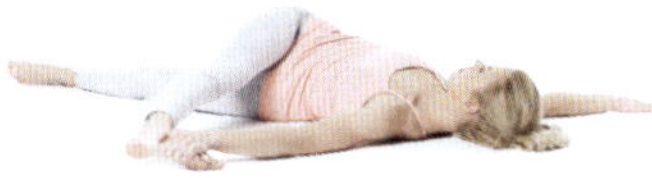

3 Krokodil – 2 Minuten, auf der anderen Seite wiederholen

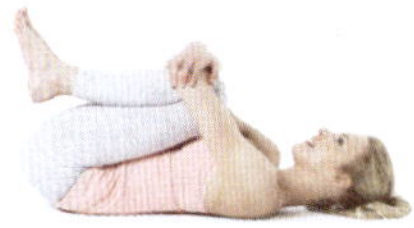

4 Knie-zur-Brust-Haltung – 1 Minute, dann auf Hände und Knie rollen

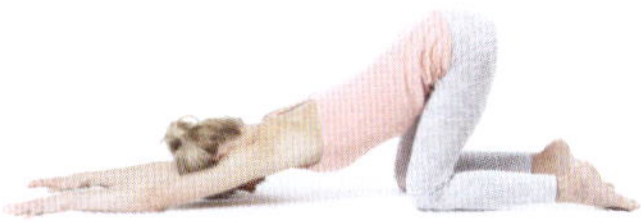

5 Gestreckte Welpenhaltung – 3 Minuten

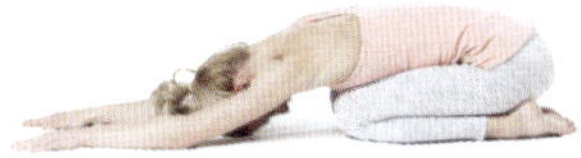

6 Kindhaltung – 1 Minute

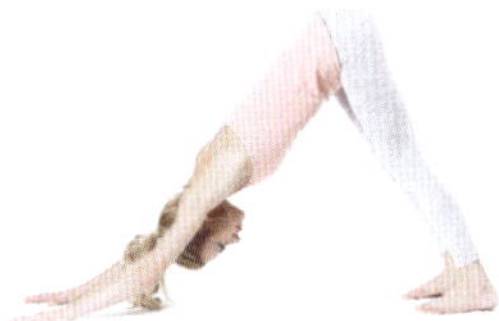

7 Herabschauender Hund – 1 Minute, Fersen heben und senken

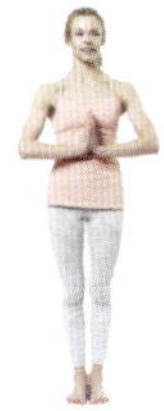

8 Berg – 5 Atemzüge

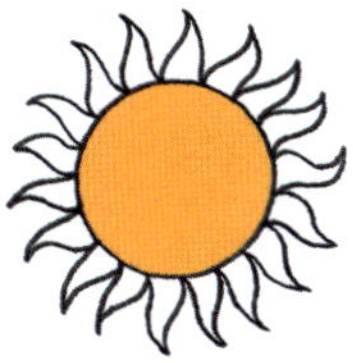

9 Neustart-Sequenz – 5 Runden

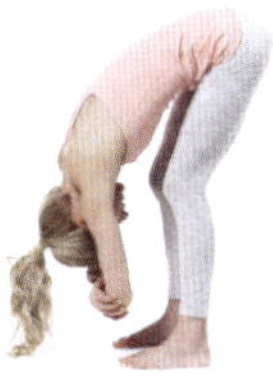

10 Lockere Vorbeuge – 2 Minuten

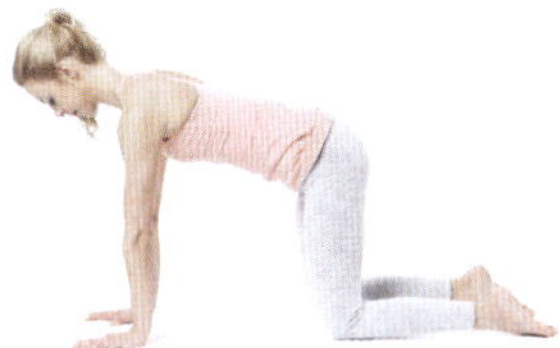

11 Vierfüßlerstand – 5 Atemzüge

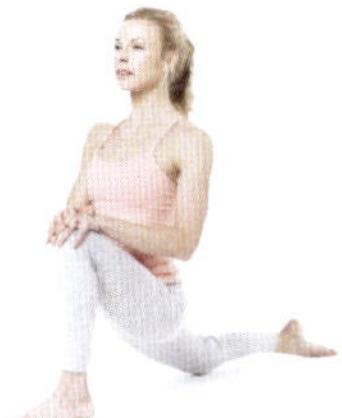

12 Kleiner Drache – 1 Minute, in die nächste Haltung übergehen

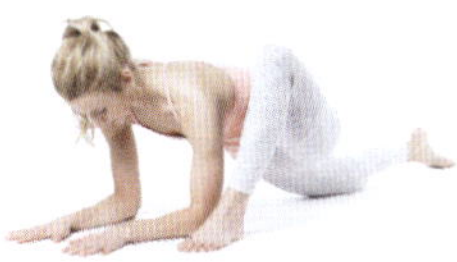

13 Ruhender Drache – 1 Minute, in die nächste Haltung übergehen

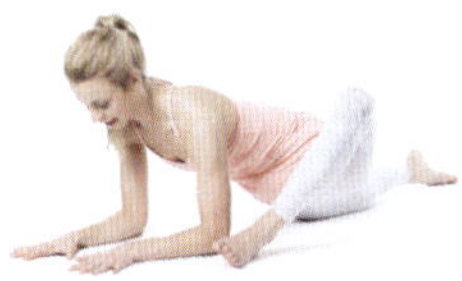

14 Geflügelter Drache – 1 Minute, in die nächste Haltung übergehen

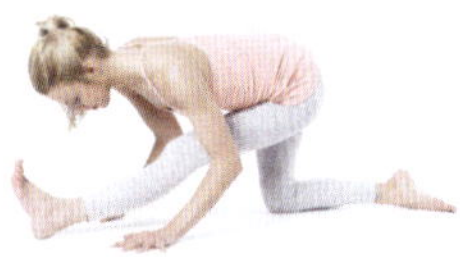

15 Halber Spagat – 1 Minute, in die nächste Haltung übergehen

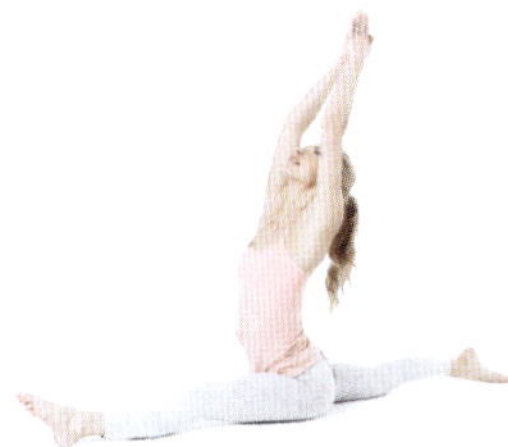

16 Spagat – 1 Minute ausprobieren, Haltungen 12–16 auf der anderen Seite wiederholen

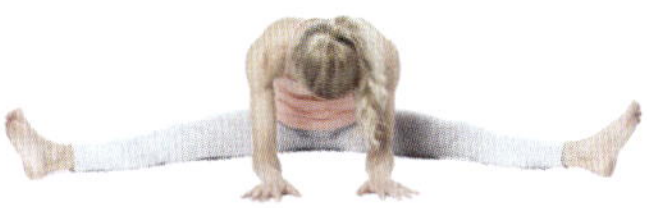

17 Grätsche im Sitzen – 3 Minuten

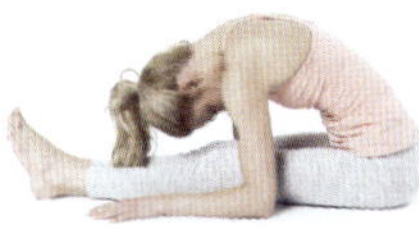

18 Raupe – 3 Minuten

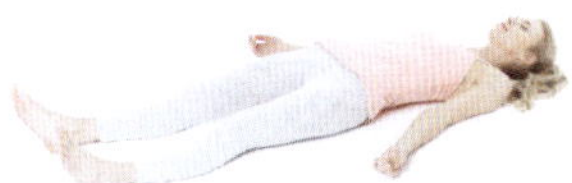

19 Totenhaltung – 5–10 Minuten

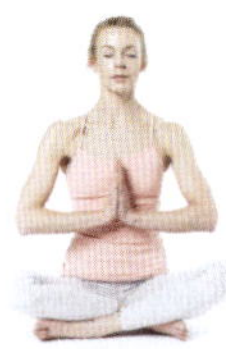

20 Meditation

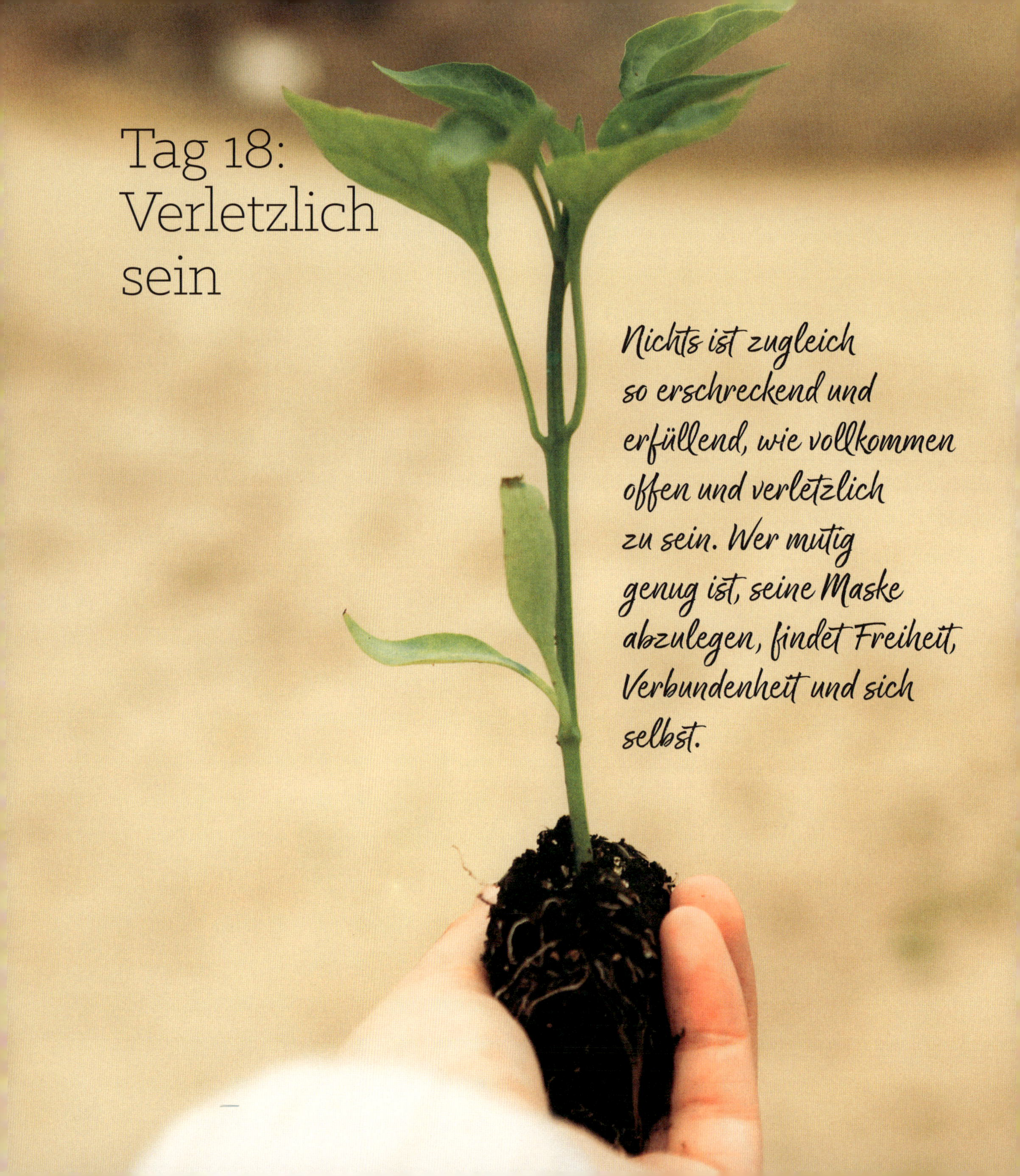

Tag 18: Verletzlich sein

Nichts ist zugleich so erschreckend und erfüllend, wie vollkommen offen und verletzlich zu sein. Wer mutig genug ist, seine Maske abzulegen, findet Freiheit, Verbundenheit und sich selbst.

Wir werden als verletzliche Wesen geboren. Wir brauchen Nahrung, Wasser, Schutz und Liebe. Wenn nötig, weinen wir, essen, wenn wir hungrig sind, und teilen unsere Liebe ohne Angst und Bedingung. Doch irgendwann auf dem Weg zum Erwachsensein lernen wir, unsere Verletzlichkeit zu verstecken, Gefühle abzuschalten und der Welt nur noch bestimmte Teile unserer Persönlichkeit zu zeigen.

Die sozialen Medien sind ein Sinnbild für den Umgang mit Verletzlichkeit. Nur sorgfältig gewählte Ausschnitte des Lebens werden mit Followern geteilt und zugleich echte Menschen – Freunde, Partner und Familie – aus dem Alltag ausgeschlossen. Jeder Post wird verbessert, gefiltert und mit Photoshop bearbeitet, um den Panzer noch eine Schicht zu verstärken und die Maske weiter zu zementieren. Dahinter steckt die Angst, das echte Selbst sei nicht gut genug.

Jeder trägt eine Maske aus Make-up, Muskeln oder Geld, hinter der sich Ängste, Versagen und Fehler verstecken lassen. Die Masken zeigen perfekte Eltern, Partner oder Kinder. Sie sollen vor Herzschmerz schützen und uns verstecken, denn wir fürchten, nicht mehr geliebt zu werden, wenn wir offenbaren, wie wir wirklich sind.

Doch eine Maske zu tragen ist anstrengend. Glauben Sie mir – ich habe das jahrelang getan. Die Magersucht war meine Maske, meine Rüstung. Sie hielt mich fern von der Welt, betäubte meine Gefühle und erlaubte mir, mich vor der Verletzlichkeit zu schützen, die mit Verbundenheit und Intimität einhergeht. Irgendwann jedoch wurde die Rüstung zu schwer und ich erkannte, dass es nur eine Möglichkeit gab, mich von meinen Problemen zu befreien. Ich musste verletzlich sein und das Risiko eingehen, abgelehnt und missverstanden zu werden und mein beschädigtes, fragmentiertes, verwirrtes Selbst der Welt zeigen.

Verletzlichkeit ist nicht ohne Risiko zu haben. Es gehört Mut dazu, sich vollkommen zu offenbaren, es ist eine der furchteinflößendsten Erfahrungen des Lebens, doch sie führt zur Freiheit. Wenn wir die Maske abnehmen, den Panzer ablegen und uns entscheiden, auf ungeschönte und schutzlose Weise zu leben, erlauben wir das auch anderen. Dann können tiefe, bedeutende Seelenverbindungen entstehen, die uns wirklich guttun.

Was die Macht der Verletzlichkeit bewirken kann, hat die Forscherin und Geschichtenerzählerin Brené Brown untersucht. In einem Vortrag auf einer TED-Konferenz, dessen Aufzeichnung im Internet mehr als 35 Millionen Mal aufgerufen wurde, erklärte sie die Macht der Verletzlichkeit und identifizierte sie als Quelle von Kreativität, Innovation, Wandel, Freude, Vertrauen und Verbundenheit. Zur Verletzlichkeit zählt Folgendes:

- Erbitten, was man braucht.
- Über Gefühle reden.
- Auch schwierige Gespräche führen.
- Sich entscheiden, authentisch zu sein.
- Ohne Beurteilung geben und nehmen.
- Das Herz öffnen.
- Da sein, auch wenn man keine Kontrolle über den Ausgang einer Angelegenheit hat.

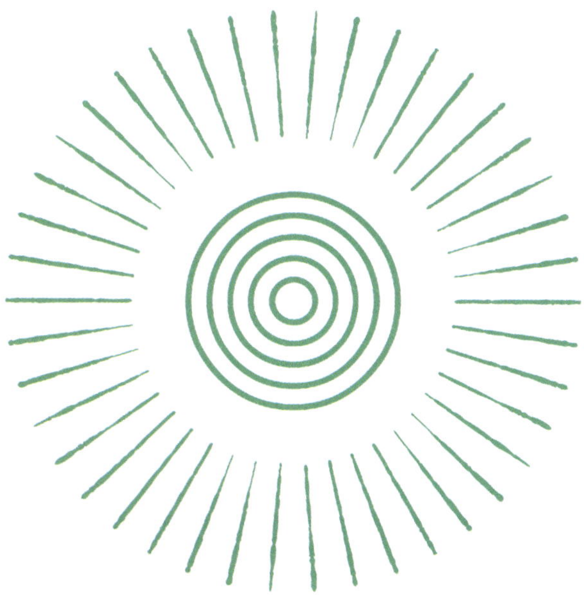

Vom Herzen ausgehende Selbsterforschung

Wie Dankbarkeit muss auch Verletzlichkeit täglich geübt werden. Dazu gehört vor allem Ehrlichkeit – mit sich selbst und mit anderen. Die heutige Erforschung bittet Sie, verletzlich und ehrlich zu jemandem zu sein, der Ihnen nahesteht, indem Sie diese Person um Hilfe bitten.

Wer immer alles selbst tun will, aus Angst, als Versager zu gelten, versteckt sich mit Sicherheit hinter einer Maske. Um Hilfe zu bitten beinhaltet, Schwäche zuzugeben. Dabei kann aber auch Verbundenheit entstehen, weil es so anderen ermöglicht wird, ihre Stärken zu teilen.

Erstellen Sie eine Liste mit Dingen, bei denen Sie sich Hilfe wünschen. Das können kleine Dinge sein, etwa den Ehepartner bitten, auch mal das Badezimmer zu putzen. Es kann sich aber auch um ein einschneidenderes Problem handeln, etwa um Unterstützung bei der Überwindung einer Depression, indem eine Freundin Sie zu einer Selbsthilfegruppe begleitet. Nummerieren Sie die Bitten auf Ihrer Liste danach, wie leicht oder schwer sie Ihnen fallen würden. Beginnen Sie heute mit der einfachste Bitte und arbeiten Sie sich Tag für Tag bis zum schwierigsten Punkt durch Ihre Liste.

Sequenz zur Verletzlichkeit

Verletzlichkeit steht im Bezug zu mehreren Chakren, vor allem zum Sakralchakra, in dem die Verbindung von Kraft und Verletzlichkeit verortet ist, und dem Halschakra, in dem der Selbstausdruck mit der Verletzlichkeit einhergeht, die entsteht, wenn man die Wahrheit sagt. Die heutige Sequenz konzentriert sich darauf, diese beiden Chakren durch Hüftübungen und Rückbeugen zu öffnen und die Blockaden zu beseitigen, die das wahre Selbst verbergen.

Meditation zur Verletzlichkeit

Blickkontakt ist etwas, bei dem wir uns oft verletzlich fühlen. Viele schauen dann weg, um nicht beurteilt zu werden oder weil sie sich als hilflos empfinden. Dennoch ist Blickkontakt eine der besten Methoden, um eine Verbindung von Seele zu Seele aufzubauen. Daher ist „Eye Gazing" (in die Augen blicken) eine wunderbare Meditationsübung, die dazu ermutigt, auch im Alltag Blickkontakt zu halten.

„Eye Gazing" hat im Buddhismus und Hinduismus Tradition. Forschungen haben gezeigt, dass wir umso tiefere Verbindungen zu jemandem eingehen, je mehr wir ihm in die Augen blicken.

Für die heutige Meditation gibt es zwei Möglichkeiten, abhängig davon, ob Sie sie allein oder zu zweit durchführen wollen.

Wenn Sie jemanden dazubitten, setzen Sie sich bequem einander gegenüber. Blicken Sie sich fünf Minuten lang freundlich und tief in die Augen. Lassen Sie alle Gedanken oder Sorgen mühelos vorbeiziehen, indem Sie sich auf die Augen des anderen konzentrieren. Erscheint Ihnen dies zu schwierig, können Sie dieselbe Übung auch vor einem Spiegel machen und fünf Minuten lang in Ihre eigenen Augen blicken. Lassen Sie dabei allmählich die Maske sinken und blicken Sie in Ihr unverfälschtes und ungeschütztes Selbst.

Tag 18: Verletzlich-sein-Sequenz

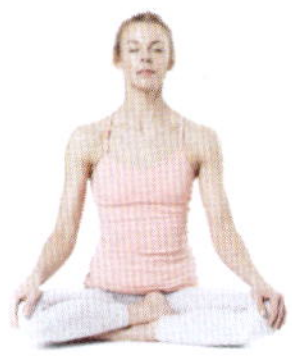

1 Bequemer Sitz – 1–2 Minuten. Absicht formulieren

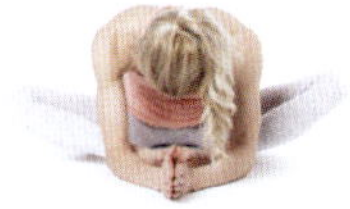

2 Schmetterling – 2 Minuten

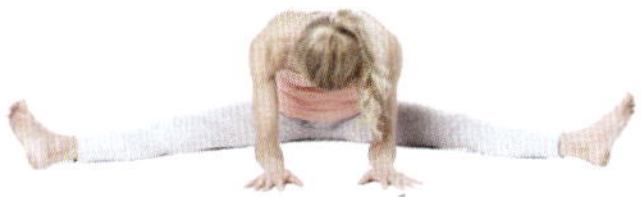

3 Grätsche im Sitzen – 3 Minuten

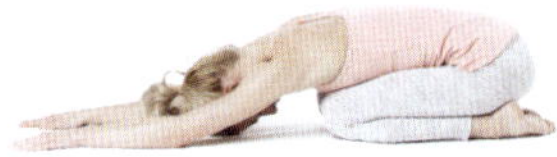

4 Kindhaltung – 1 Minute

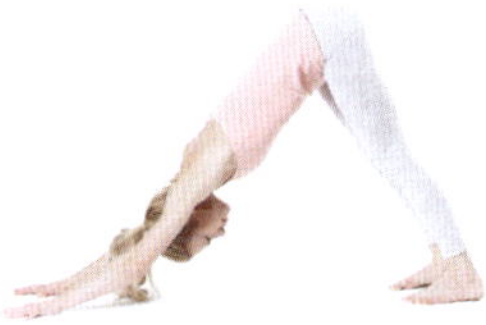

5 Herabschauender Hund – 1 Minute, Fersen heben und senken

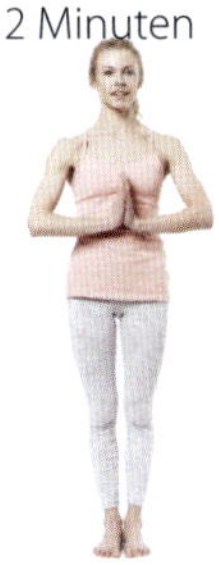

6 Berg – 5 Atemzüge

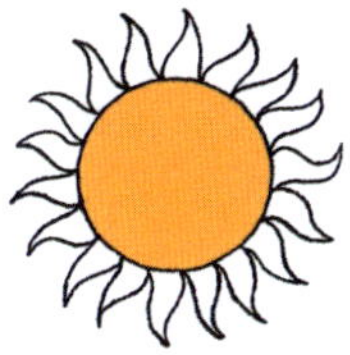

7 Neustart-Sequenz – 5 Runden

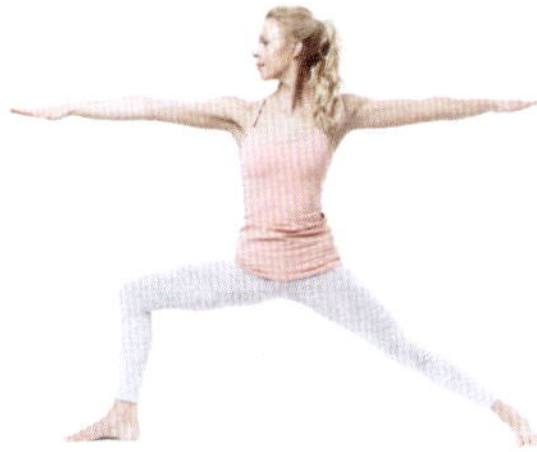

8 Krieger 2 – 5 Atemzüge, in die nächste Haltung übergehen

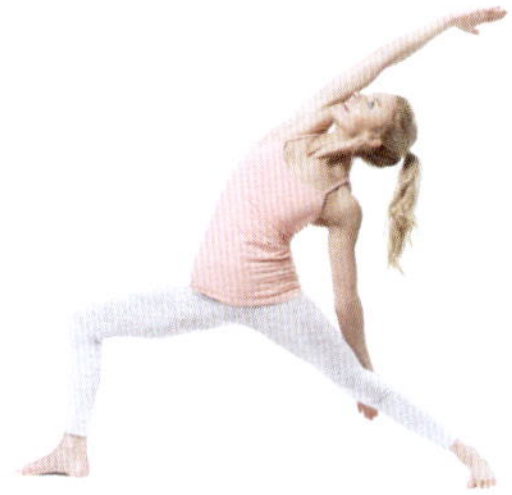

9 Friedvoller Krieger – 5 Atemzüge, in die nächste Haltung übergehen

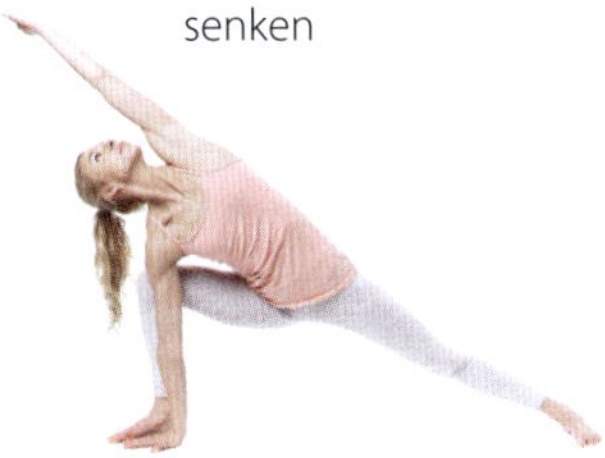

10 Gestreckter seitlicher Winkel – 5 Atemzüge, in die nächste Haltung übergehen

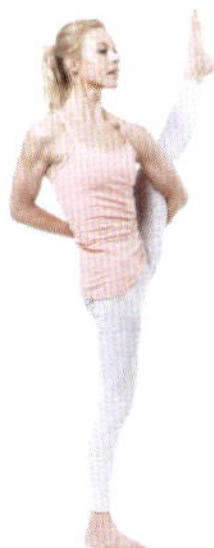

11 Paradiesvogel – 5 Atemzüge, über Berghaltung dann Haltungen 8–11 auf der anderen Seite wiederholen

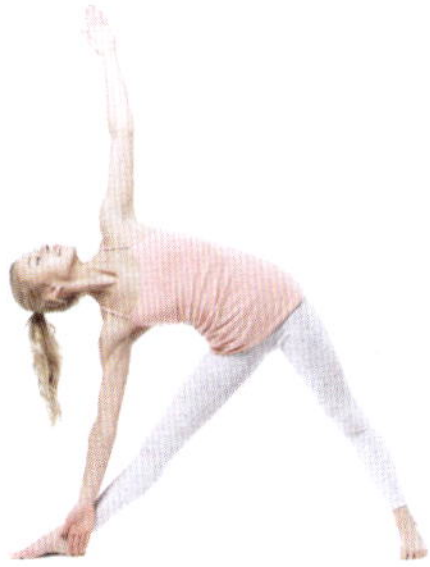

12 Dreieck – 5 Atemzüge, in die nächste Haltung übergehen

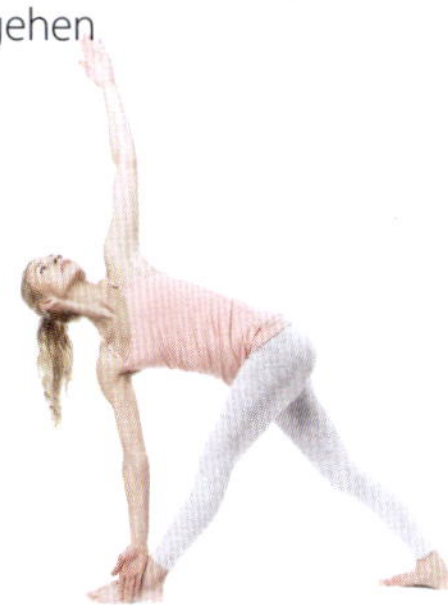

13 Gedrehtes Dreieck – 5 Atemzüge, Haltungen 12 und 13 auf der anderen Seite wiederholen

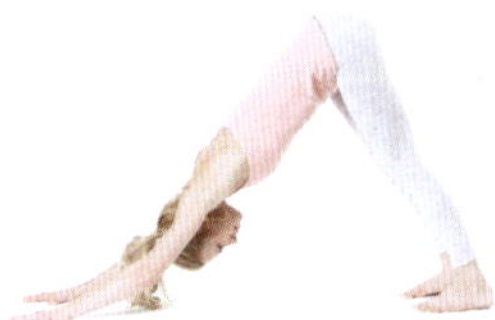

14 Herabschauender Hund – 1 Minute, Fersen heben und senken

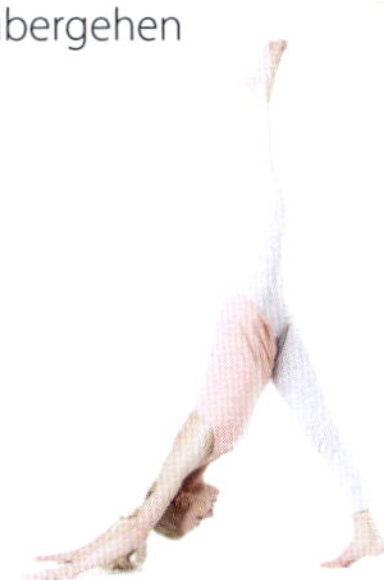

15 Dreibeiniger Hund – 5 Atemzüge, in die nächste Haltung übergehen

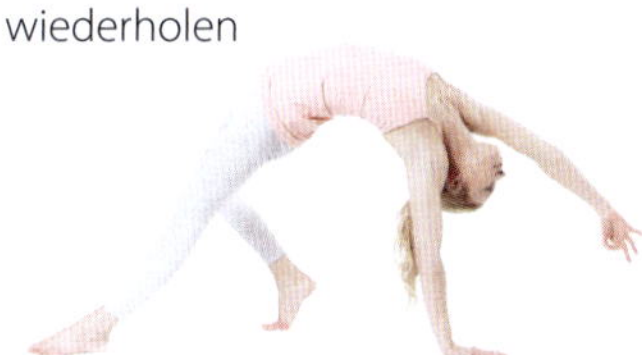

16 Rockstar – 5 Atemzüge, dann Haltungen 15 und 16 auf anderer Seite wiederholen

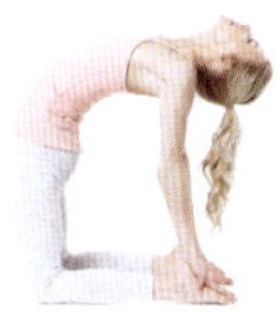

17 Kamel – 5 Atemzüge

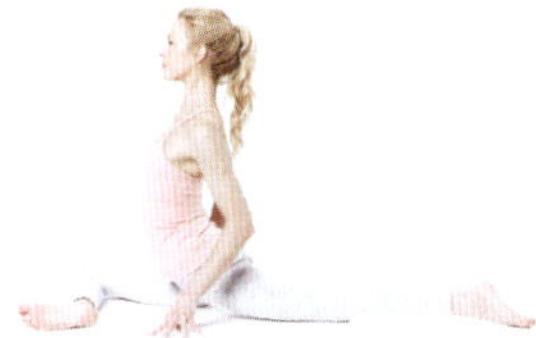

18 Einfache Taube – 5 Atemzüge, in die nächste Haltung übergehen

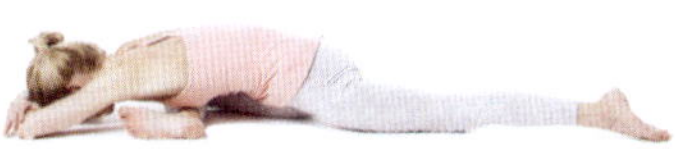

19 Schlafende Taube – 2 Minuten, Haltungen 18 und 19 auf der anderen Seite wiederholen

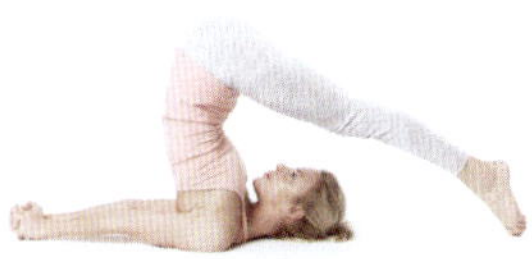

20 Pflug – 1 Minute

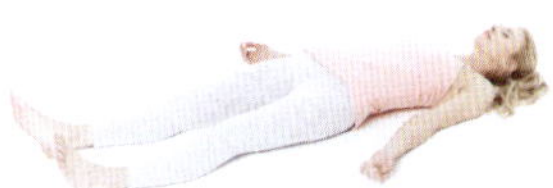

21 Totenhaltung – 5–10 Minuten

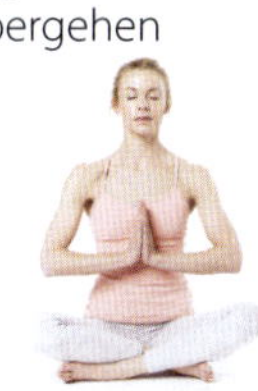

22 Meditation

Tag 19: Selbstliebe

Liebe ändert alles. Entscheiden Sie sich dafür und verändern Sie die Welt.

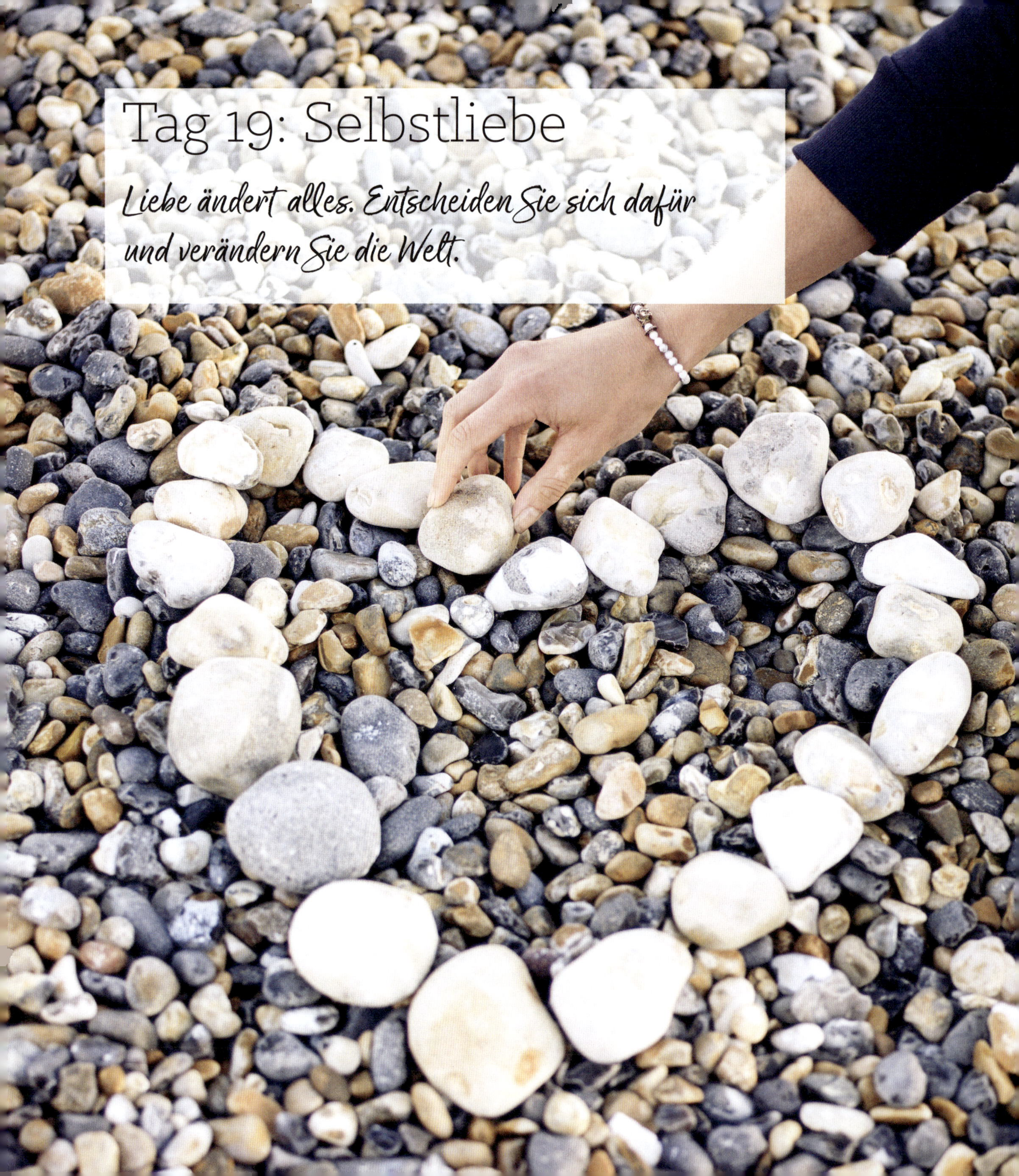

Nichts anderes hat eine derart heilende Kraft wie die Liebe. Unglücklicherweise ist es für viele nicht leicht, sich selbst zu lieben. Es bereitet uns Probleme, die echten, nicht perfekten, wunderbar fehlerhaften, leicht verrückten, magischen Menschen zu lieben, die wir sind. Wir knüpfen unsere Liebe an Bedingungen – wir lieben uns, sobald wir abnehmen, befördert oder ein besserer Mensch werden, nicht mehr so viel trinken, einen Freund haben oder welche Voraussetzungen uns sonst einfallen, um Liebe zu geben und zu bekommen.

Dabei ist Selbstliebe nicht das Ergebnis, sondern die Voraussetzung für unsere Entwicklung. Und es ist etwas, wofür wir uns entscheiden können, ebenso wie für Wut, Traurigkeit oder Hass. Doch um uns wirklich zu lieben, dürfen wir auch die Erfahrungen, die uns zu dem gemacht haben, was wir sind, nicht hassen. An dieser Stelle haben viele Menschen mit der Selbstliebe ein Problem.

Aus irgendeinem Grund glauben wir, dass aus Scham Selbstliebe entstehen kann. Doch Scham führt nie zur Liebe, nur Liebe führt zu Liebe.

Sich selbst zu lieben ist nicht nur eine Idee oder ein Gefühl. Es erfordert Handeln. Auch wenn wir noch Probleme damit haben, können wir doch so handeln, als täten wir es bereits – wir essen, bewegen uns, reden und leben jeden Tag, als liebten wir uns selbst. Gelingt es uns, die Liebe erst einmal in unser Leben zu lassen, erkennen wir ihre wahre Macht.

In all den schlimmen Zeiten, die ich durchlebt habe, waren es nicht das Geld auf der Bank oder die Stempel in meinem Pass, die mir das Gefühl gegeben haben, vollständig zu sein. Es lag auch nicht an meinem gut aussehenden Freund oder den Examen, die ich bestanden habe, wenn ich mit mir im Reinen war. Eine gute Gewichtheberin, starke Yogini oder erfolgreiche Autorin – das alles hat mir nicht die Kraft gegeben, die Herausforderungen des Lebens anzunehmen. Ich habe Magersucht, Depressionen, Angstzustände, Schmerz und Traurigkeit dank der Liebe überstanden.

Besitztümer, Erfolge, Titel, Medaillen und Geld werden bedeutungslos angesichts schwerer Probleme. Nur die Liebe kann uns zurück ins Leben holen, wenn wir krank sind, und heilen, wenn wir trauern. Sie kann uns wieder aufbauen, wenn das Herz gebrochen ist.

Betrachtet man die alltäglichen Probleme aus der Distanz, wird klar, dass die Liebe am wichtigsten ist. Dabei ist es egal, wie der Körper aussieht, wie erfolgreich wir sind, wie fortgeschritten beim Yoga, wie groß unser Haus ist oder wie dick die Brieftasche. Das einzig Wichtige: wie sehr wir lieben – uns selbst, andere Menschen und die Welt.

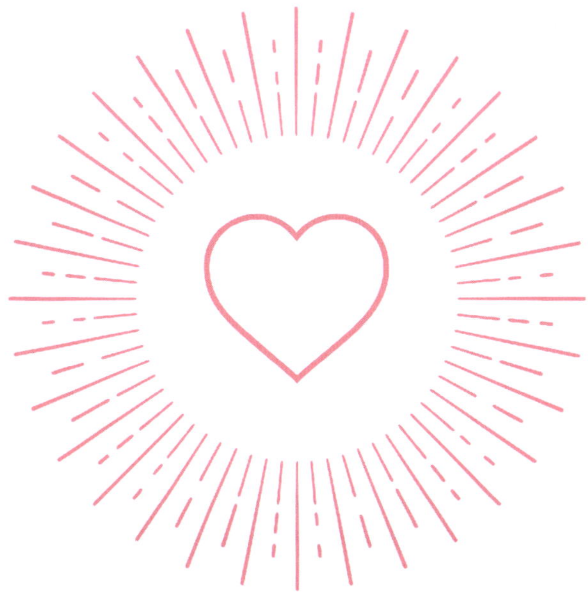

Es ist unmöglich, andere wirklich zu lieben, wenn man nicht auch sich selbst liebt. Die Entscheidung, sich zu lieben, erlaubt auch, die Welt zu lieben. Die Welt zu lieben lernen, bedeutet, etwas in sich selbst zu entdecken, das die Welt braucht. Egal wie sehr Probleme uns in Anspruch nehmen, wir haben der Welt etwas zu bieten. Durch die Liebe entdecken wir einen neuen Sinn im Leben. Wir wachsen.

Vom Herzen ausgehende Selbsterforschung

Um uns selbst lieben zu können, ist Wertschätzung nötig. Das ist kein Gefühl, das sich einfach so herbeizaubern lässt, sondern es beruht auf dem, was wir tun. Die heutige Übung ist einfach. Fragen Sie sich: Was kann ich tun, um meiner Liebe für mich selbst Ausdruck zu verleihen? Listen Sie auf, was Sie dafür tun müssten. Dazu könnte gehören, sich gesund zu ernähren, statt Mahlzeiten ausfallen zu lassen oder zu viel Fast Food zu essen. Oder jeden Abend einen Spaziergang durch den Park zu machen, statt sich eine deprimierende Fernsehserie anzusehen. Oder auch mal eine Zeit lang Nein zu anderen zu sagen, um sich Ruhe zu verschaffen und wieder zu Kräften zu kommen. Schreiben Sie zehn Dinge auf, die Sie tun können, um sich selbst zu lieben, und versuchen Sie, diese in Ihren Alltag zu integrieren.

Selbstliebe-Sequenz

Diese auf das Herz ausgerichtete Sequenz hilft Ihnen, Meditation und Yoga-Übungen zu verbinden, indem Sie Ihre Gefühle und Empfindungen in jeder Haltung in Worte fassen. Das können auch unangenehme körperliche Empfindungen wie „steif", „verspannt" oder „müde" sein oder Gefühle wie „ängstlich", „unruhig", „traurig" und „wütend". Wenn Sie jedes Gefühl wahrnehmen und spüren, statt vor ihm davonzulaufen, werden Sie merken, dass Sie diese Gefühle loslassen und Raum für Liebe schaffen können.

Meditation: Liebe zum inneren Kind

Die heutige Meditation hilft Ihnen, sich selbst bedingungslos zu lieben. Dazu stellen Sie sich Ihre Persönlichkeit als Kind vor und sich selbst als ein Elternteil. Indem Sie sich aus der Perspektive eines Menschen beobachten, der Ihnen gern beim Aufwachsen zusieht und Sie bedingungslos liebt, können auch Sie sich als jemanden sehen, der es wert ist, von sich selbst geliebt zu werden.

Setzen Sie sich bequem hin, schließen Sie die Augen und richten Sie Ihre Aufmerksamkeit auf Ihren Atem. Denken Sie über Ihre Persönlichkeit nach, Ihre Charaktereigenschaften, Stärken, Schwächen und Eigenheiten. Stellen Sie sich jetzt als Kind vor und sich selbst als Elternteil. Beobachten Sie, wie sich Ihre Gefühle und Gedanken Ihrer Persönlichkeit gegenüber verändern, wenn Sie sich als Kind betrachten. Sie vergeben ihm seine Fehler, nehmen seine Schwächen an und erkennen sein Wachstumspotenzial. Beobachten Sie das Mitgefühl, dass Sie für Ihr Kind empfinden, und umfangen Sie es mit bedingungsloser Liebe.

Übertragen Sie diese bedingungslose Liebe in Ihren Alltag und denken Sie jedes Mal, wenn es Ihnen an Selbstliebe mangelt, an das Kind, das Sie waren. Erinnern Sie sich daran, dass Sie Mitgefühl, Vergebung und Akzeptanz verdienen.

Tag 19: Selbstliebe-Sequenz

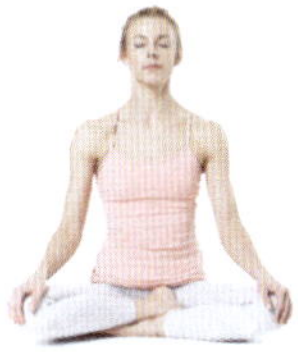

1 Bequemer Sitz – 1–2 Minuten. Absicht formulieren

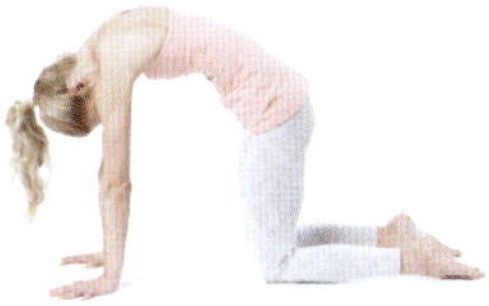

2 Katze – 5 Atemzüge

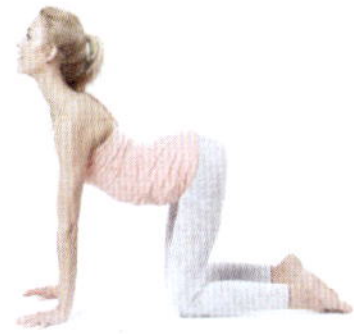

3 Kuh – 5 Atemzüge, dann zwischen Katze und Kuh 10-mal wechseln, auf den Atem achten

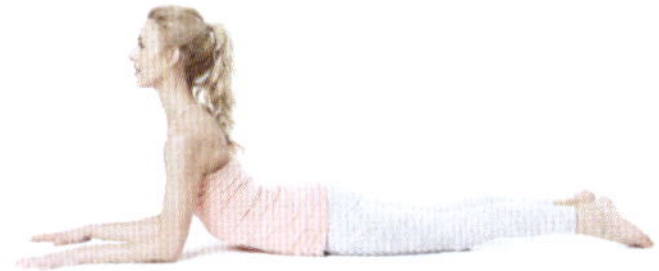

4 Sphinx – 1 Minute

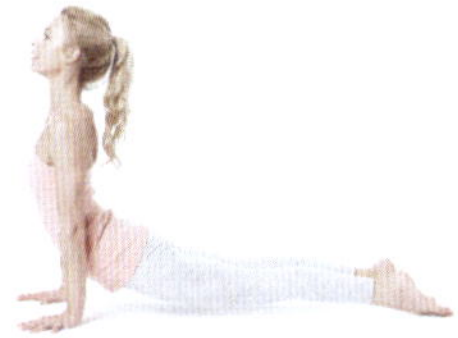

5 Hinaufschauender Hund – 1 Minute

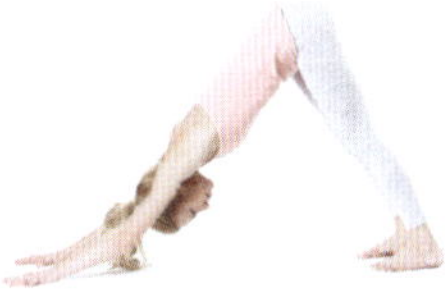

6 Herabschauender Hund – 1 Minute, Fersen heben und senken

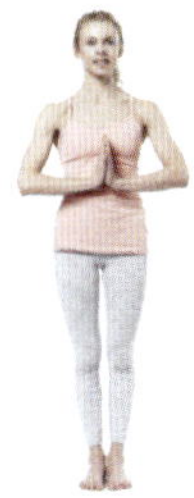

7 Berg – 5 Atemzüge

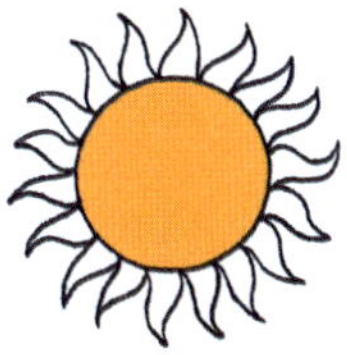

8 Neustart-Sequenz – 3 Runden

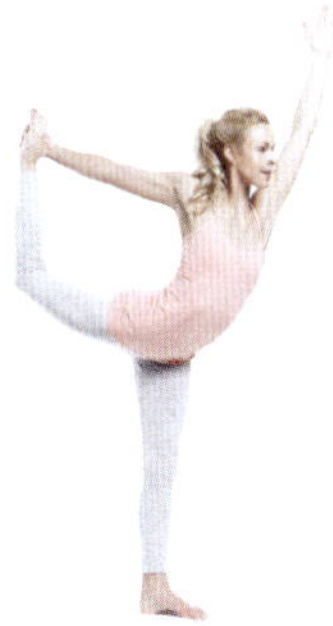

9 Tänzer – 5 Atemzüge, auf der anderen Seite wiederholen

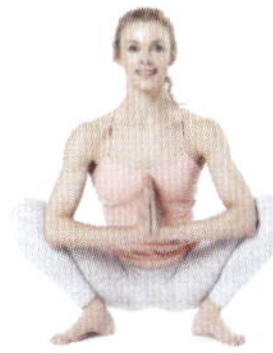

10 Tiefe Hocke – 5 Atemzüge

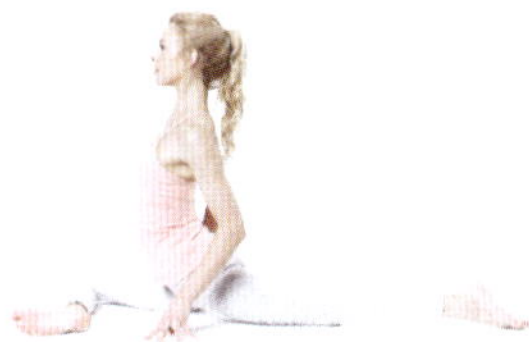

11 Einfache Taube – 5 Atemzüge, in die nächste Haltung übergehen

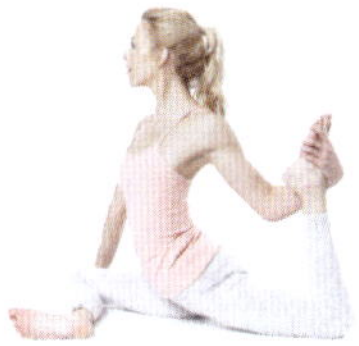

12 Taube – 5 Atemzüge, in die nächste Haltung übergehen

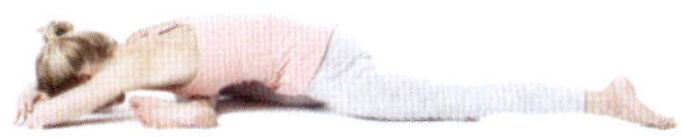

13 Schlafende Taube – 2 Minuten, Haltungen 11–13 auf der anderen Seite wiederholen

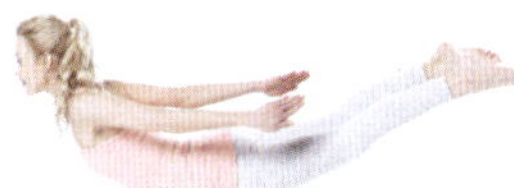

14 Heuschrecke – 5 Atemzüge

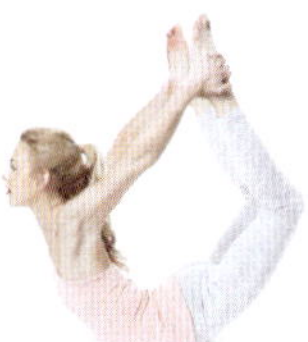

15 Bogen – 5 Atemzüge

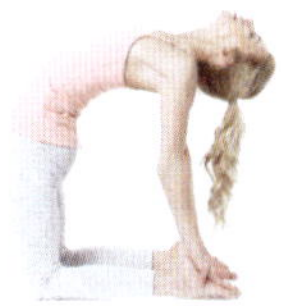

16 Kamel – 5 Atemzüge

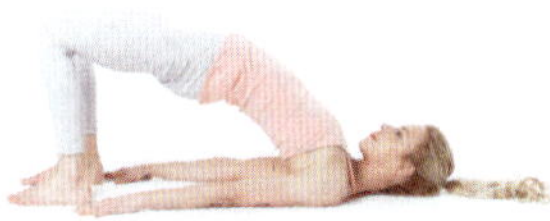

17 Schulterbrücke – 5 Atemzüge

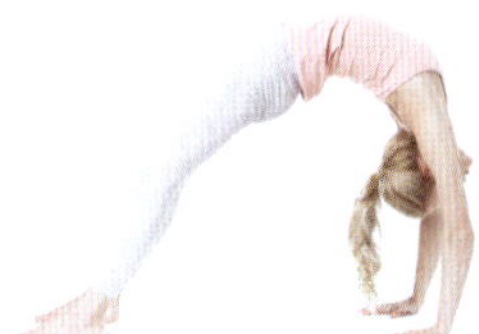

18 Rad – 5 Atemzüge

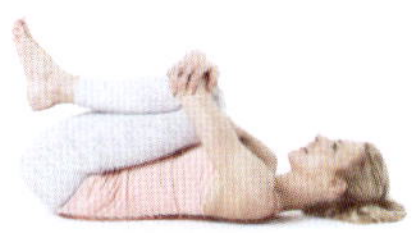

19 Knie-zur-Brust-Haltung – 1 Minute

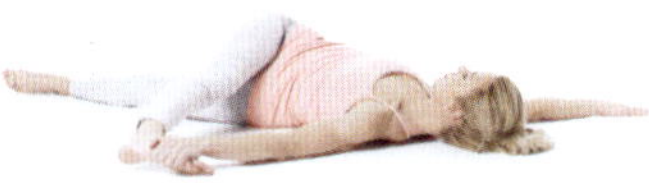

20 Krokodil – 1 Minute, auf der anderen Seite wiederholen

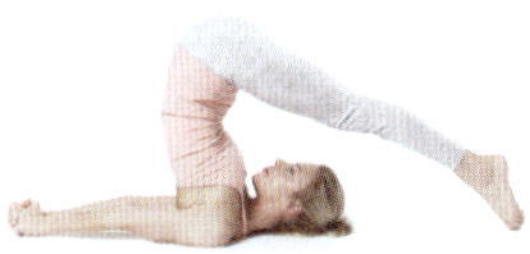

21 Pflug– 5 Atemzüge

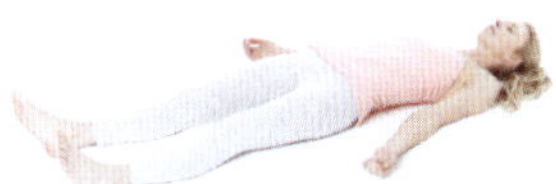

22 Totenhaltung – 5–10 Minuten

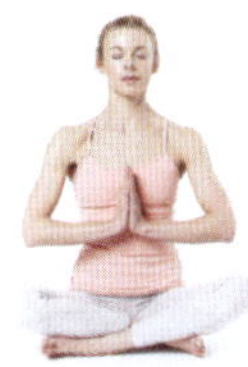

23 Meditation

Tag 20: Neufassung der Lebensgeschichte

Schämen Sie sich nicht für Ihre Geschichte. Andere wollen Sie hören. Sie ist nicht perfekt, aber sie ist wild, leidenschaftlich und mutig. Annehmen bedeutet Heilung. Teilen Sie sie mit der Welt.

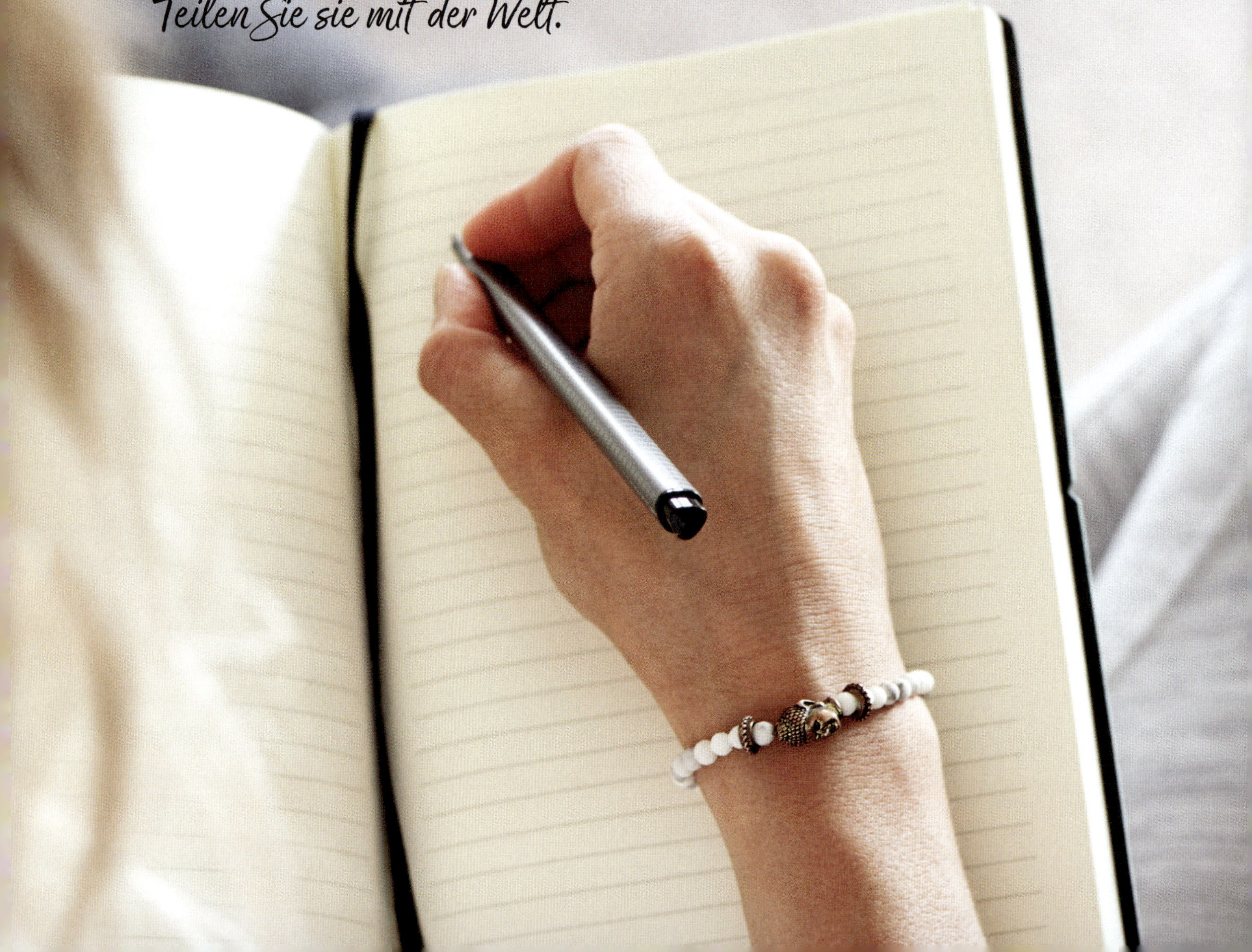

Geschichten sind untrennbar mit dem Leben verbunden und machen uns menschlich. Von den Märchen, die unsere Eltern uns als Gutenachtgeschichten vorgelesen haben, bis zu den Filmen, die wir uns ansehen, der Musik, die wir hören, und den Nachrichten, die wir verfolgen, beeinflussen Geschichten alle Bereiche unseres Lebens. Und keine andere Geschichte beeinflusst unsere Werte, Wünsche, Träume und Überzeugungen so sehr wie diejenigen, die wir uns selbst erzählen.

Diese Geschichten können uns die Kraft verleihen, Träume zu verwirklichen, oder uns in zerstörerischen Verhaltensmustern gefangen halten. Wir leben die Geschichten, die wir uns selbst erzählen, als wären sie wahr. Wenn wir uns also ständig etwas erzählen, das uns deprimiert und Schmerz verursacht, ist keine Weiterentwicklung möglich. Wir müssen genau zuhören, welche Geschichten wir uns selbst erzählen, um einen neuen Blickwinkel auf unsere Erfahrungen zu finden. Dann können wir unser Selbstverständnis und unseren Platz in der Welt neu definieren.

Jeder schreibt seine Lebensgeschichte selbst und erschafft sie aus der Bedeutung, die er den einzelnen Aspekten des Lebens zuweist. Ist diese Bedeutung negativ, verharren wir in Überzeugungen, die unsere Möglichkeiten einschränken, und in dem Glauben an unsere Unzulänglichkeit, Dummheit und Hoffnungslosigkeit. Wir stellen fest, dass alle Gedanken, Worte und Handlungen von unseren Problemen bestimmt werden – wir sind in unserer Geschichte verhaftet und vergessen, dass wir sie jederzeit ändern können.

Es ist ein Unterschied, ob man die eigene Geschichte besitzt oder in ihr gefangen ist. Wenn sie uns gefangen hält, verteidigen wir unseren Status als Opfer, geben der Vergangenheit die Schuld an heutigen Sorgen, empfinden Scham und Bedauern, und es fehlt die Kraft zur Veränderung. Gehört sie uns hingegen, können wir sie ändern und jede Erfahrung so interpretieren, dass sie uns zu Macht und zu mehr Freude, tieferer Verbundenheit und Erfüllung verhilft. Indem wir unsere Geschichte ändern, ändern wir auch unser Leben.

Es hat lange gedauert, bis ich mich meiner Geschichte nicht mehr geschämt habe. Jahrelang habe ich nicht über meinen Kampf mit Magersucht und Depression gesprochen. Ich lebte in der Hoffnung, dass ich den Schmerz aus dieser Zeit nicht mehr spüre, wenn ich nicht darüber spreche. Wenn wir aber unsere Geschichte verleugnen, geben wir ihr die Macht, über uns zu bestimmen. Ich fühlte mich nie frei, weil ich immer etwas zu verbergen hatte. Erst als ich den Mut fand, meine Geschichte mit all ihren wilden, schönen und weniger schönen Teilen selbst in die Hand zu nehmen, fühlte ich mich frei genug, um ihr ein neues, schönes und mutiges Ende zu schreiben.

In wissenschaftlichen Untersuchungen stellte sich heraus, dass Menschen, die sich als Opfer und die Welt als unsicheren Ort sehen, oft verzweifelt und bekümmert sind. Wer sich in seiner Geschichte aber als Überlebenskünstler und jemand mit Potenzial sieht, wird wachsen und sich weiterentwickeln. Dabei geht es nicht darum, durch Wachstum oder Entwicklung etwas zu reparieren, denn niemand ist defekt. Es geht um die Dekonstruktion der alten und die Gestaltung einer Geschichte, in der ein neues Verständnis davon herrscht, wie ein Mensch von seinen Problemen und Kämpfen geformt wird. Professor Stephen Joseph, ein Experte für persönliches Wachstum, erklärt, dass wir die Kraft zum Wachsen entwickeln, wenn wir darin eine Bedeutung erkennen. So können Probleme in der Lebensgeschichte zu Sinn, Verbundenheit und Erfüllung führen.

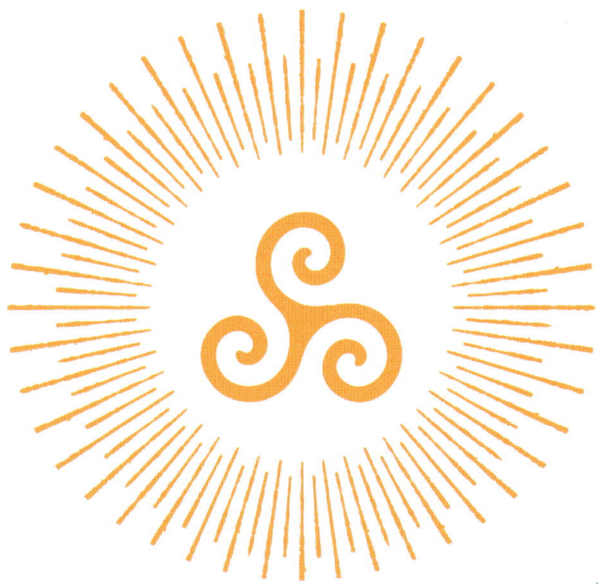

Vom Herzen ausgehende Selbsterforschung

Wie stehen Sie zu Ihren Sorgen und Problemen? Betrachten Sie sich als Opfer? Oder als Überlebenskünstler, der den Wert des Kampfes, den er hinter sich hat, erkennt? Oder als Person, die durch ihre Probleme gewachsen ist?

Heute geht es darum, den eigenen Blick auf die Lebensgeschichte zu verstehen. Unten finden Sie drei Listen mit Wörtern, die mit den Oberbegriffen Opfer, Überleben und Wachstum verbunden sind. Verbringen Sie 10 bis 15 Minuten damit, den Listen so viele Wörter wie möglich hinzuzufügen. Wenn Sie damit fertig sind, denken Sie darüber nach, welche dieser Wörter Sie in Gedanken und im Gespräch am häufigsten benutzen und arbeiten Sie daraufhin, im Alltag mehr Worte zu wählen, die mit Wachstum assoziiert sind.

Opfer	**Überleben**	**Wachstum**
Vorwurf	Ausdauer	Hoffnung
Zerstörung	Existenz	Erfüllung
Machtlosigkeit	Kampf	Sinn
Aufopferung	Durchhaltevermögen	Zweck
Leid	Erkenntnis	Belastbarkeit
Underdog	Ertragen	Verantwortung

Lebensgeschichte-Sequenz

Die heutige Sequenz enthält viele Standhaltungen, darunter die Krieger-Reihe, denn es ist schwer, sich als Opfer zu fühlen, wenn man sich in starken und machtvollen Positionen wie diesen befindet.

Lebensgeschichte-Meditation

Heute steht eine Gehmeditation auf dem Programm. Sie symbolisiert den Weg zur Freiheit und weg von allen Geschichten der Machtlosigkeit und destruktiven Gewohnheiten. Im Idealfall üben Sie sie in der Natur – auf einem Feld, in einem Wald oder einem Park. Sie müssen nicht weit gehen. 10 bis 20 Minuten reichen aus, um die physische, mentale und emotionale Erfahrung zu machen, im Leben voranzugehen, und die damit verbundene Freiheit zu spüren.

Konzentrieren Sie sich am Anfang auf Ihren Körper und beginnen Sie mit den Fußsohlen. Spüren Sie, wie Ferse und Fußballen den Boden berühren. Richten Sie die Aufmerksamkeit auf Ihre Knöchel, Waden, Knie und Oberschenkel und spüren Sie, wie sich jeder Muskel zusammenzieht und wieder lockert, um den jeweiligen Körperteil zu bewegen. Werden Sie sich Ihrer Hüften, des Bauchs, der Wirbelsäule und Ihres Oberkörpers bewusst. Wenn sie Ihren Körper wahrgenommen haben, richten Sie die Aufmerksamkeit auf alle Gefühle – Sie bemerken sie, lassen sich aber nicht in deren Geschichte verstricken. Versuchen Sie dann, Körperempfindungen und Gefühle gleichermaßen bewusst wahrzunehmen.

Diese Gehmeditation erlaubt es Ihnen, Ihre Meditationspraxis in die Außenwelt zu integrieren.

Tag 20: Lebensgeschichte-Sequenz

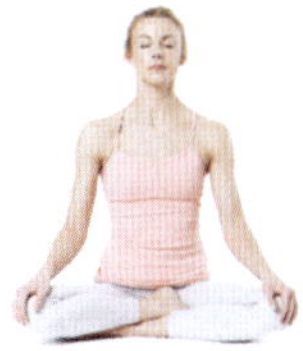

1 Bequemer Sitz – 1–2 Minuten. Absicht formulieren

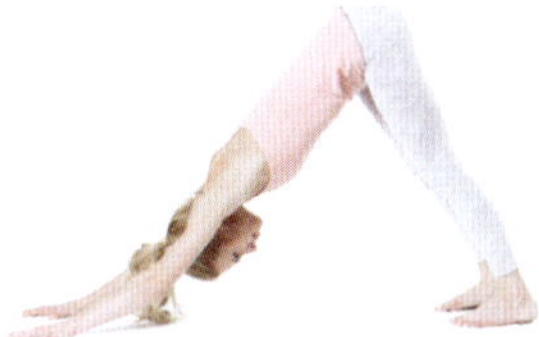

2 Herabschauender Hund – 1 Minute, Fersen heben und senken

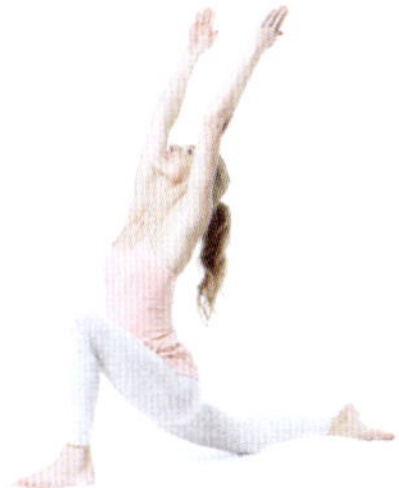

3 Ausfallschritt mit Rückbeuge – 5 Atemzüge, in Halben Spagat übergehen

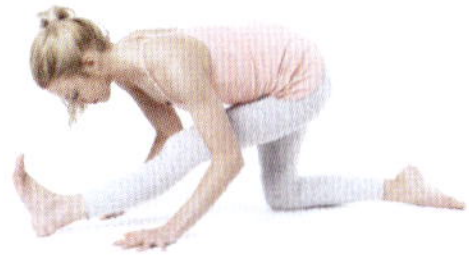

4 Halber Spagat – 5 Atemzüge, Haltungen 3 und 4 auf der anderen Seite wiederholen

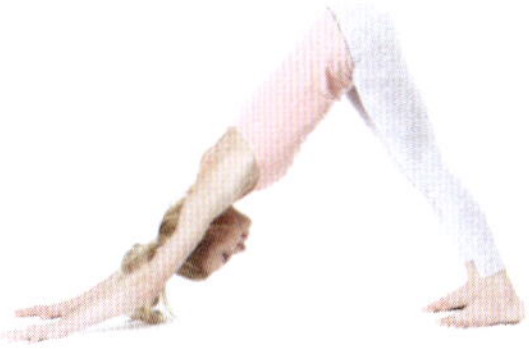

5 Herabschauender Hund – 5 Atemzüge

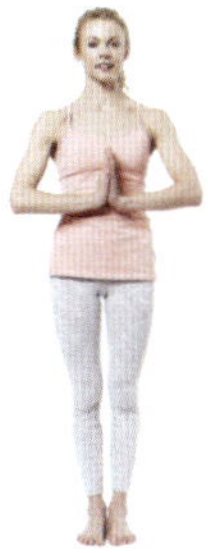

6 Berg – 5 Atemzüge

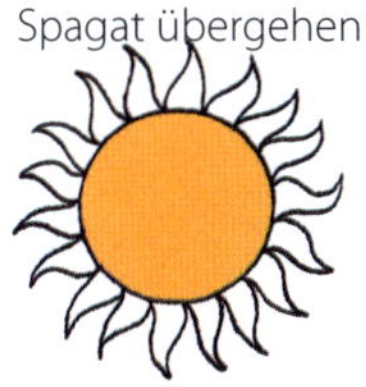

7 Neustart-Sequenz – 3 Runden

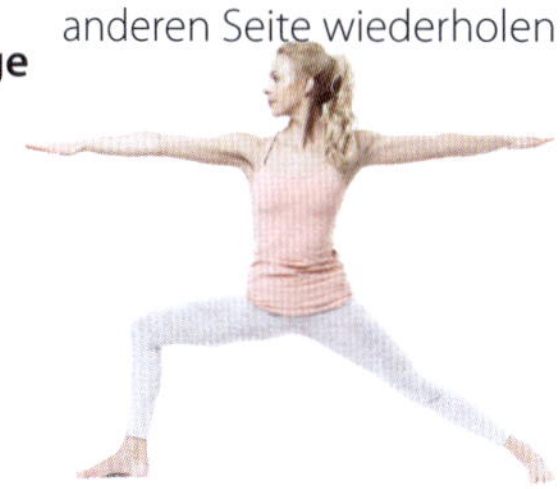

8 Krieger 2 – 5 Atemzüge, in die nächste Haltung übergehen

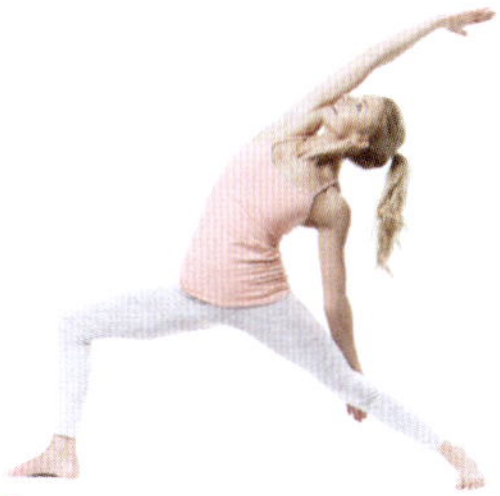

9 Friedvoller Krieger – 5 Atemzüge, zurück zu Krieger 2

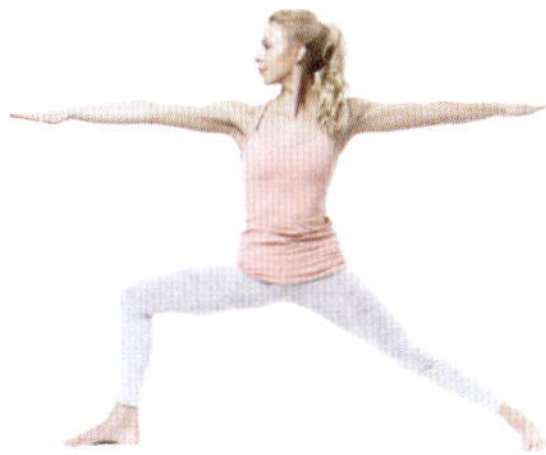

10 Krieger 2 – 5 Atemzüge, Übergang zu Krieger 1

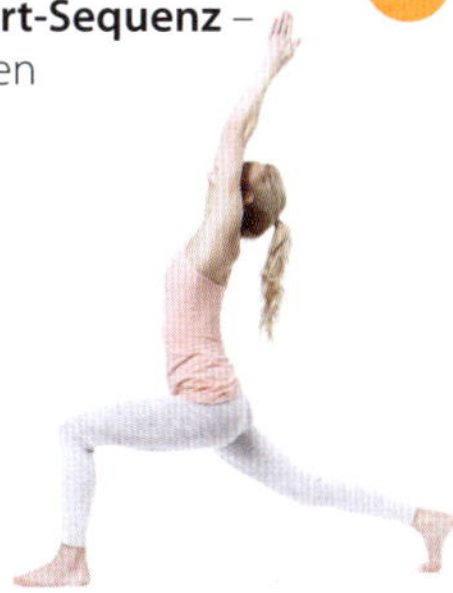

11 Krieger 1 – 5 Atemzüge,, in die nächste Haltung übergehen

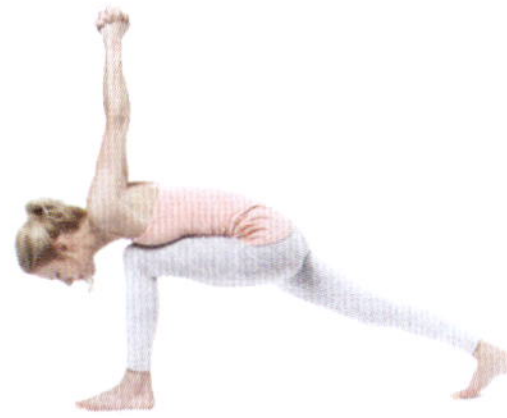

12 Demütiger Krieger – 5 Atemzüge, zurück zu Krieger 1

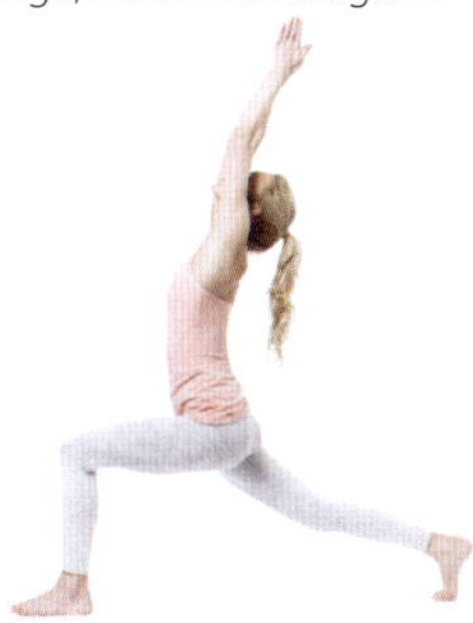

13 Krieger 1 – 5 Atemzüge, in die nächste Haltung übergehen

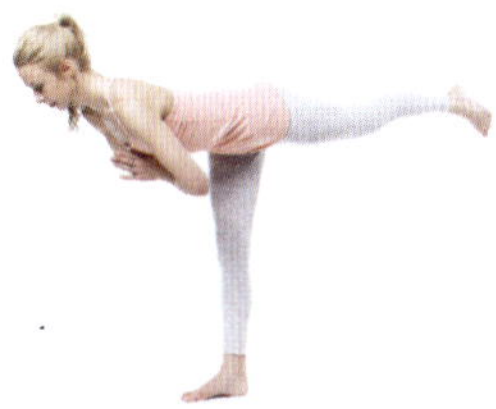

14 Krieger 3 – 5 Atemzüge, Haltungen 8–14 auf der anderen Seite wiederholen

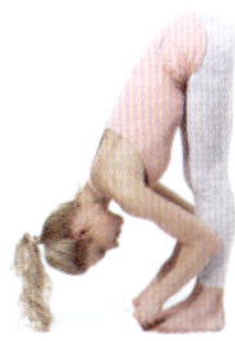

15 Vorbeuge im Stand – 5 Atemzüge, in die nächste Haltung übergehen

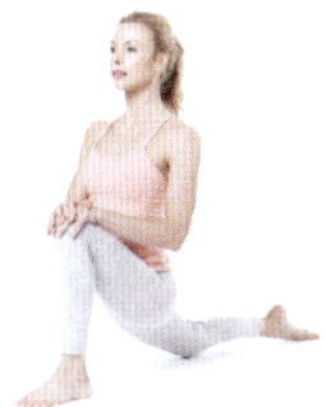

16 Kleiner Drache – 2 Minuten, in die nächste Haltung übergehen

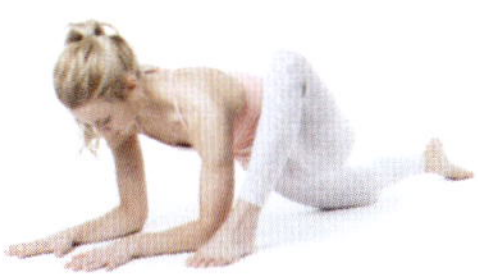

17 Ruhender Drache – 2 Minuten, Haltungen 16 und 17 auf der anderen Seite wiederholen

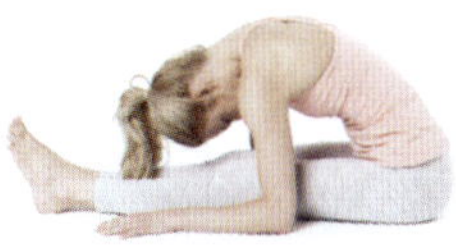

18 Raupe – 3 Minuten

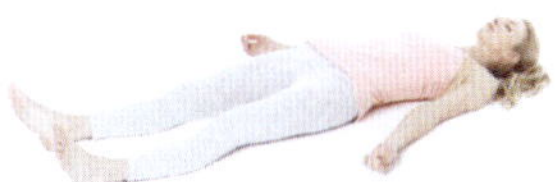

19 Totenhaltung – 5–10 Minuten

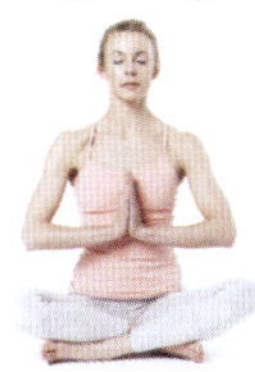

20 Meditation

Tag 21: Transformieren Sie sich und die Welt

Transformation bedeutet eher Verlernen als Lernen. Nicht mehr sein wie zuvor, sich verlieren und finden – und das immer wieder. Seien Sie Ihr echtes, unverfälschtes und magisches Selbst. Denn die Welt braucht SIE.

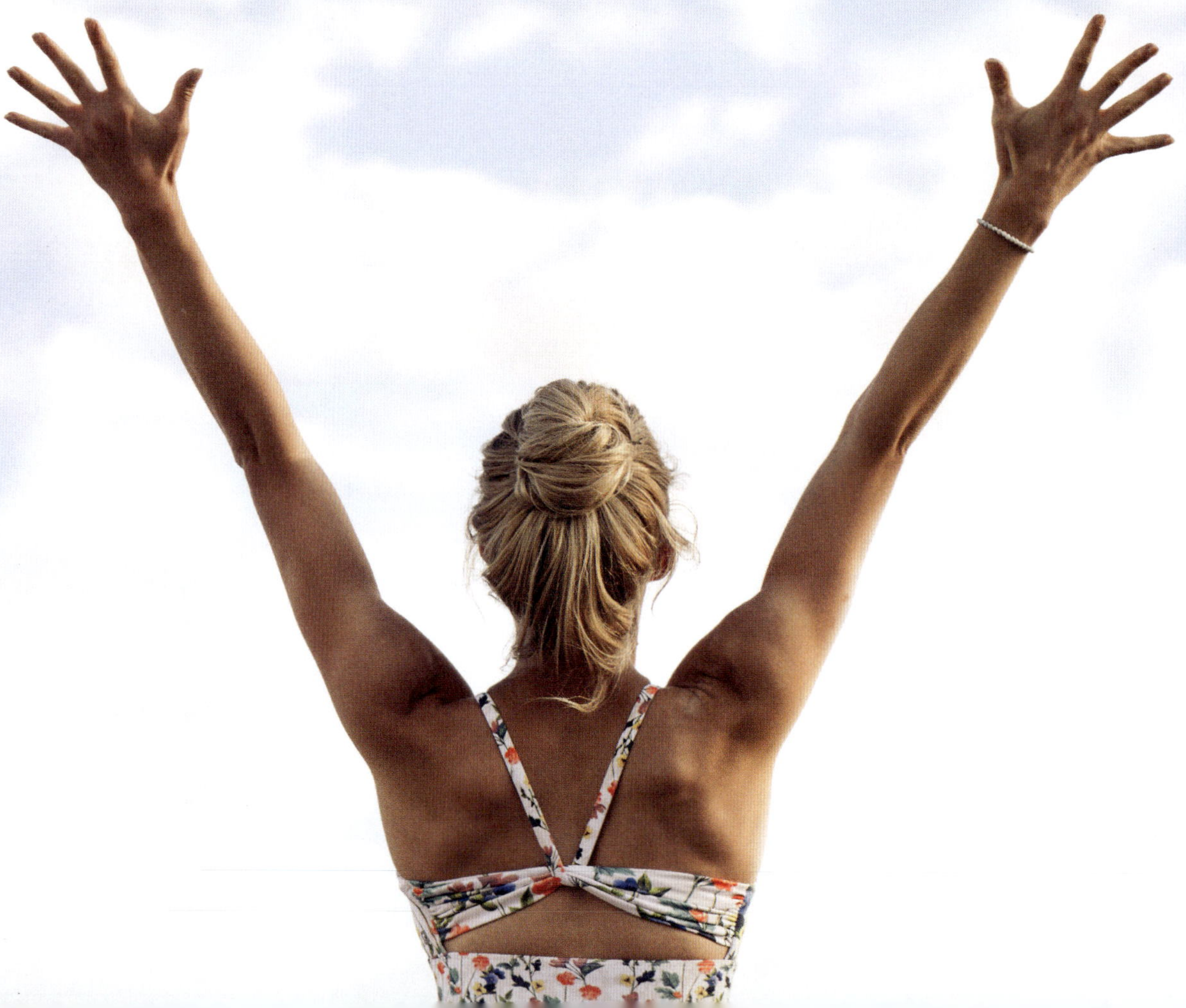

Die Welt verändert sich mit uns selbst. Wenn wir unser Inneres transformieren und uns vergeben können, das Herz weicher und stärker, weiser und mitfühlender wird, kann sich auch die Umwelt wandeln.

Jede Transformation ist schwierig. Die Vorstellung, aus der Raupe plötzlich zum Schmetterling zu werden, ist leider falsch. Stattdessen ist der Weg aus dem Kokon vertrackt und anstrengend. Er kann dunkel und schmerzhaft sein, weil wir uns dabei unseren Dämonen stellen müssen und nichts im Leben mehr ist, wie es war. Zeitweise ist dieser Prozess so undurchsichtig, dass es schwer ist, überhaupt eine positive Entwicklung zu erkennen. Das liegt daran, dass der Weg zu persönlichem Wachstum durch Schmerz, Hass und Kummer führt, durch das Gefühl, alles und auch man selbst verwandle sich in einen Scherbenhaufen. Aber aus diesen Scherben erwächst eine neue Art, die Welt zu lieben und zu akzeptieren und mit ihr in Beziehung zu treten. Es entsteht neuer Raum, in den wir hineinwachsen und zu der Person werden können, die wir sein wollen.

Eine der schwierigsten Erfahrungen, die ich im Verlauf meiner Reise machte, war die, dass zur Wandlung auch Verlust gehört. Wachsen heißt immer auch, etwas aufzugeben – Identitäten, Beziehungen, Gewohnheiten, Glaubenssätze, Dinge, mit denen wir uns wohlfühlen.

Als ich mich entschloss, mich aus meiner Magersucht zu befreien, trauerte ich um die verängstigte, unsichere, ausgezehrte Person, die ich gewesen war, obwohl ich sie gar nicht mehr sein wollte. Ich betrauerte den Verlust des Trostes, den mir das Hungern gespendet hatte, und den Verlust der Befriedigung, die ich empfand, wenn ich abnahm. Als ich mich gegen eine Promotion und eine akademische Karriere entschied, war ich traurig, weil es mein akademisches Ich nicht mehr gab, obwohl ich wusste, dass es mir weder Erfüllung noch einen Lebensinhalt geschenkt hätte. Und als ich mich von meinem damaligen Freund trennte, trauerte ich um die Zukunft, die ich mir für uns beide vorgestellt hatte, obwohl mir klar war, dass wir uns auseinanderentwickelt hatten. Doch Verluste schaffen Raum. Alte Energie geht und macht Platz für neue. Wir schaffen Raum für neue Kontakte, Abenteuer und Erfahrungen.

Transformation auf der persönlichen Ebene führt dazu, sich selbst in einem neuen Licht zu sehen. Wir treffen Entscheidungen und tun Dinge, auf die wir nie gekommen wären, wenn wir in den alten Gewohnheiten und Denkweisen stecken geblieben wären. Auf diese Weise verändern wir die Welt. Mit der Erkenntnis, dass wir wichtig sind und unser Leben bedeutend ist, erkennen wir auch an, dass das Leben jedes Menschen bedeutend ist. Man muss keine Berge versetzen oder die Welt im Alleingang umkrempeln. Es bedarf einfach Toleranz, Dankbarkeit und der unerschütterliche Glaube an die Macht von Freundlichkeit, Mitgefühl und Liebe, um das eigene und das Leben anderer zu transformieren.

Da unsere gemeinsame Reise hier zu Ende geht und Sie Ihr Abenteuer des persönlichen Wachstums selbst fortsetzen, möchte ich, dass Sie sich Folgendes vor Augen halten: Die Schwierigkeiten, denen wir an bestimmten Punkten des Lebens begegnen, machen uns nicht zu hilflosen Opfern unveränderlicher Umstände. Nicht alles läuft immer nach Plan und nicht alles, was kaputtgeht, lässt sich reparieren, doch wenn wir lieben und vergeben, werden wir weiterhin wachsen.

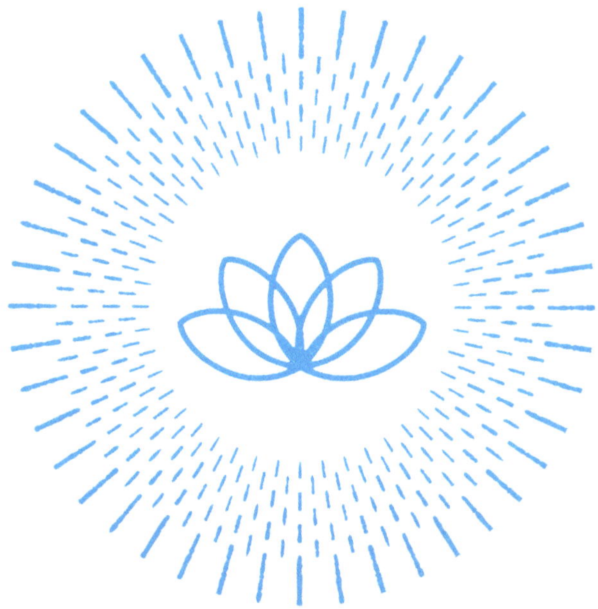

Vom Herzen ausgehende Selbsterforschung

Eine der einfachsten und schönsten Methoden, sich selbst und die Welt zu wandeln, besteht darin, eine freundliche Handlung auf die nächste folgen zu lassen. Das heißt gewöhnlich, jemandem zu helfen, ihm ein Kompliment zu machen oder zu danken. Es muss nichts Großartiges sein. Sie können ganz einfach freundlich sein, indem Sie einem Fremden auf der Straße einen guten Morgen wünschen, anbieten, für ältere Nachbarn einzukaufen, alte Kleidung einer wohltätigen Organisation schenken, Ihrer Sekretärin auf der Arbeit einen Kaffee bringen, einer Freundin, die eine schwere Zeit durchmacht, Blumen schicken, den Abwasch für die Familie erledigen, ein tolles Buch weitergeben, wenn Sie es ausgelesen haben, oder jemandem wirklich zuhören, der Ihnen sein Herz ausschütten will.

Freundlichkeit ist ansteckend. Wie ein Stein, der in einen Teich geworfen wird und Wellen verursacht, wird sie sich in der Welt ausbreiten. Unterschätzen Sie nie die Macht einer freundlichen Geste.

Transformations-Sequenz

Yoga kann so gut Veränderungen bewirken, weil es uns wieder in Kontakt zu unserer Intuition bringt. Dann können wir unsere tiefsten Wünsche erkennen und uns dazu inspirieren lassen, das Leben zu leben, von dem wir geträumt haben. Die heutige Sequenz gibt Ihnen ein Grundgerüst für Ihre Übungen und bittet Sie, auf Ihre Intuition zu hören und eine Folge von Haltungen auszuwählen, die hier und heute für Sie richtig sind. Sie soll dazu passen, wie Sie sich im Augenblick körperlich und energetisch fühlen und mit welcher Absicht Sie sich auf Ihre Yoga-Matte begeben.

Transformations-Meditation

Meditation dient nicht nur unserem eigenen Wohl. Was wir beim Meditieren lernen, soll uns auch helfen, anderen zu dienen und dafür zu sorgen, dass sie das Beste von uns bekommen. Deshalb sollte die Meditation zum Alltag gehören – Meditation in Aktion. Das zu lernen, kann Jahre dauern, denn dazu muss man in der Lage sein, über die Welt zu meditieren und zugleich in ihr zu funktionieren. Dabei kann jede unserer Erfahrungen uns tiefer in die Meditation führen. Ihr Raum gewährt uns innere Ruhe, während wir unseren Alltag beobachten, auf ihn reagieren und in ihm handeln und dabei bewusst leben statt aus bloßer Gewohnheit.

Experimentieren Sie während der kommenden Tage, Wochen und Jahre mit der Meditation in Aktion. Konzentrieren Sie sich beim Gehen auf Ihren Atem, beim Essen lenken Sie Ihre Aufmerksamkeit auf die Gedanken, die Ihnen durch den Kopf gehen, und wenn Sie mit jemandem interagieren, beobachten Sie, wohin Ihre Gedanken abschweifen. Lassen Sie sich nicht in Richtung Unruhe, Begehren oder Angst ziehen, sondern versuchen Sie, in Ihrem meditativen Raum zu bleiben, damit Sie jede Erfahrung als Gelegenheit begreifen, Ihr persönliches Wachstum voranzubringen.

Tag 21: Transformations-Sequenz

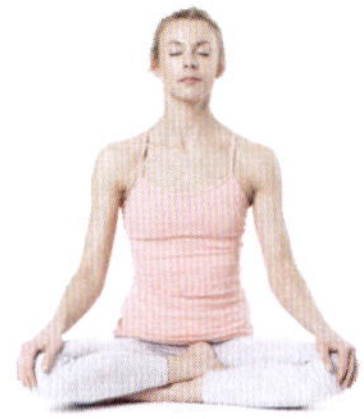

1 Bequemer Sitz – 1–2 Minuten. Absicht formulieren

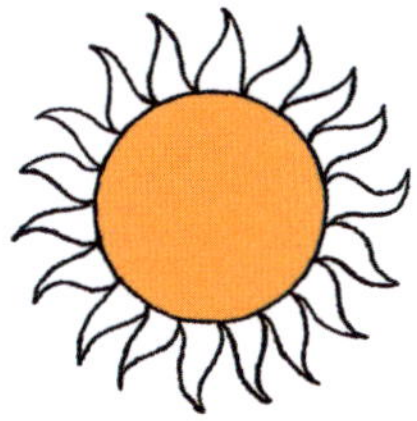

2 Neustart-Sequenz – 3–10 Runden, je nach Energie

3 Intuitive Haltungen – 5–10 selbst gewählte Haltungen

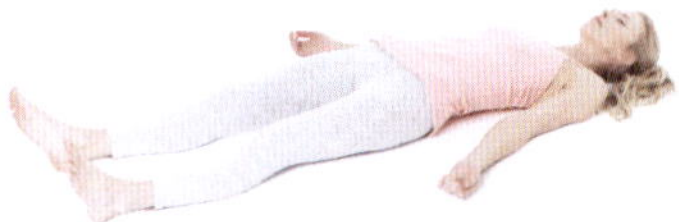

4 Totenhaltung – 5–10 Minuten

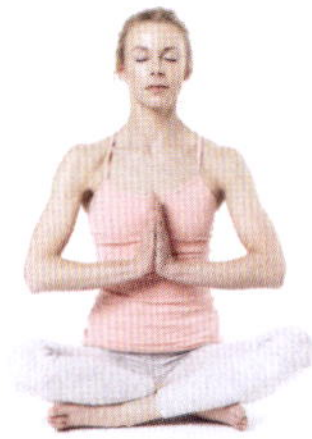

5 Meditation

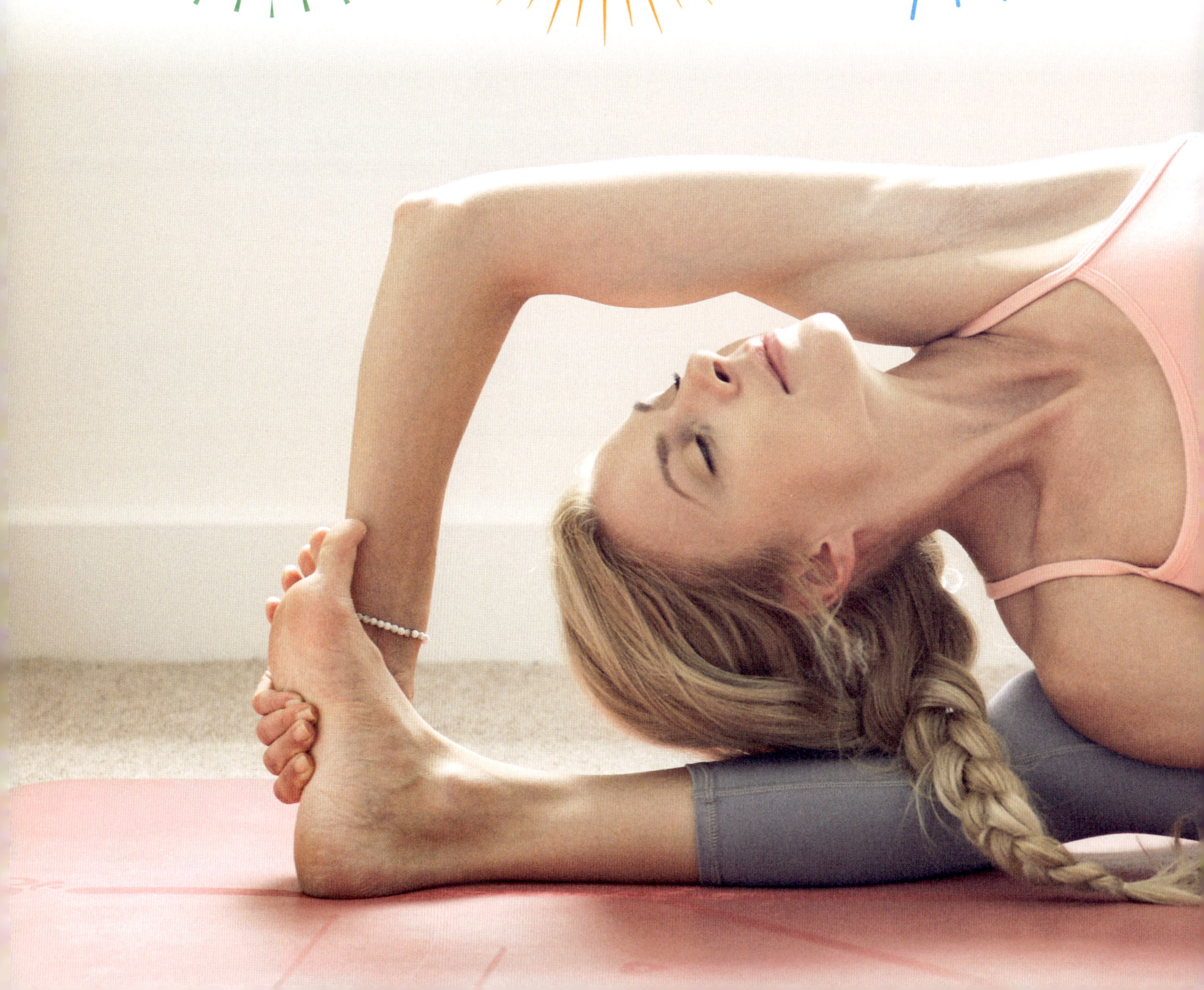

Teil 4: Übungsreihen für mehr Wohlbefinden

Wenn Sie mit Problemen wie Erschöpfung, Ängsten und Depressionen zu kämpfen haben, kann Yoga besonders hilfreich sein, ebenso bei Schlafproblemen und mangelnder Körperakzeptanz. Dafür eigenen sich die folgenden fünf Sequenzen. Jede konzentriert sich auf bestimmte Muskeln und Chakras und nutzt Haltungskombinationen, die Ihnen bei speziellen Problemen Erleichterung verschaffen.

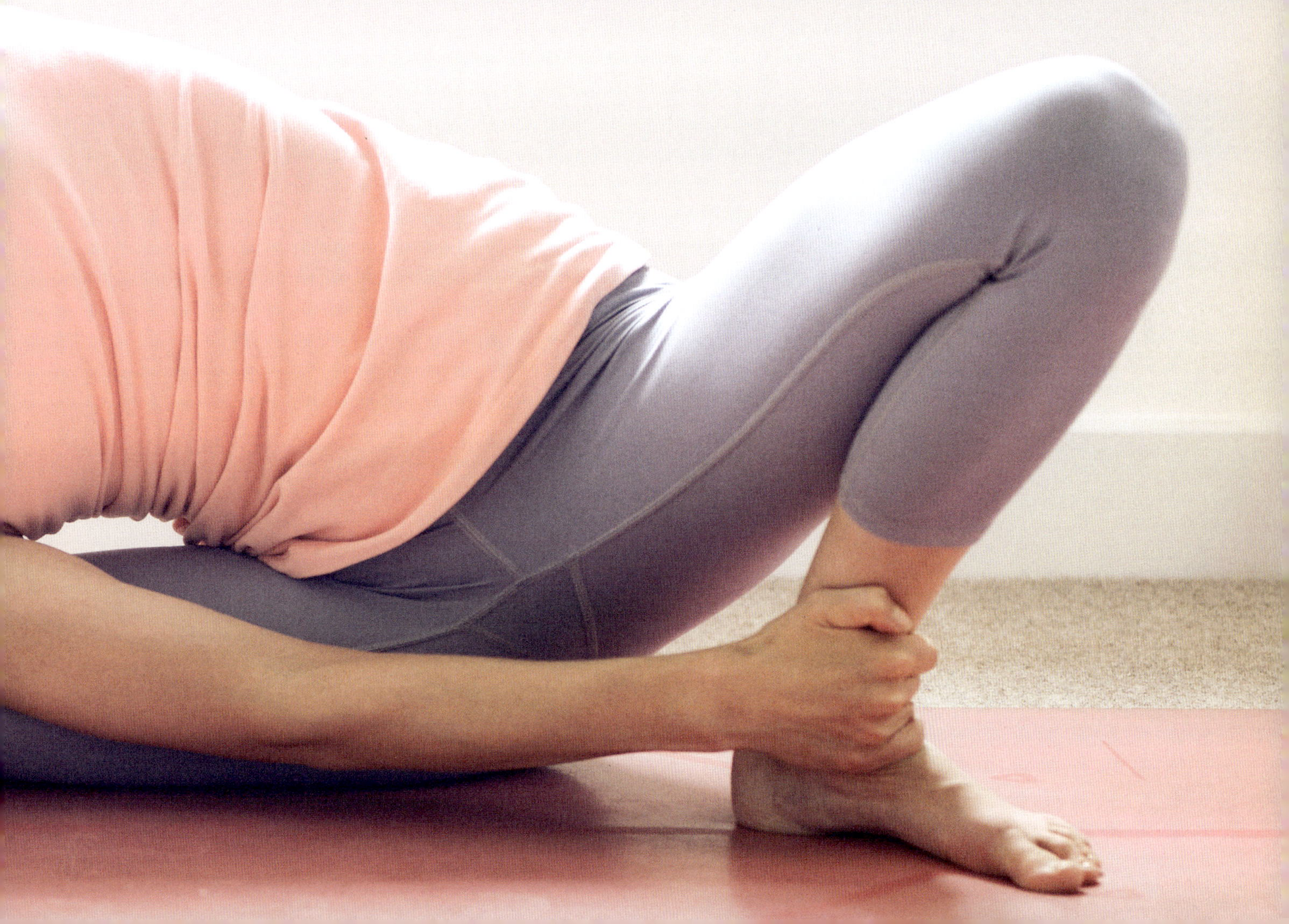

Yoga zum Abbau von Ängsten

Yoga lässt sich gut bei Ängsten einsetzen, weil es uns lehrt, im Augenblick zu bleiben. Sich auf jeden Atemzug zu konzentrieren und den Körper in verschiedenen Haltungen zu spüren, verankert uns in der Gegenwart und kann emotionale Aufregung lindern. Statt ängstlich auf Sorgen und beunruhigende Gedanken zu reagieren, betrachten wir sie mit Neugier und lassen sie dann los. Dieser Ablauf konzentriert sich darauf, Stress in den Muskeln abzubauen, die sich in unruhigen Lebenslagen verspannen, um Ruhe und Gelassenheit zu vermitteln.

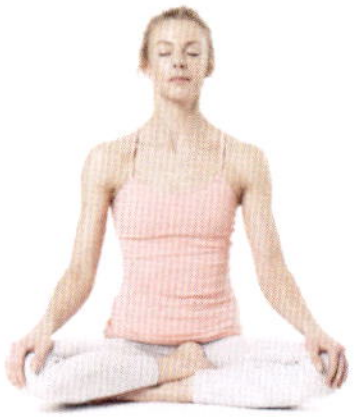

1 **Bequemer Sitz** – 1–2 Minuten. Absicht formulieren

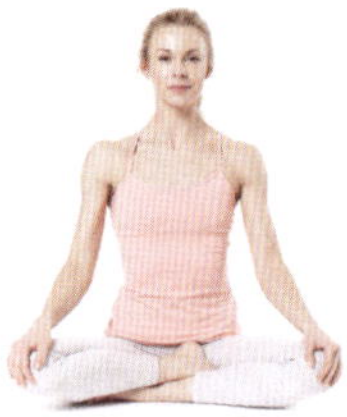

2 **Ozean-Atmung** – 3 Minuten

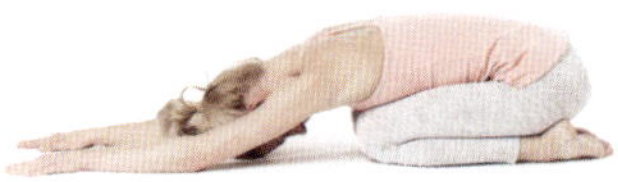

3 **Kindhaltung** – 2 Minuten

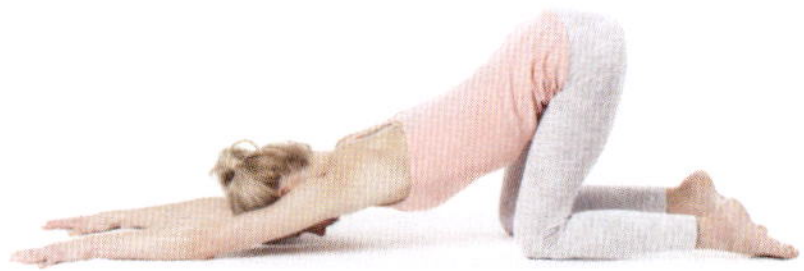

4 **Gestreckte Welpenhaltung** – 2 Minuten

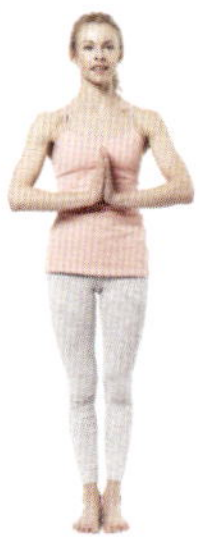

5 **Berg** – 10 Atemzüge

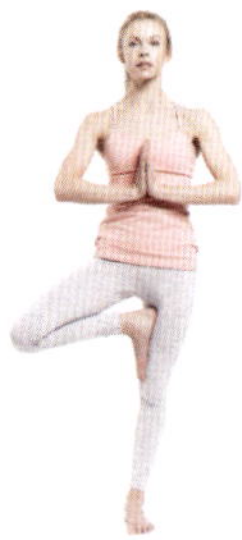

6 **Baum** – 10 Atemzüge, auf der anderen Seite wiederholen

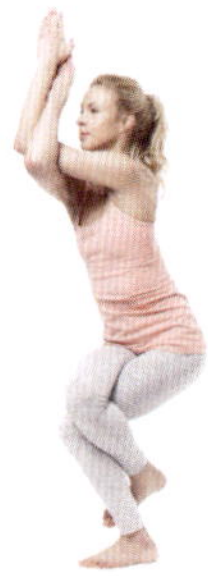

7 **Adler** – 10 Atemzüge, auf der anderen Seite wiederholen

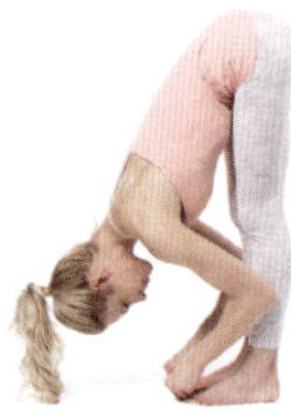

8 **Vorbeuge im Stand** – 10 Atemzüge

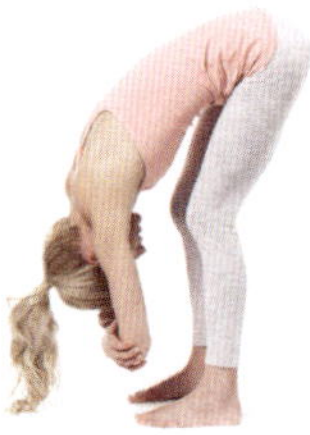

9 **Lockere Vorbeuge** – 2 Minuten

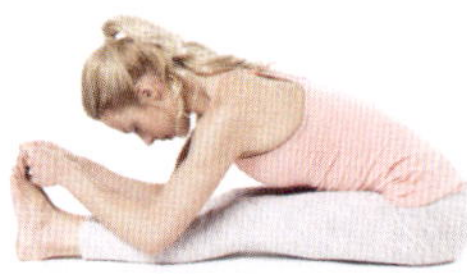

10 **Vorbeuge im Sitzen** – 10 Atemzüge

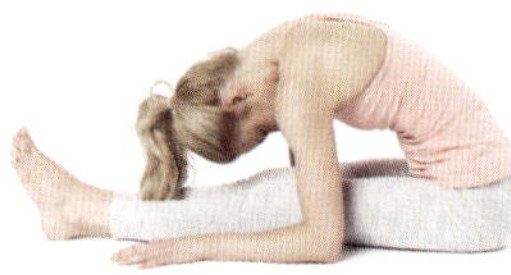

11 **Raupe** – 2 Minuten

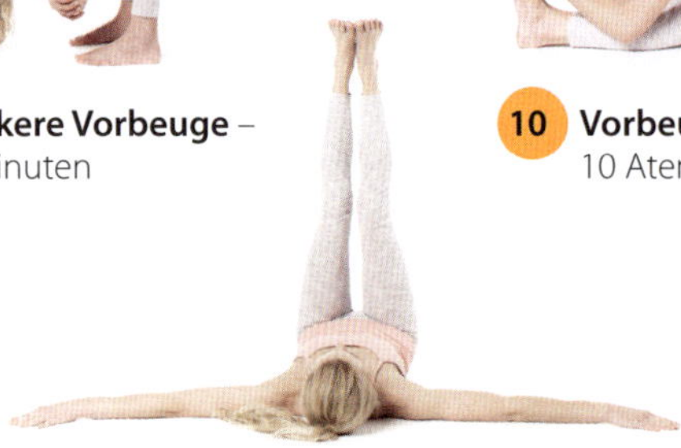

12 **Sanfte Umkehrhaltung** – 3 Minuten

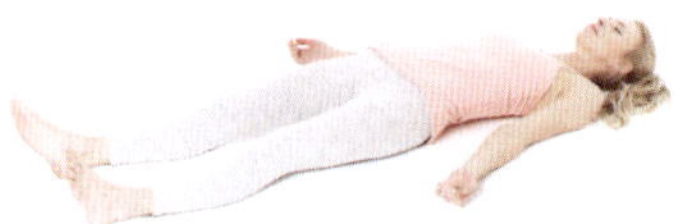

13 **Totenhaltung** – 5–10 Minuten

Mit Yoga Depressionen lindern

Yoga hilft, Depressionen zu lindern, indem es die Produktion des Neurotransmitters γ-Aminobuttersäure (GABA) im Gehirn anregt. Menschen mit Depressionen haben häufig einen niedrigen GABA-Spiegel und Forschungen haben gezeigt, dass er sich durch Yoga erhöhen lässt. Das führt zu Ruhe und Entspannung. Es wurde auch festgestellt, dass Gefühlslagen wie Depressionen die Herzfunktion beeinflussen. Daher soll diese Sequenz Spannungen in der Brust lösen, um Stress abzubauen, die Körperhaltung zu verbessern und die Stimmung zu heben.

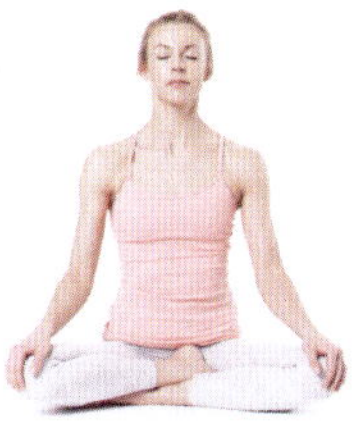

1 Bequemer Sitz – 1–2 Minuten. Absicht formulieren

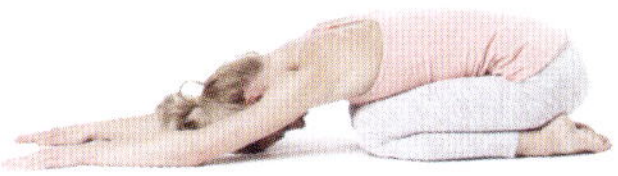

2 Kindhaltung – 2 Minuten

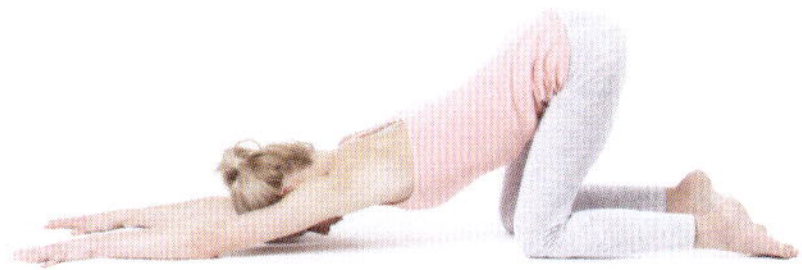

3 Gestreckte Welpenhaltung – 2 Minuten

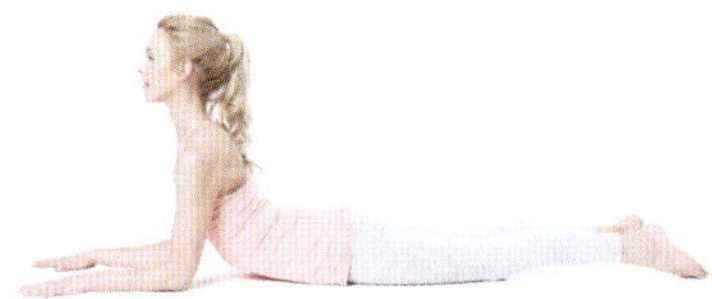

4 Sphinx – 2 Minuten

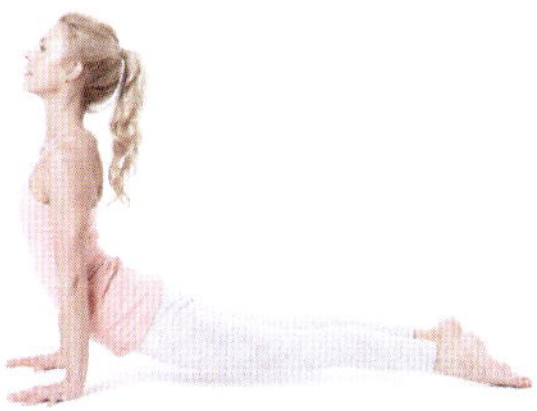

5 Hinaufschauender Hund – 10 Atemzüge, in die nächste Haltung übergehen

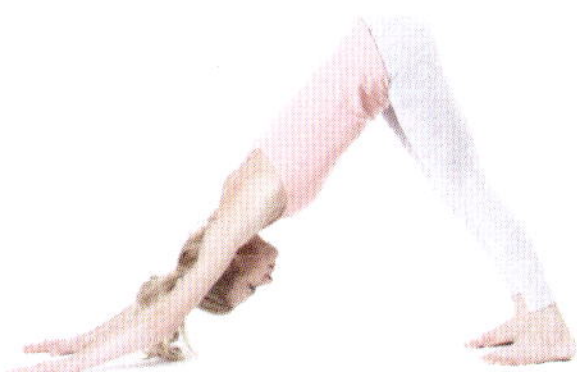

6 Herabschauender Hund – 10 Atemzüge, in die nächste Haltung übergehen

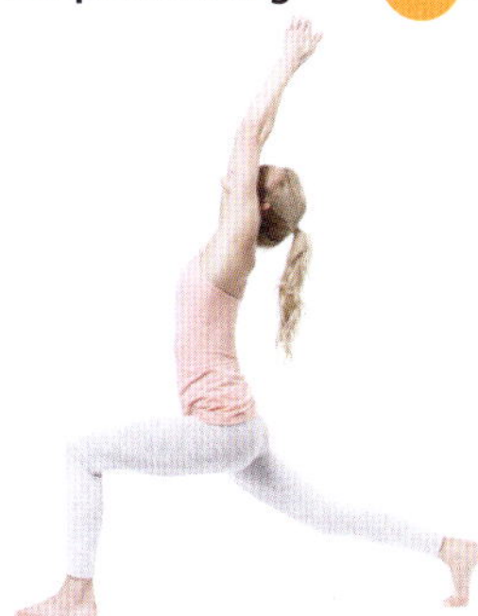

7 Krieger 1 – 10 Atemzüge, auf der anderen Seite über den Herabschauenden Hund wiederholen

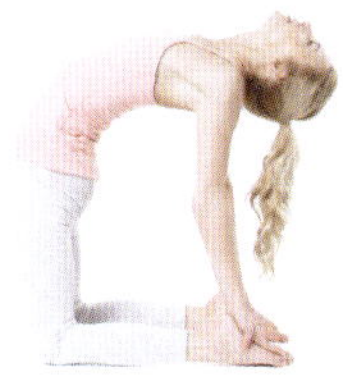

8 Kamel – 5 Atemzüge. 2-mal wiederholen

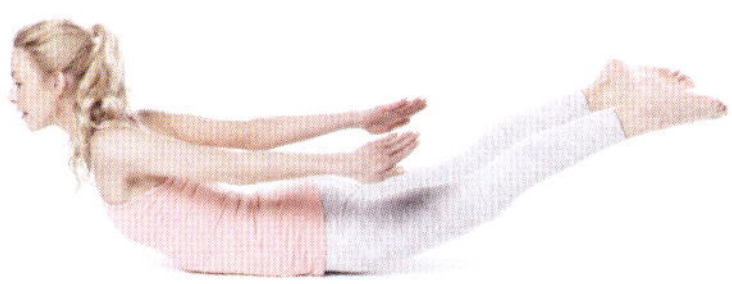

9 Heuschrecke – 5 Atemzüge. 2-mal wiederholen

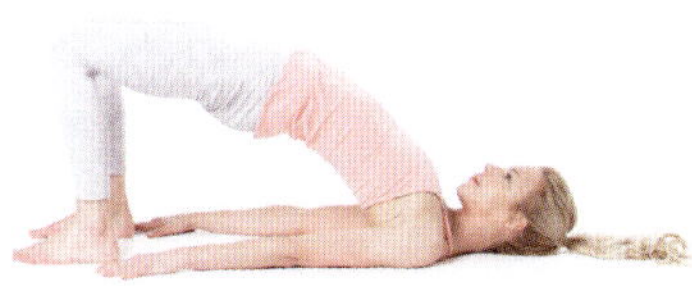

10 Schulterbrücke – 5 Atemzüge. 2-mal wiederholen

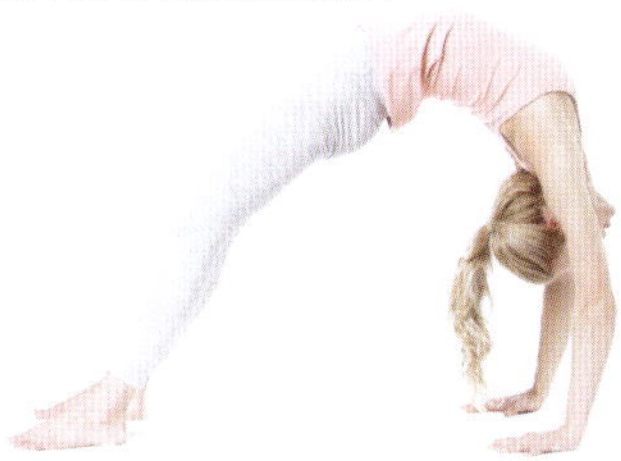

11 Rad – 5 Atemzüge. 2-mal wiederholen

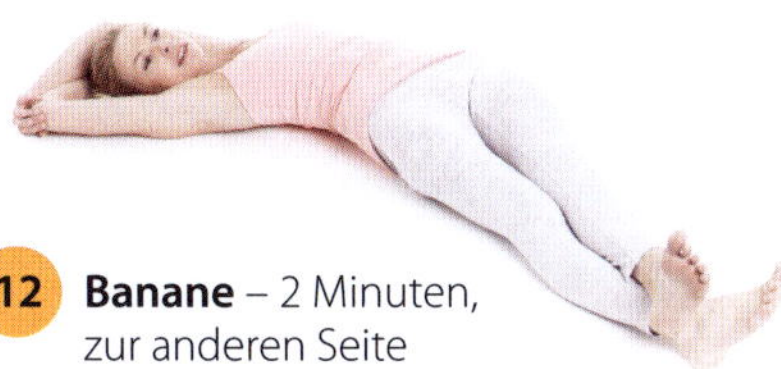

12 Banane – 2 Minuten, zur anderen Seite wiederholen

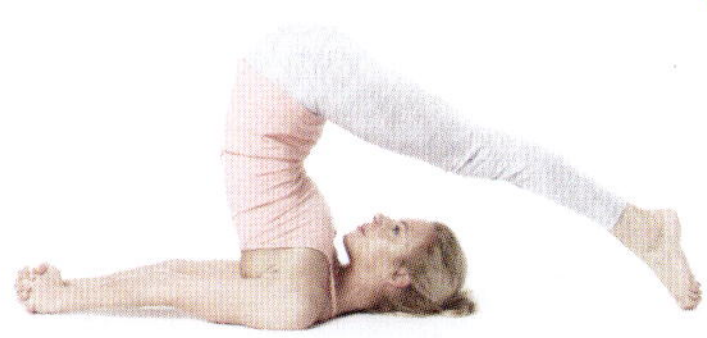

13 Pflug – 1 Minute

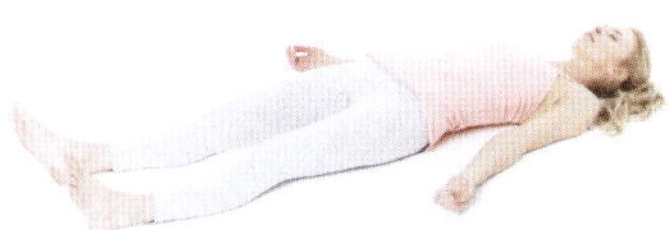

14 Totenhaltung – 5–10 Minuten

Yoga für ein positives Körperbild

Yoga eröffnet den Weg zu einer neuen Einstellung zum Körper. Statt ihn nach seinem Aussehen zu beurteilen, wird beim Yoga die Aufmerksamkeit nach innen gerichtet und ein Bewusstsein dafür entwickelt, wie es ist, im eigenen Körper zu leben. Wo fühlt er sich eng an? Wo gibt es Verspannungen? Wo bin ich offen? Was spüre ich, wenn ich die einzelnen Haltungen übe? So verändert sich das Körperempfinden auch im Alltag und wir pflegen den Körper, statt ihn zu bestrafen. Eine mangelnde Körperwahrnehmung führt zu Unsicherheit. Diese Sequenz enthält deshalb erdende Übungen, die Stärke, Stabilität und Mut vermitteln.

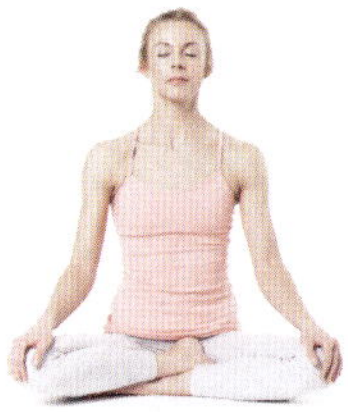

1 **Bequemer Sitz** – 1–2 Minuten. Absicht formulieren

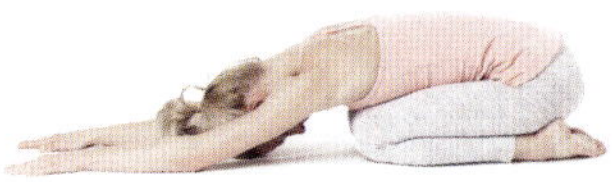

2 **Kindhaltung** – 2 Minuten

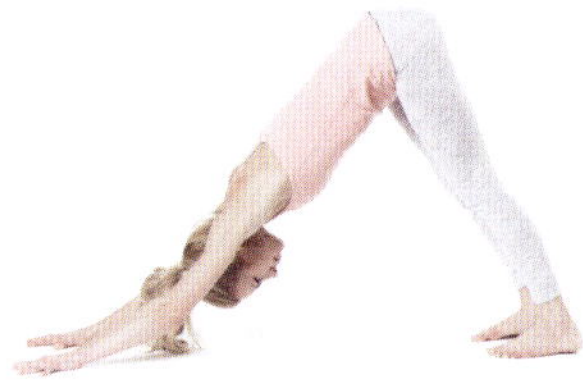

3 **Herabschauender Hund** – 10 Atemzüge

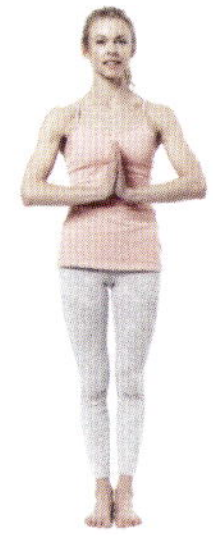

4 **Berg** – 10 Atemzüge

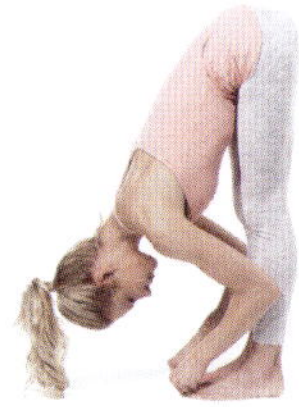

5 **Vorbeuge im Stand** – 10 Atemzüge

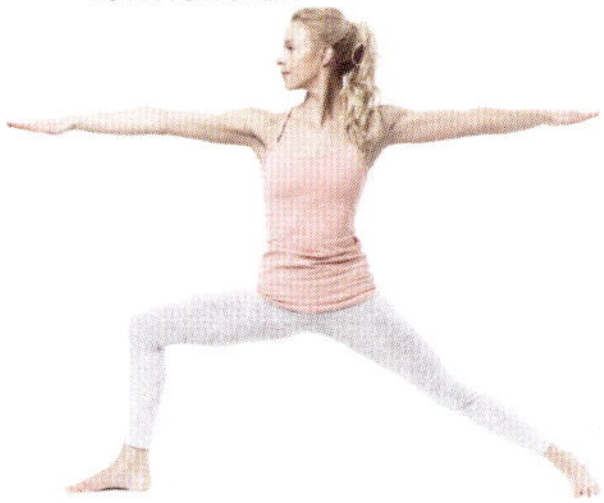

6 **Krieger 2** – 10 Atemzüge,, in die nächste Haltung übergehen

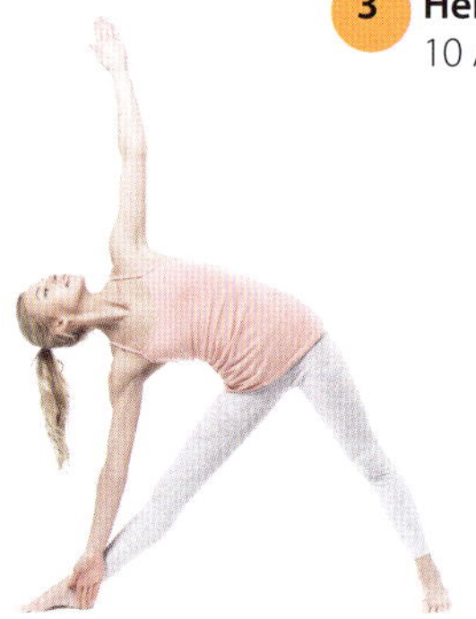

7 **Dreieck** – 10 Atemzüge, Haltungen 6 und 7 auf der anderen Seite wiederholen

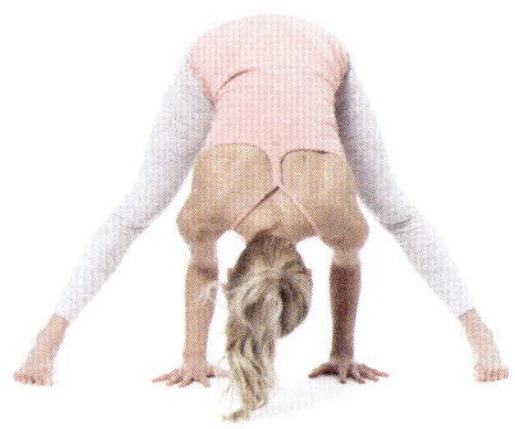

8 **Gegrätschte Vorbeuge im Stand** – 10 Atemzüge

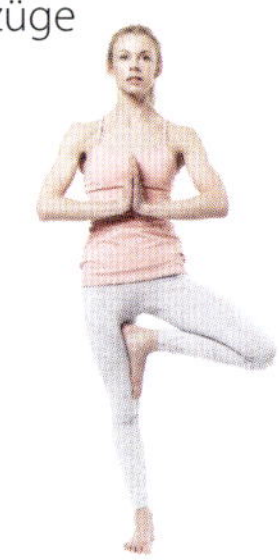

9 **Baum** – 10 Atemzüge, auf der anderen Seite wiederholen

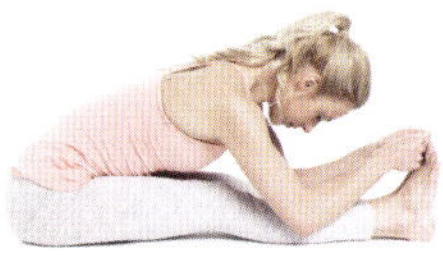

10 **Vorbeuge im Sitzen** – 10 Atemzüge

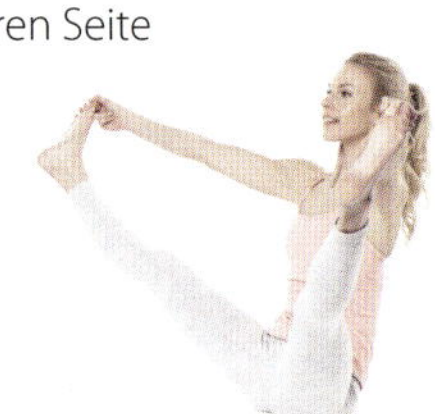

11 **Grätsche im Sitzen** – 10 Atemzüge

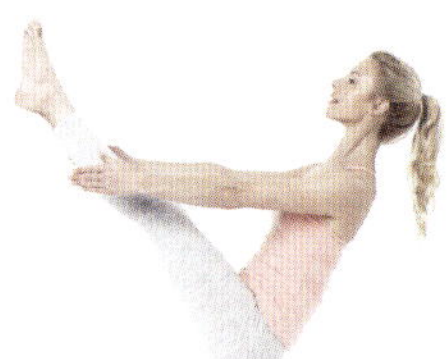

12 **Boot** – 10 Atemzüge

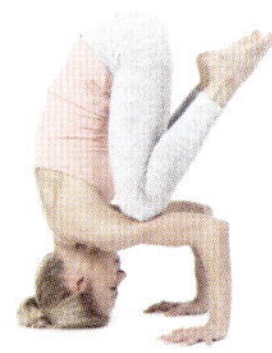

13 **Kopfstand-Vorbereitung** – 2 Minuten ausprobieren

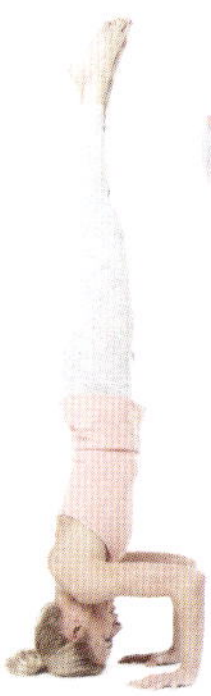

14 **Kopfstand** – 2 Minuten ausprobieren

15 **Schulterstand** – 10 Atemzüge

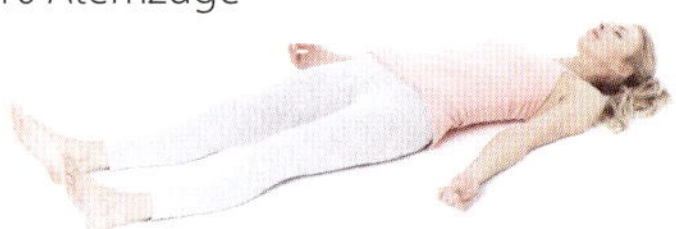

16 **Totenhaltung** – 5–10 Minuten

Yoga für besseren Schlaf

Yoga verhilft uns zu einer angenehmen Nachtruhe, weil es den Geist beruhigt, körperliche Anspannungen löst und den Parasympathikus des Nervensystems aktiviert, der für Ruhe, Entspannung und Verdauung zuständig ist. Forschungen haben belegt, dass Yoga gegen Schlaflosigkeit wirkt. Diese Sequenz ist also ein wunderbarer Weg, um Körper und Geist vor dem Schlafengehen zu beruhigen. Sie können sie sogar im Bett üben.

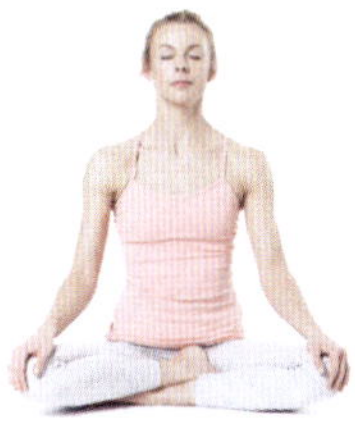

1 **Bequemer Sitz** – 1–2 Minuten. Absicht formulieren

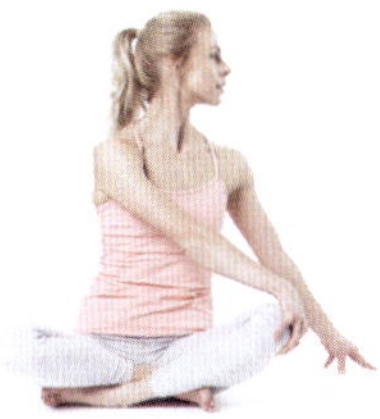

2 **Gedrehter Sitz** – 10 Atemzüge, auf der anderen Seite wiederholen

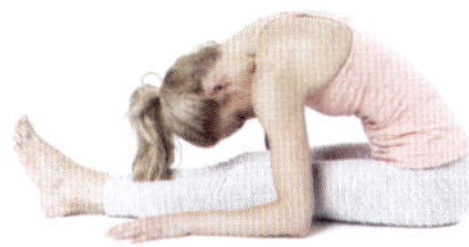

3 **Raupe** – 2 Minuten

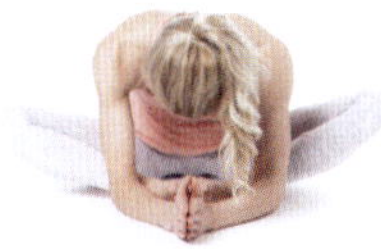

4 **Schmetterling** – 2 Minuten

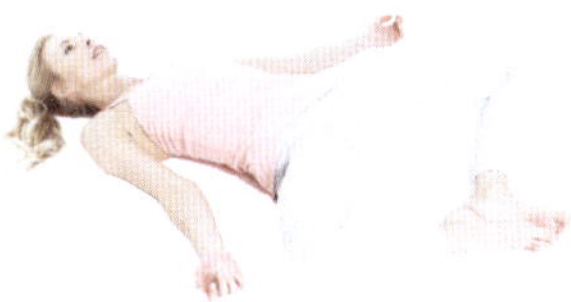

5 **Schlafender Schmetterling** – 2 Minuten

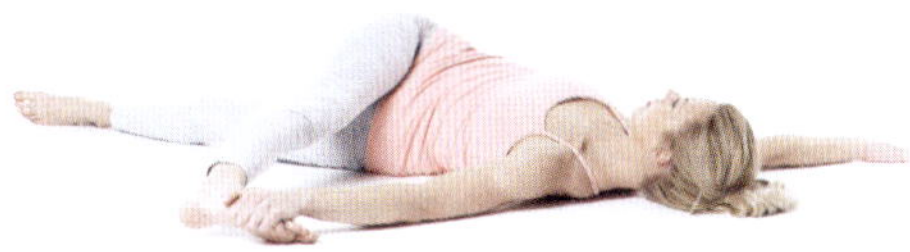

6 **Krokodil** – 3 Minuten, auf der anderen Seite wiederholen

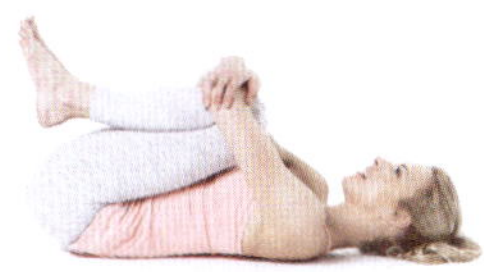

7 **Knie-zur-Brust-Haltung** – 2 Minuten

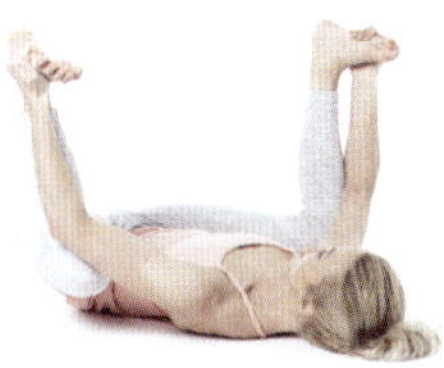

8 **Happy Baby** – 2 Minuten

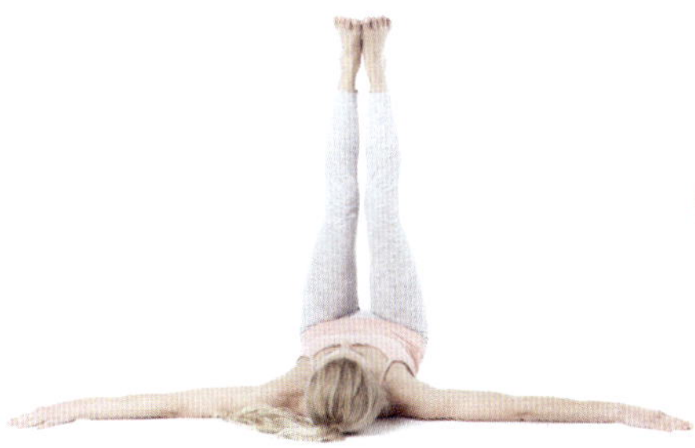

9 **Sanfte Umkehrhaltung** – 5 Minuten

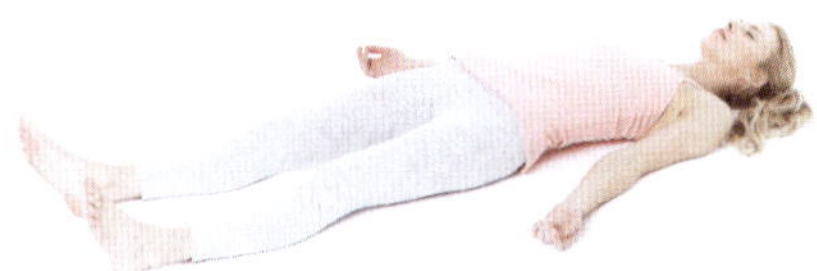

10 **Totenhaltung** – 5–10 Minuten

Mehr Energie mit Yoga

Mit Yoga lässt sich die Erschöpfung reduzieren. Es wirkt belebend, weil es Energieblockaden im Körper löst. Durch Körperbewegung werden Nervensystem und Kreislauf geweckt. Wir fühlen uns wacher und dynamischer. Diese Sequenz konzentriert sich darauf, den Körper zu öffnen und die Wirbelsäule zu strecken, um blockierte Energie und Vitalität freizusetzen.

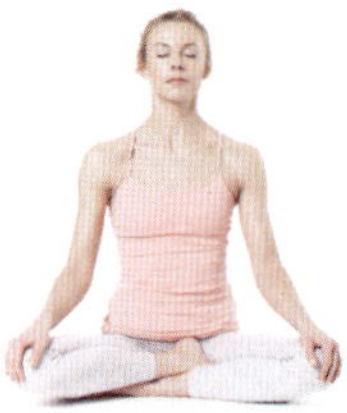

1 Bequemer Sitz – 1–2 Minuten. Absicht formulieren

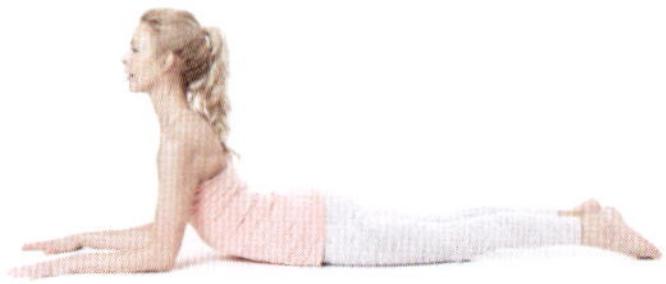

2 Sphinx – 10 Atemzüge

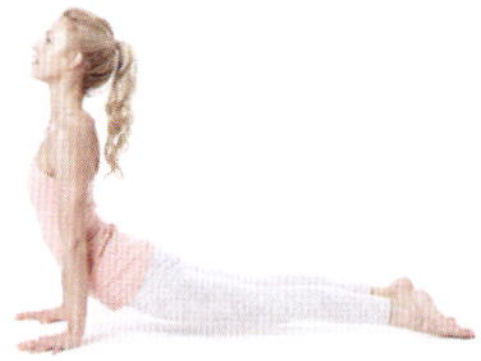

3 Hinaufschauender Hund – 10 Atemzüge

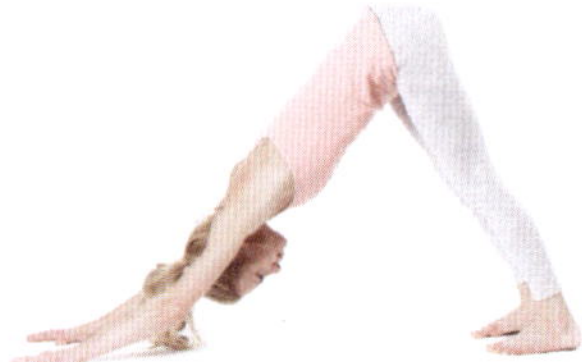

4 Herabschauender Hund – 10 Atemzüge

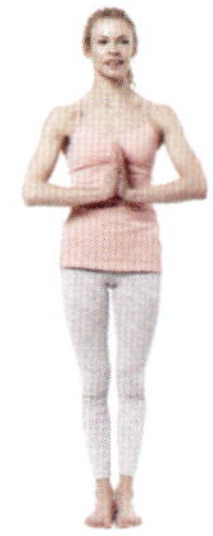

5 Berg – 10 Atemzüge

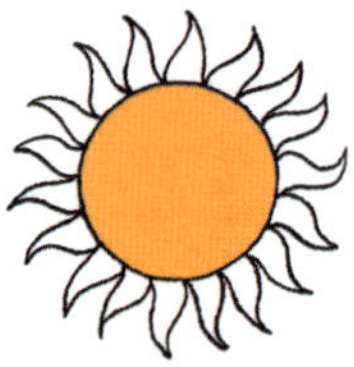

6 Neustart-Sequenz – 3 Runden

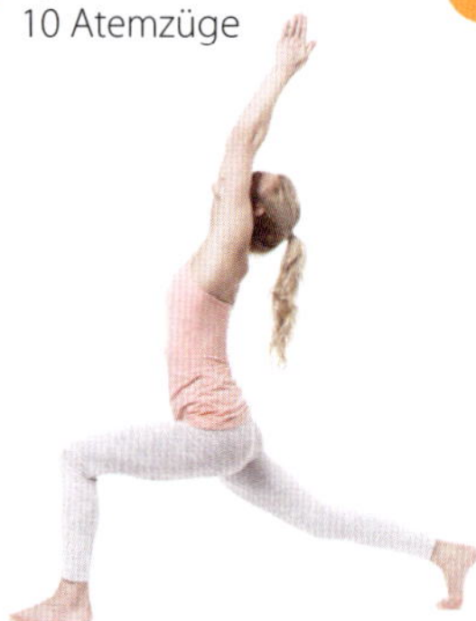

7 Krieger 1 – 10 Atemzüge, in die nächste Haltung übergehen

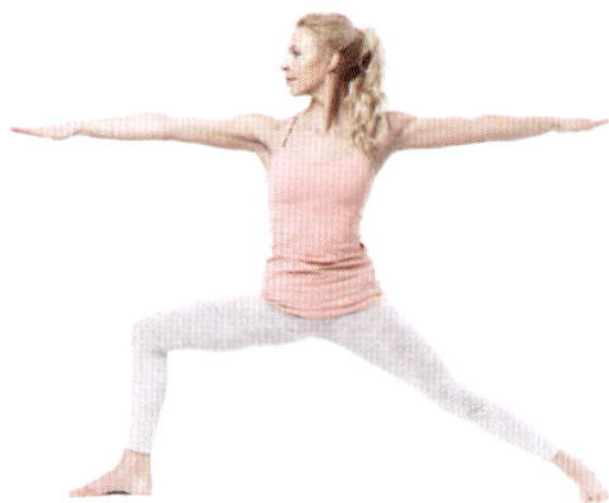

8 Krieger 2 – 10 Atemzüge, in die nächste Haltung übergehen

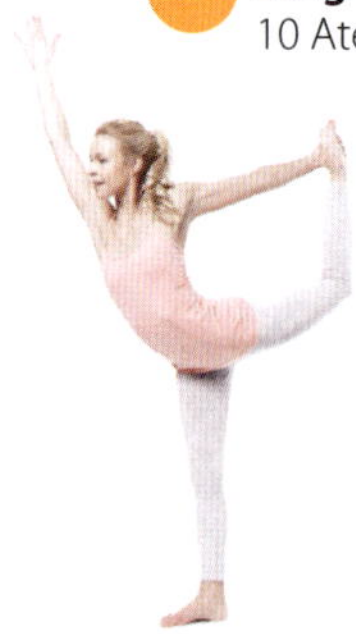

9 Tänzer – 10 Atemzüge, Haltungen 7–10 auf der anderen Seite wiederholen

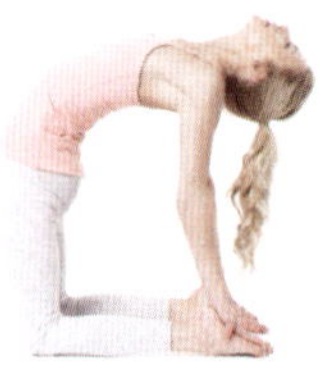

10 Kamel – 10 Atemzüge

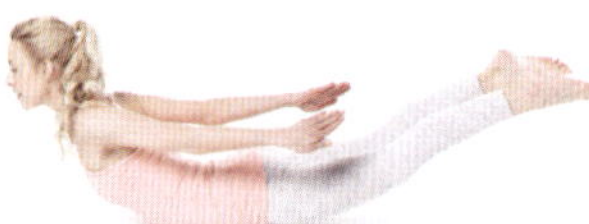

11 Heuschrecke – 10 Atemzüge

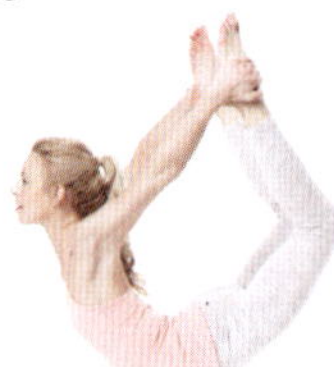

12 Bogen – 10 Atemzüge

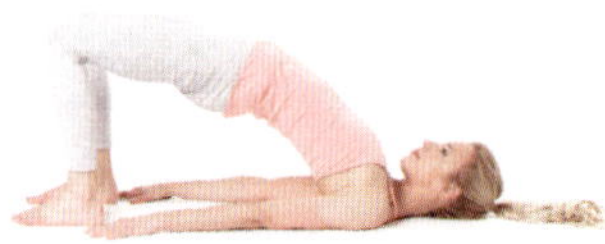

13 Schulterbrücke – 10 Atemzüge

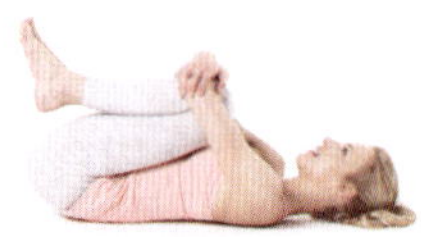

14 Knie-zur-Brust-Haltung – 1 Minute

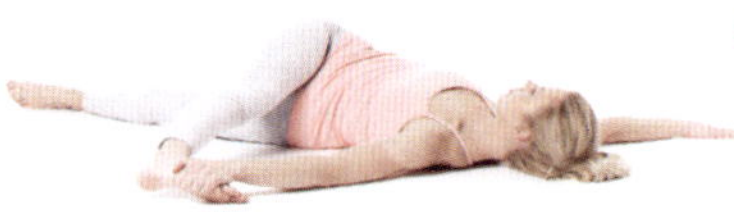

15 Krokodil – 1 Minute, zur anderen Seite wiederholen

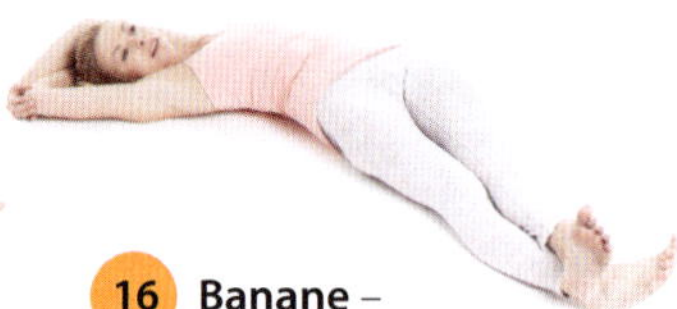

16 Banane – 1 Minute, zur anderen Seite wiederholen

17 Schulterstand – 1 Minute

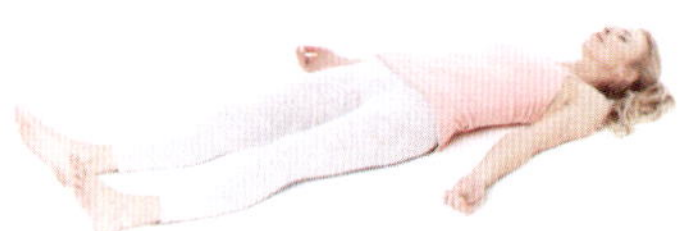

18 Totenhaltung – 5–10 Minuten

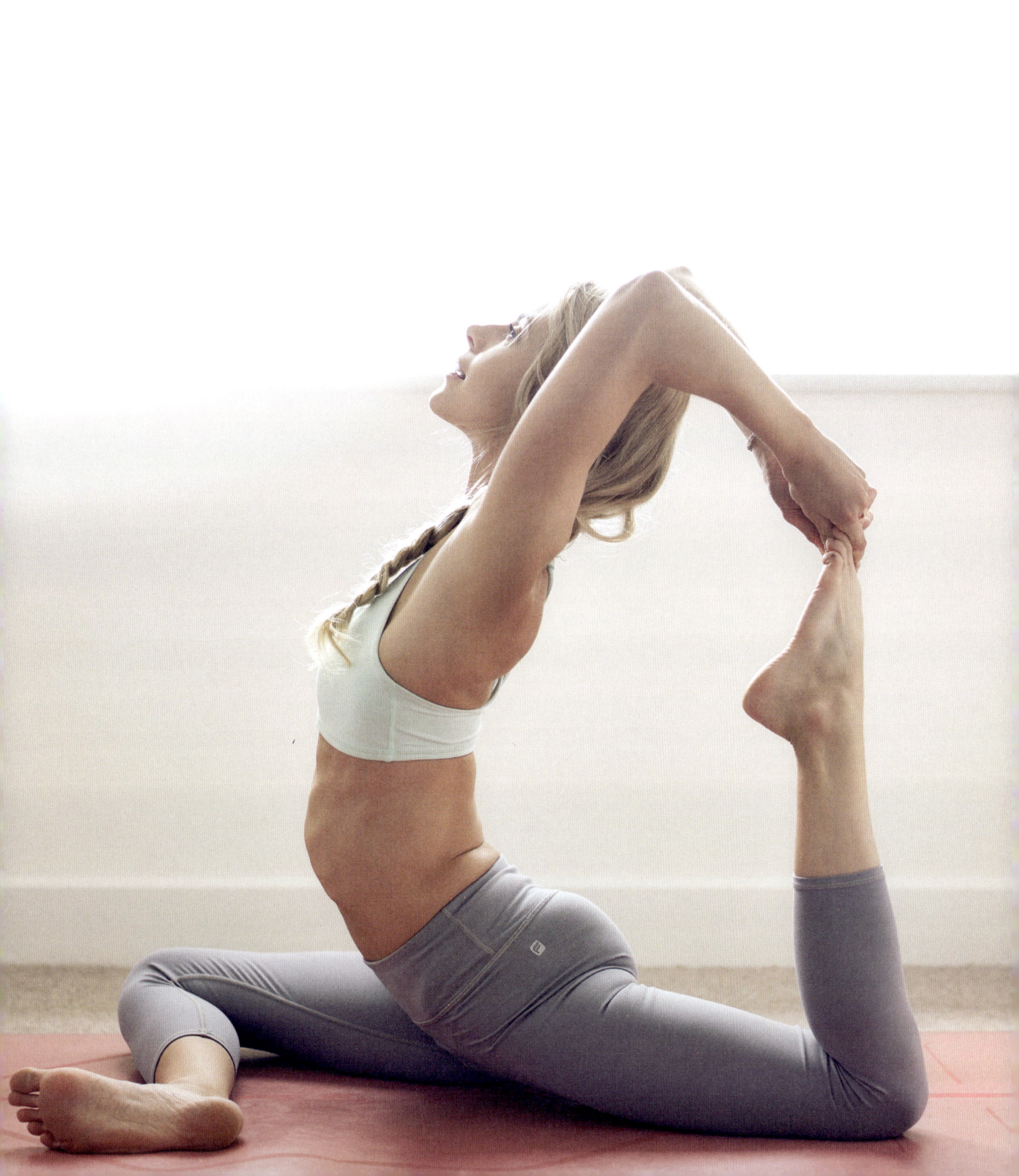

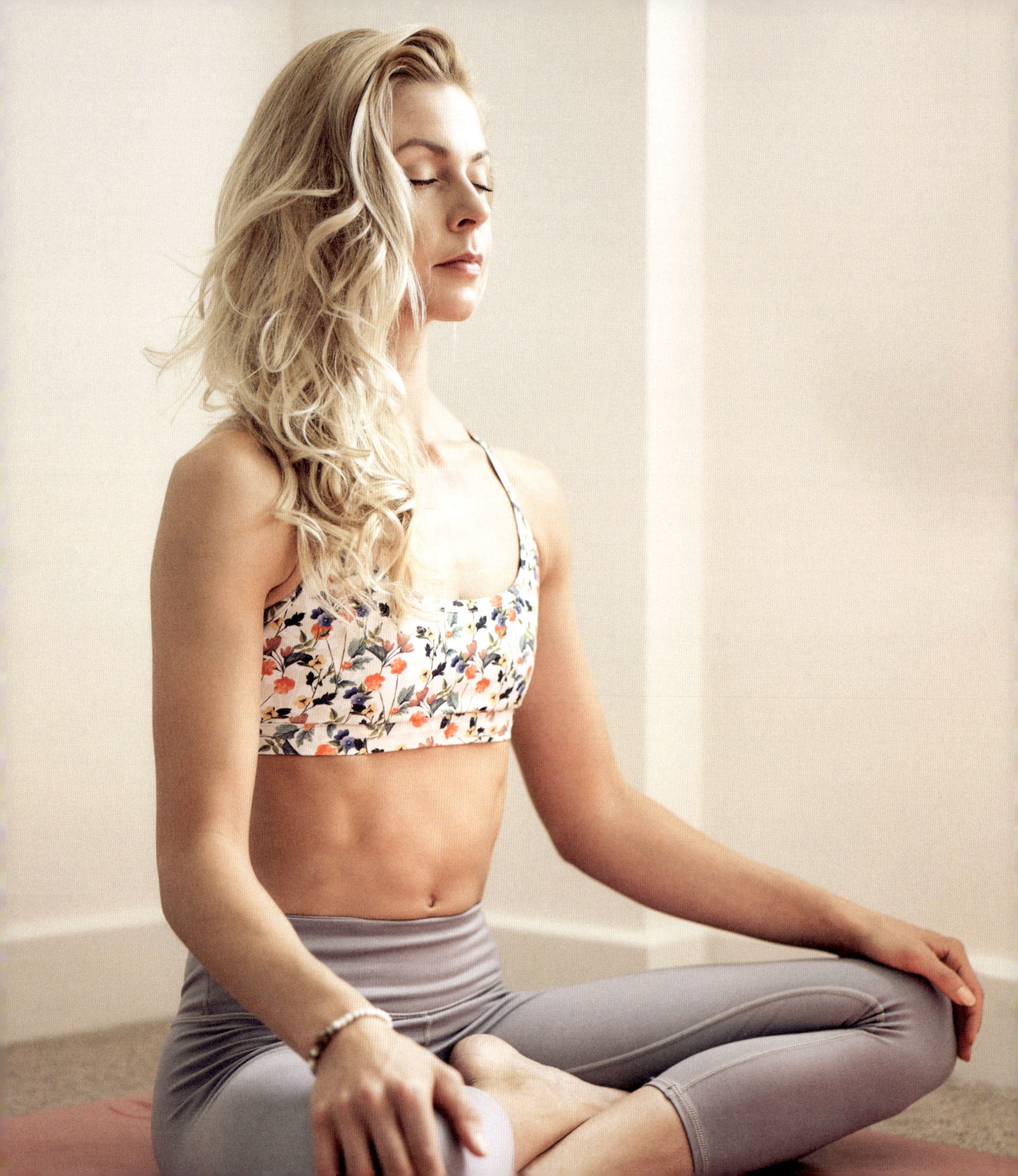

Teil 5: Meditation

Geführte Meditationen sind ein kraftvolles Mittel, um Veränderungen im Leben zu bewirken. Diese Anleitungen führen Sie an einen Ort der Entspannung und nehmen Sie mit auf eine Reise, die Stress abbaut, das Selbstmitgefühl steigert und Ihnen hilft abzuschalten. Das Schöne an Meditationen wie diesen ist, dass sie zu erstaunlichen körperlichen und psychologischen Veränderungen im Alltag führen können. Suchen Sie sich für die folgenden Meditationen einen ruhigen Platz und setzen oder legen Sie sich so bequem hin, dass Sie sich entspannen können. Lesen Sie die Anleitungen achtsam und in Ruhe. In englischer Sprache finden Sie die Meditationen auch unter: www.NicolaJaneHobbs.com

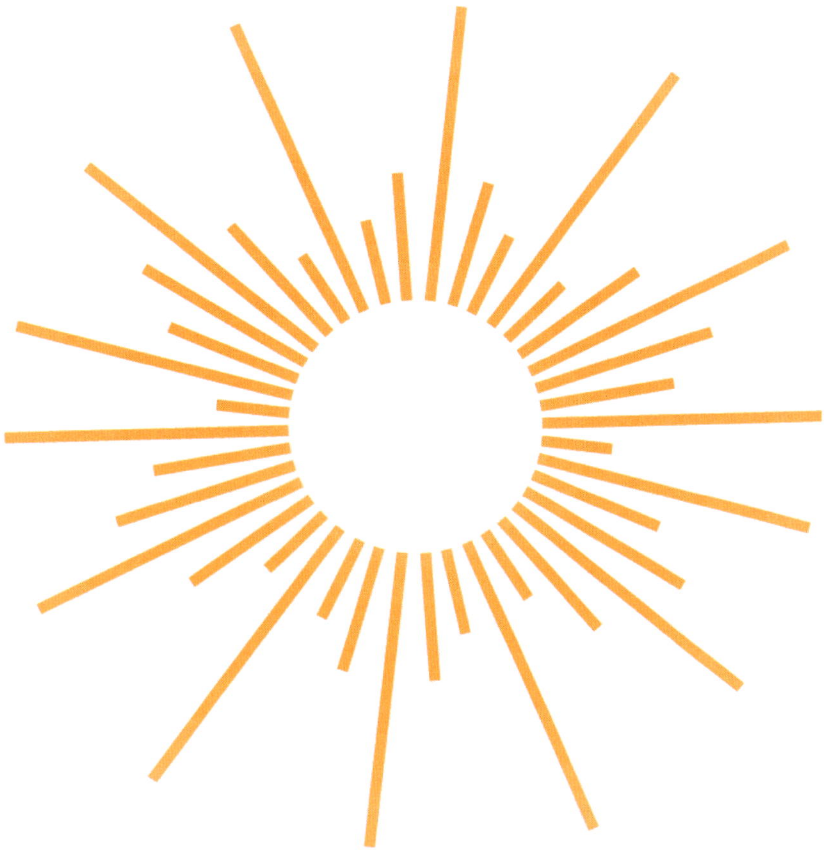

Meditation zur Ganzkörperentspannung

Richten Sie Ihre Aufmerksamkeit auf den Atem.

Atmen Sie tief ein und jedes Mal ein bisschen länger aus.

Lenken Sie jetzt Ihre Aufmerksamkeit auf die Krone des Kopfes und stellen Sie sich vor, dass ein friedvolles Gefühl von dort herabfließt und Ihre Augenhöhlen, Ihre Wangen und den Unterkiefer entspannt.

Spüren Sie, wie dieses Gefühl Ihren Hals erfüllt und Ihre Schultern lockert.

Fühlen Sie es durch Ihre Ober- und Unterarme fließen und alle Verspannungen vom Oberkörper bis in die Fingerspitzen lösen.

Spüren Sie jetzt, wie diese Entspannung in den oberen Rücken strahlt und Ihre ganze Wirbelsäule hinunterläuft, die sich lockert und entspannt.

Lenken Sie nun Ihre Aufmerksamkeit auf Bauch und Brust. Spüren Sie, wie sie sich mit jedem Ein- und Ausatmen hebt und senkt.

Stellen Sie sich nun vor, wie dieses angenehme Gefühl durch Ihr Becken fließt und die Vorder- und Rückseite Ihrer Oberschenkel entspannt.

Lassen Sie es an den Knien hinunterfließen, Ihre Waden lockern und dann die Füße. Alle Spannungen fließen aus dem ganzen Körper durch Ihre Zehenspitzen hinaus. Sie sind entspannt, friedvoll und ruhig.

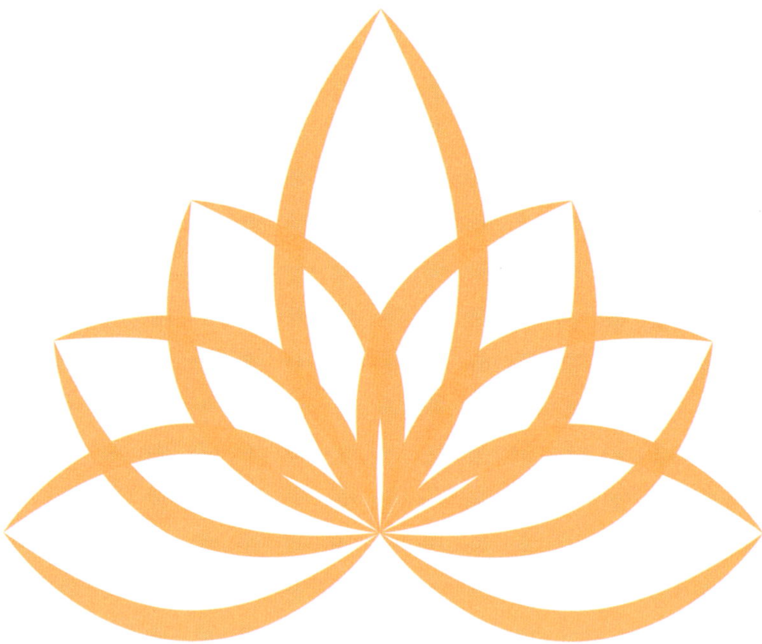

Selbstliebe-Meditation

Richten Sie Ihre Aufmerksamkeit auf Ihren Atem und Ihren Körper.

Spüren Sie, wie Sie sich in diesem Moment fühlen – körperlich, emotional und mental.

Atmen Sie tief ein und erlauben Sie sich, beim Ausatmen vollständig zu entspannen.

Ihr Atem bleibt entspannt. Lenken Sie Ihre Aufmerksamkeit überall dorthin, wo Sie sich angespannt und eng fühlen. Lassen Sie diese Stellen beim Atmen los und die Entspannung den ganzen Körper ausfüllen.

Bleiben Sie ganz entspannt und besinnen Sie sich auf Selbstmitgefühl und Selbstliebe.

Wiederholen Sie in Ruhe die folgenden Sätze und laden Sie Liebe und Mitgefühl in Ihr Leben ein für persönliches Wachstum.

Ich möchte …

mit mir selbst im Reinen sein.

mir erlauben zu wachsen.

mich selbst schätzen.

mich entspannen.

darauf vertrauen, dass ich wieder glücklich werde, wenn es mir schlecht geht.

die Stärke finden, an alles, was ich bin, zu glauben, wenn ich an mir zweifle.

so mutig sein, dass ich meinem Herzen folge, wenn ich Angst habe.

mir meine Fehler vergeben, wenn ich mich nicht mehr selbst liebe.

die Schönheit in meiner Unvollkommenheit sehen, wenn ich mich hässlich fühle.

Stärke in meiner Verletzlichkeit finden, wenn mein Herz gebrochen ist.

wissen, dass ich immer gut genug bin, auch wenn ich mich wertlos fühle.

mich selbst voll und ganz akzeptieren, wenn ich unsicher bin.

auf das Universum vertrauen, wenn ich nicht mehr weiß, wohin.

mich selbst akzeptieren.

mir selbst vertrauen.

mich selbst nähren.

mich selbst lieben.

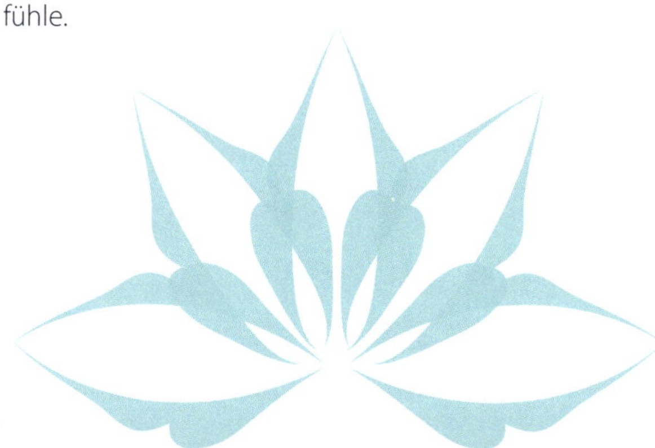

Richten Sie Ihre Aufmerksamkeit wieder auf die Atmung. Atmen Sie tief ein und langsam wieder aus. Spüren Sie Ruhe, Mitgefühl und Vertrauen. Nehmen Sie diese Gefühle mit in Ihr Leben.

Meditation bei Stress und Angst

Richten Sie Ihre Aufmerksamkeit auf den Atem. Atmen Sie immer tiefer ein und immer länger aus.

Ihre Schultern sinken nach unten. Lassen Sie alle Gedanken und Sorgen zurück. Richten Sie Ihr Bewusstsein auf diesen Moment.

Atmen Sie ein und aus.

Stellen Sie sich vor, Sie befinden sich mitten in einem Sturm, einem Wirbelsturm. Um Sie herum herrscht Chaos, aber Sie sind im Auge des Sturms, einem Ort der Ruhe. Das Leben wirbelt um Sie herum, aber Sie sind in Sicherheit.

Atmen Sie ein und aus.

Um Sie herum herrschen Chaos und Durcheinander, aber Sie bleiben ruhig und in Sicherheit.

Atmen Sie ein und aus.

Stellen Sie sich den Sturm als Ihr Leben vor. Es mag anstrengend und hektisch sein, aber Sie bleiben ruhig und zentriert, während der Sturm Sie umwirbelt.

Sie erkennen, dass in Ihrem Leben ein Sturm tobt, aber Sie befinden sich in seinem Auge und sind von einem Kreis aus Frieden umgeben.

Sie sehen, wie Stress und Chaos Sie umgeben, aber Sie bleiben friedlich, entspannt und ruhig.

Atmen Sie ein und aus.

Sie können in den Sturm hinausgehen und in das Chaos hineingezogen werden – oder aber in der ruhigen, friedlichen Mitte bleiben.

Atmen Sie ein und aus.

Spüren Sie den Frieden und die Ruhe beim Betrachten des Sturms, der um Sie herum tobt. Sie bleiben zentriert, ausgeglichen und geerdet.

Vertrauen Sie darauf, dass alles gut ist: ruhig, wohltuend und liebevoll.

Atmen Sie ein und aus.

Spüren Sie den Frieden. Sie sind geerdet, hier, in diesem Moment. Sie wissen, dass Sie sich entscheiden können, ob Sie sich in den Sturm hineinziehen lassen oder ruhig und zentriert in der Mitte bleiben.

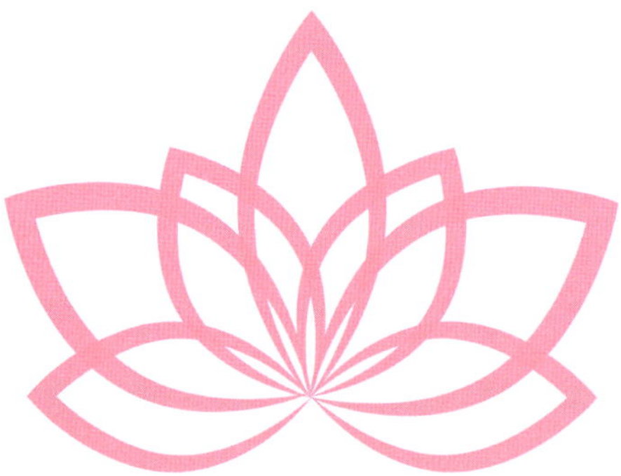

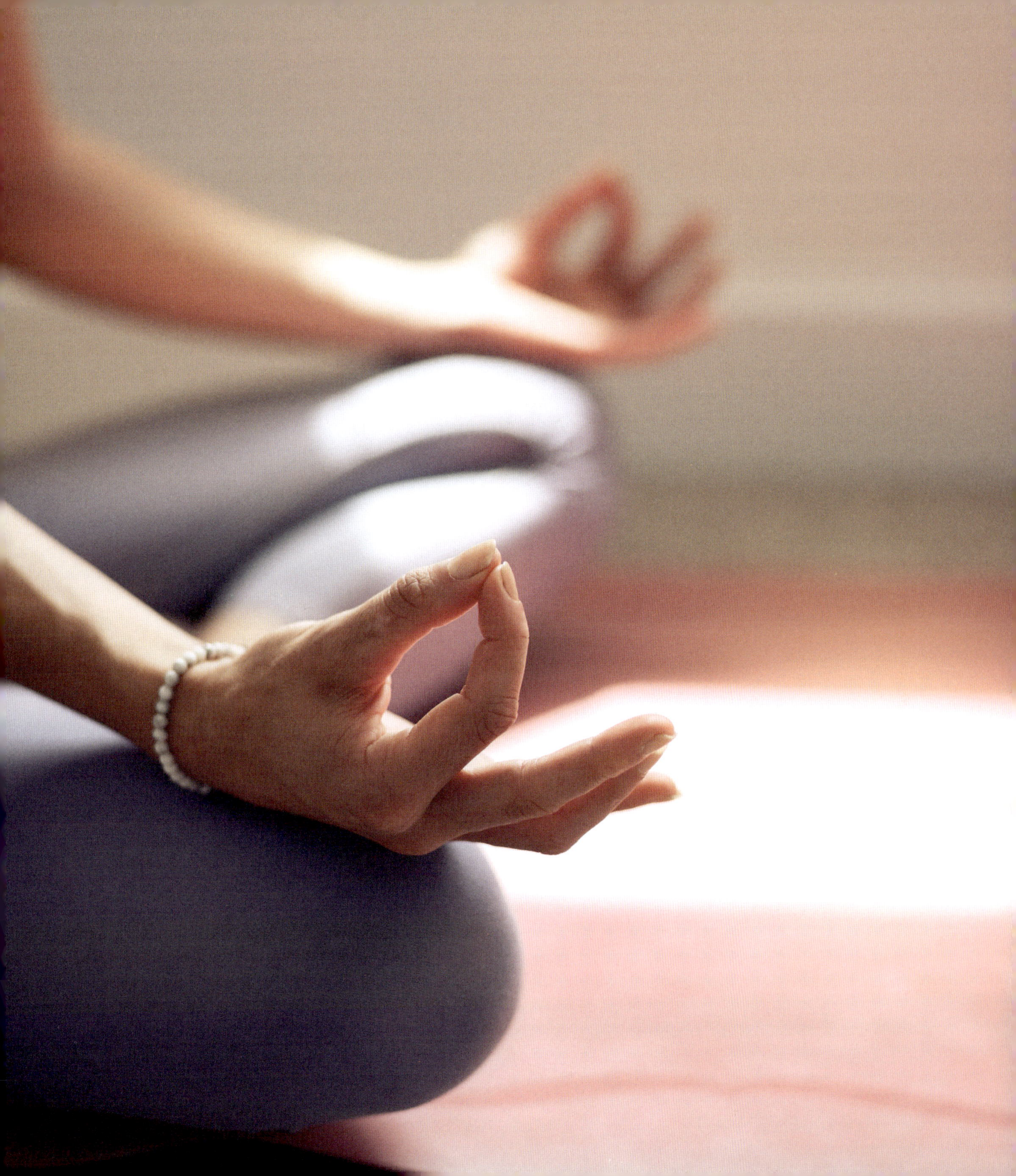

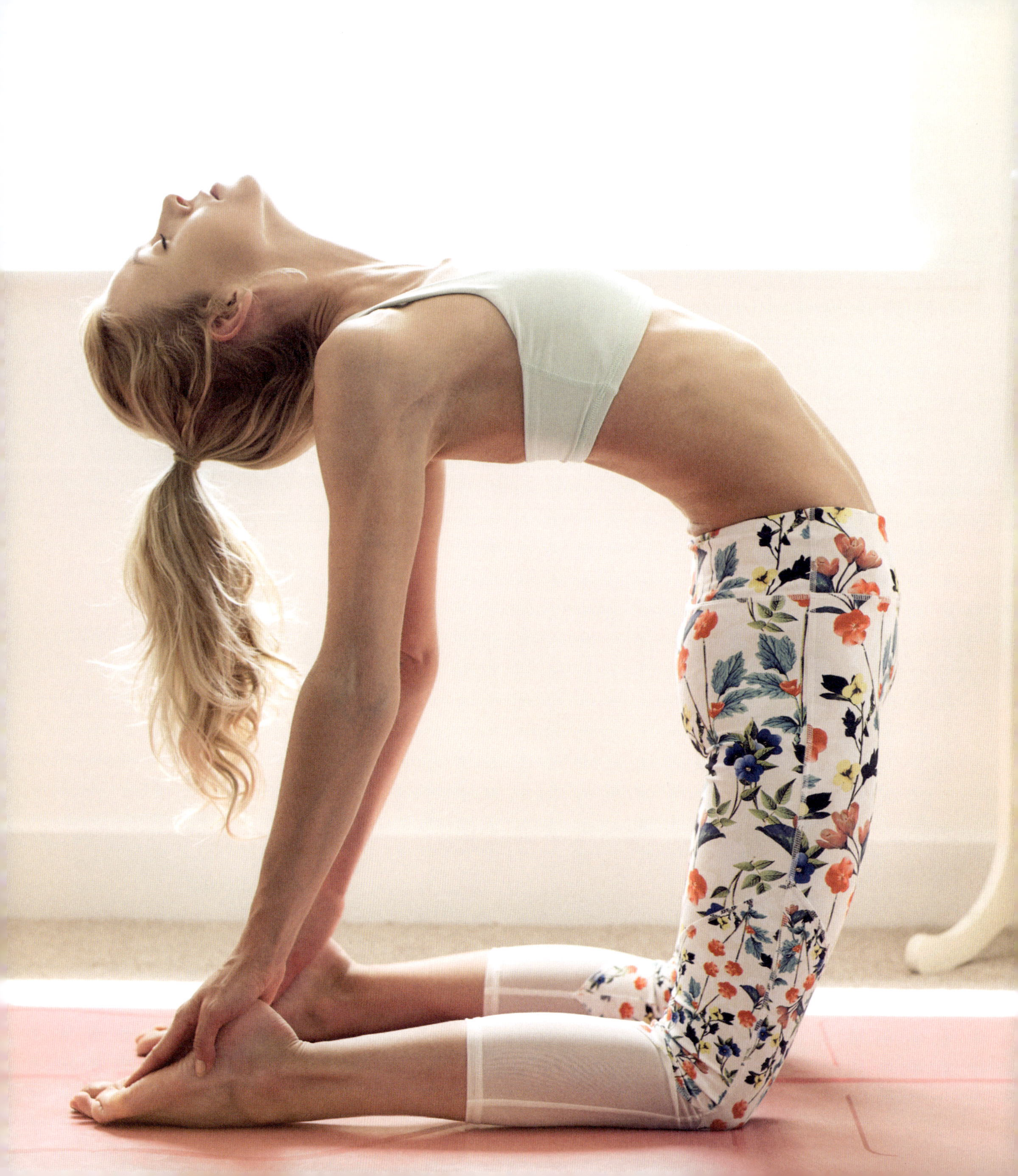

Teil 6: Verzeichnis der Yoga-Haltungen

Nutzen Sie dieses Verzeichnis, um aus jeder Haltung das Beste herauszuholen. Manche Positionen lassen sich in verschiedenen Variationen üben, sodass Sie die für Sie geeignete auswählen können. Wenn Ihr Körper mit der Zeit kräftiger und gelenkiger wird, können Sie anspruchsvollere Varianten ausprobieren. Es lohnt sich, die Positionen einige Zeit zu üben, bevor Sie das ganze Programm starten. Entwickeln Sie ein Gespür für die jeweilige Übung und ihren Zweck und finden Sie heraus, wo Sie auf Widerstände oder Einschränkungen stoßen, auf die Sie sich dann später konzentrieren können. Arbeiten Sie immer *mit* Ihrem Körper und nicht gegen ihn. Wenn Sie alle Variationen beherrschen, heißt das nicht, dass Sie diese auch immer ausführen müssen. Erlauben Sie sich, weniger zu machen, wann immer Sie das für nötig halten.

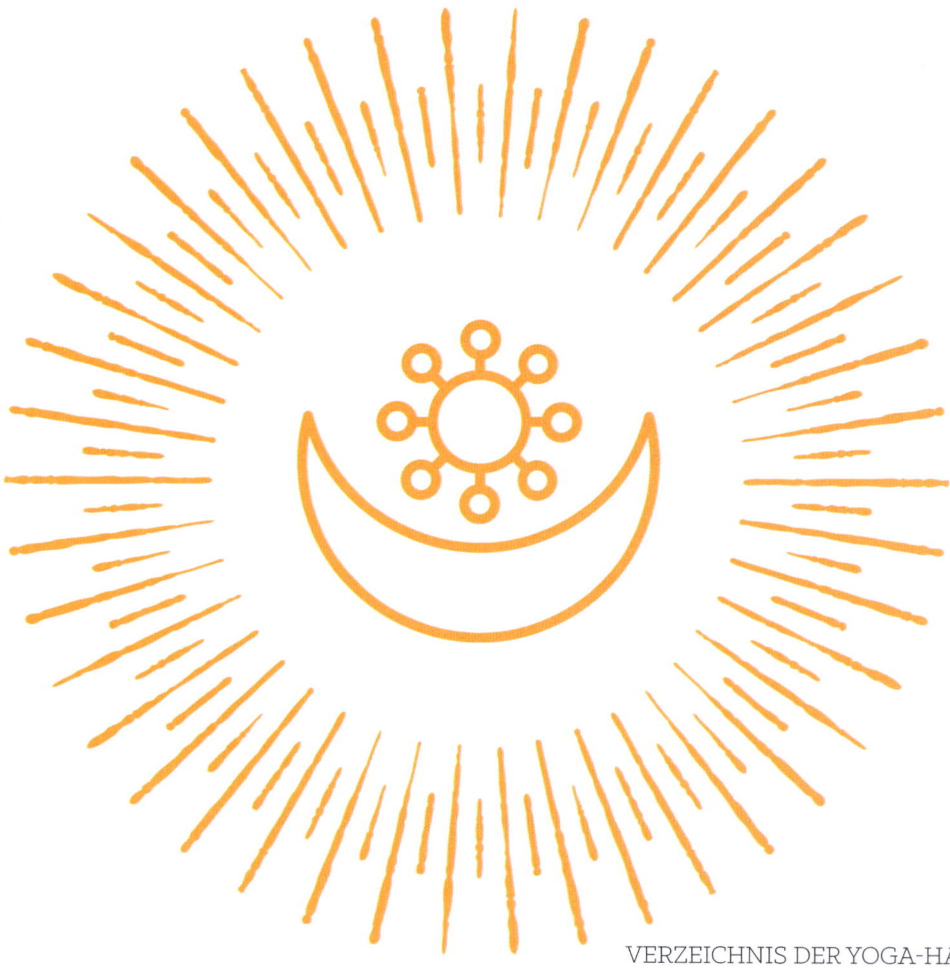

Schulterbrücke

Diese sanfte Rückbeuge bringt Herz-, Solar-Plexus- und Sakralchakra ins Gleichgewicht, reduziert Verspannungen der Wirbelsäule und kräftigt die Körpermitte.

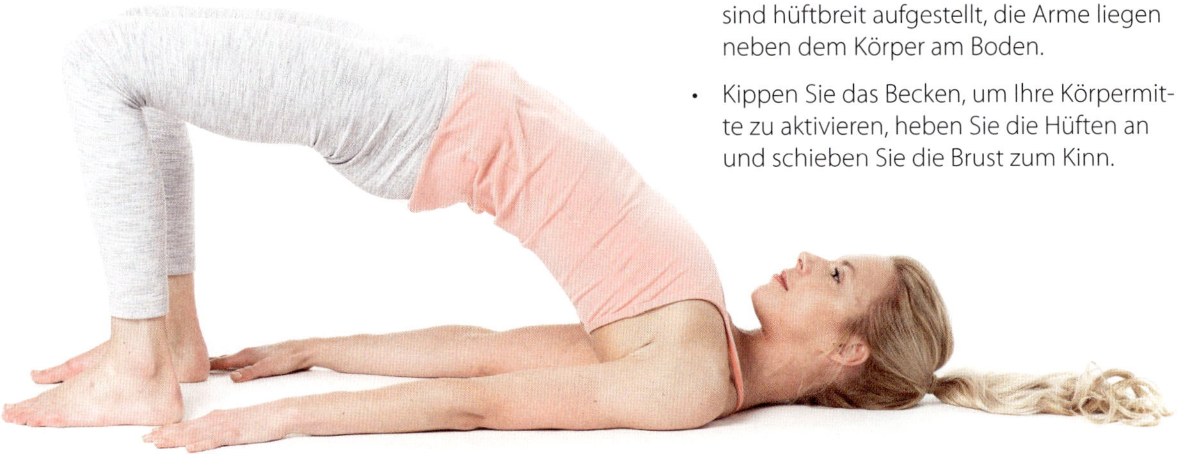

- Legen Sie sich auf den Rücken, die Beine sind hüftbreit aufgestellt, die Arme liegen neben dem Körper am Boden.
- Kippen Sie das Becken, um Ihre Körpermitte zu aktivieren, heben Sie die Hüften an und schieben Sie die Brust zum Kinn.

Kleines Kamel

In dieser kräftigenden Haltung schaffen Sie durch Oberschenkel, Becken, Bauch, Wirbelsäule, Brust und Schultern neuen Raum.

- Beginnen Sie im Fersensitz und legen Sie die Hände hinter sich auf den Boden. Die Finger zeigen nach vorn.
- Ziehen Sie die Schulterblätter zusammen, heben Sie das Becken und lassen Sie den Kopf nach hinten hängen.

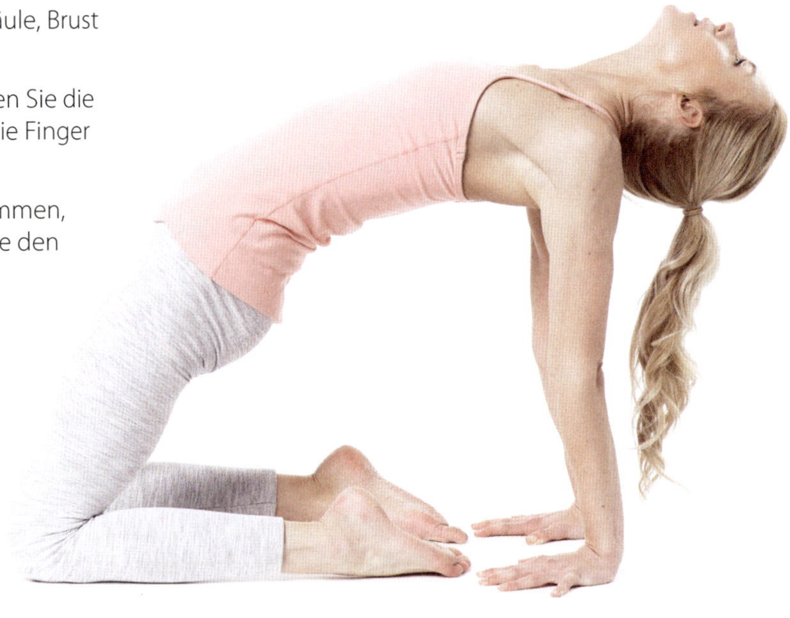

Sphinx

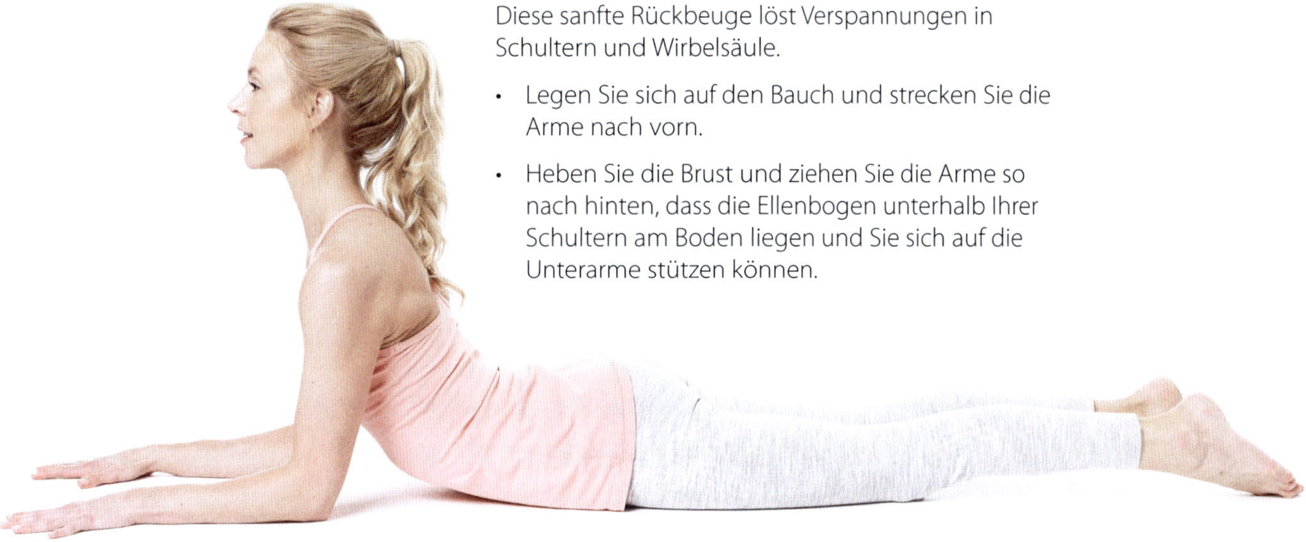

Diese sanfte Rückbeuge löst Verspannungen in Schultern und Wirbelsäule.

- Legen Sie sich auf den Bauch und strecken Sie die Arme nach vorn.
- Heben Sie die Brust und ziehen Sie die Arme so nach hinten, dass die Ellenbogen unterhalb Ihrer Schultern am Boden liegen und Sie sich auf die Unterarme stützen können.

Banane

Diese passive Seitbeuge löst Verspannungen in Wirbelsäule, Becken und Schultern.

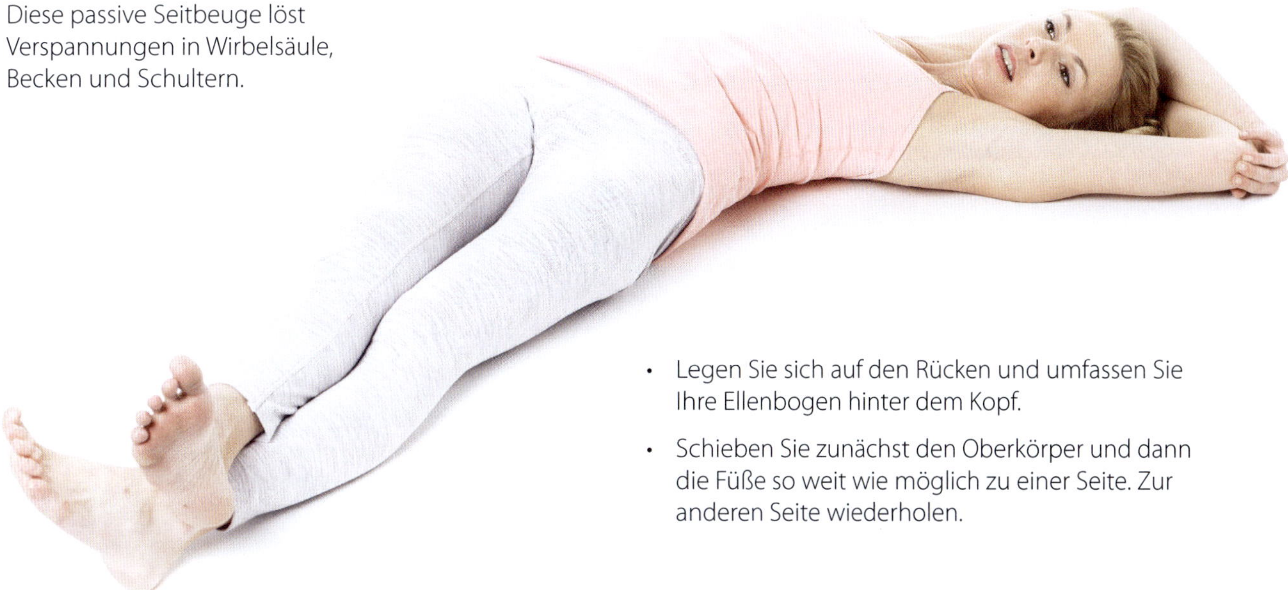

- Legen Sie sich auf den Rücken und umfassen Sie Ihre Ellenbogen hinter dem Kopf.
- Schieben Sie zunächst den Oberkörper und dann die Füße so weit wie möglich zu einer Seite. Zur anderen Seite wiederholen.

Paradiesvogel

Das ist eine Übung für Fortgeschrittene, die Kraft, Gleichgewicht und Beweglichkeit erfordert. Haben Sie Geduld und bleiben Sie achtsam.

- Beginnen Sie in der Haltung Gestreckter seitlicher Winkel (s. S. 170). Das rechte Bein steht vorn. Bringen Sie den rechten Arm unter das rechte Bein und den linken Arm hinter den Rücken. Verschränken Sie die Hände.
- Stellen Sie langsam Ihren linken Fuß neben den rechten. Verlagern Sie Ihr Gewicht auf den linken Fuß und heben Sie die Brust. Dabei bleiben die Hände verschränkt und das rechte Bein geht mit. Strecken Sie das rechte Bein und lassen Sie es wieder nach unten los. Auf der anderen Seite wiederholen.

Variation: Wenn Sie Ihre Finger nicht verschränken können, versuchen Sie es mit einem Gurt oder einem Band, das Sie unter Ihrem Bein hindurchziehen und mit beiden Händen festhalten. Das „verlängert" Ihre Arme.

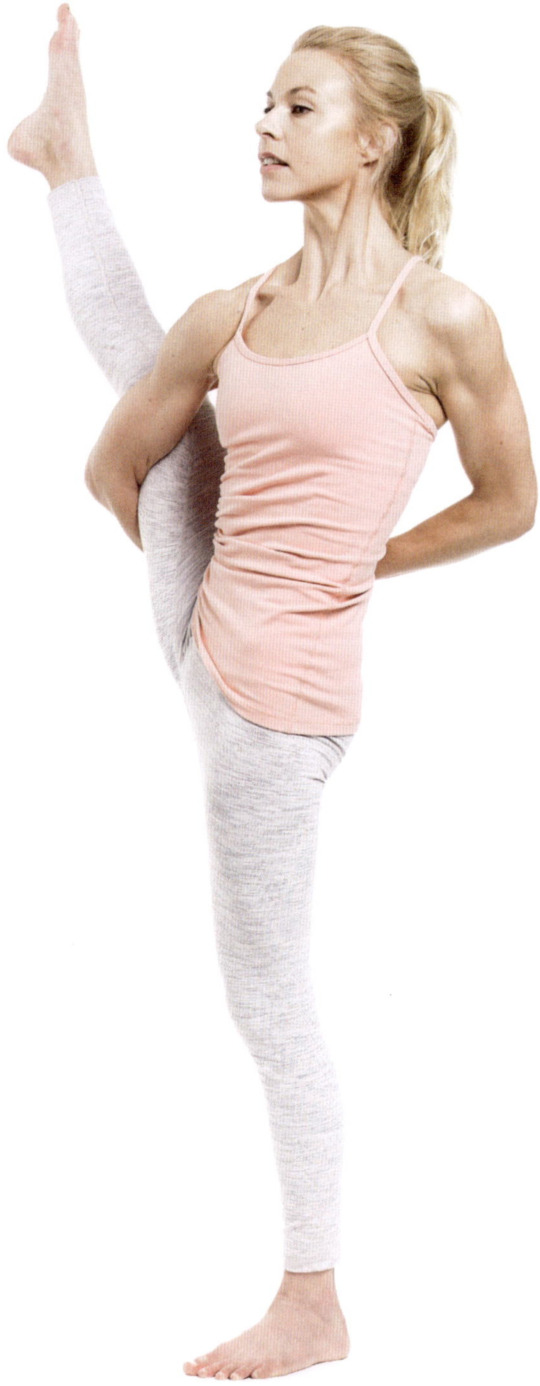

Boot

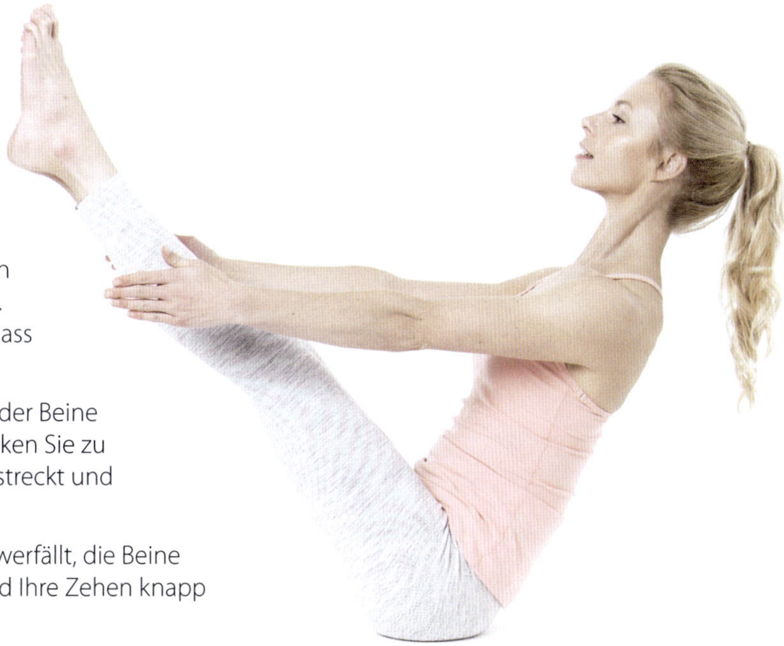

Konzentrieren Sie sich bei dieser anspruchsvollen Haltung auf Ihren Atem. So bauen Sie körperliche und psychische Kraft und Durchhaltevermögen auf.

- Setzen Sie sich mit aufgestellten Beinen auf den Boden. Lehnen Sie sich zurück. Heben und strecken Sie die Beine so, dass Ihr Körper ein V bildet.
- Halten Sie die Arme auf beiden Seiten der Beine parallel zum Boden nach vorn und blicken Sie zu Ihren Zehen. Die Wirbelsäule bleibt gestreckt und das Herz gehoben.

Variation: Wenn es Ihnen am Anfang schwerfällt, die Beine zu strecken, lassen Sie sie angewinkelt und Ihre Zehen knapp über dem Boden.

Bogen

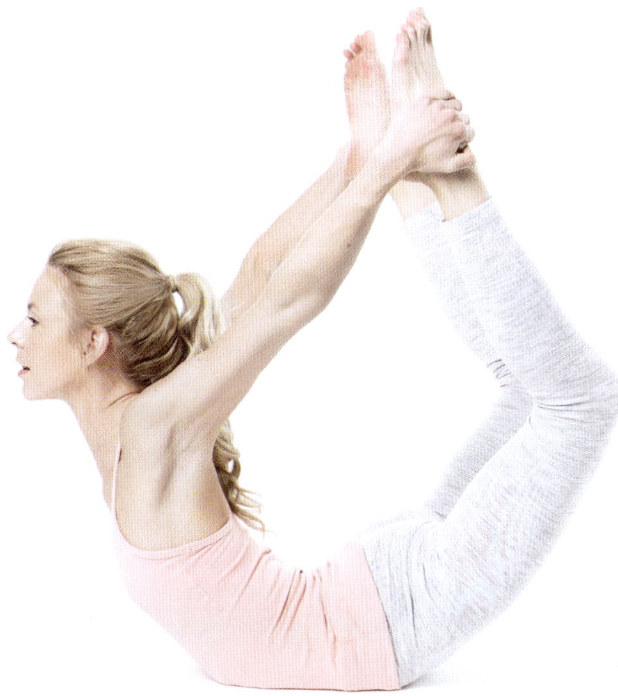

Mit dieser Übung erreichen Sie eine starke Rückenbeuge und eine intensive Dehnung der Brust, die Spannung in Ihrem Körper löst.

- Legen Sie sich auf den Bauch, beugen Sie die Beine und greifen Sie nach hinten, um Ihre Knöchel zu umfassen.
- Drücken Sie Ihre Knöchel gegen die Handflächen, ziehen Sie die Schulterblätter zusammen und heben Sie Brust und Oberschenkel vom Boden ab, um einen Bogen zu bilden.

Schmetterling (Winkel)

Diese passive Vorbeuge öffnet das Becken, lenkt die Aufmerksamkeit nach innen, löst Anspannungen im Becken und bringt das Sakralchakra ins Gleichgewicht.

- Sie sitzen auf dem Boden und legen Ihre Fußsohlen aneinander. Die Fersen sind etwa 30 cm von Ihren Leisten entfernt. Lassen Sie das Kinn auf die Brust sinken. Die Wirbelsäule rundet sich und sinkt nach vorn. Halten Sie sanft Ihre Zehen fest oder legen Sie die Hände vor sich auf den Boden.
- Konzentrieren Sie sich darauf, die Hüft- und Oberschenkelmuskulatur zu entspannen, indem Sie sich vorstellen, wie Ihre Knie tiefer zum Boden sinken.

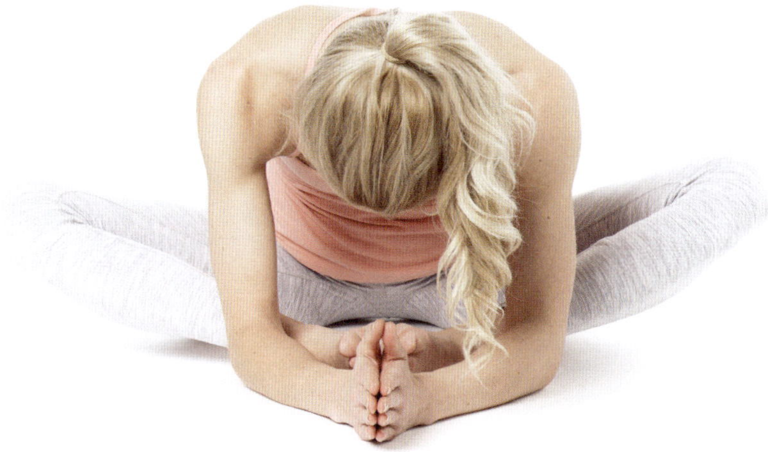

Kamel

Rückbeugen verbessern die Mobilität der Wirbelsäule, dehnen die Körpervorderseite und lösen Blockaden des Herzens und des Sakralchakras.

- Beginnen Sie im Kniestand. Schultern und Becken befinden sich über den Knien. Legen Sie die Hände auf den unteren Rücken, die Finger zeigen nach unten.
- Ziehen Sie die Schulterblätter zusammen und heben Sie die Brust, während Sie sich sanft nach hinten beugen, bis Ihre Hände die Fersen erreichen. Das Becken bleibt senkrecht über den Knien. Lassen Sie den Kopf nach hinten hängen.

Variation: Ist Ihr Rücken steif oder haben Sie Probleme mit dem unteren Rücken, lassen Sie die Hände auf dem unteren Rücken liegen, statt nach den Fersen zu greifen.

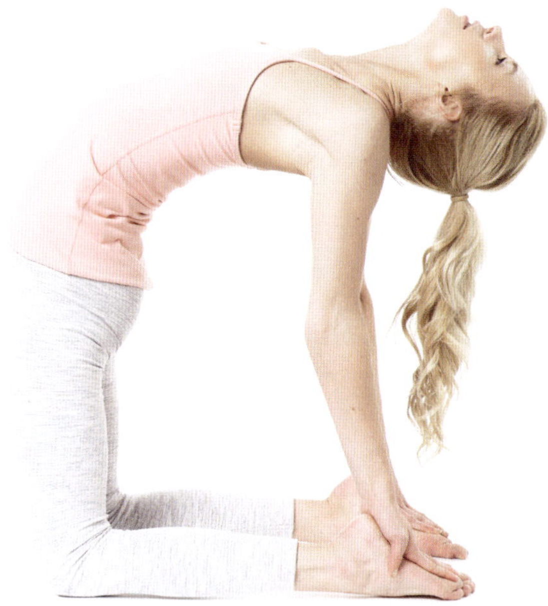

Katze

Diese schöne Aufwärmhaltung für die Wirbelsäule massiert zugleich die inneren Organe.

- Beginnen Sie im Vierfüßlerstand (s. S. 175). Machen Sie den Rücken rund, dehnen Sie die Schulterblätter, ziehen Sie das Steißbein nach vorn und lassen Sie den Kopf hängen.

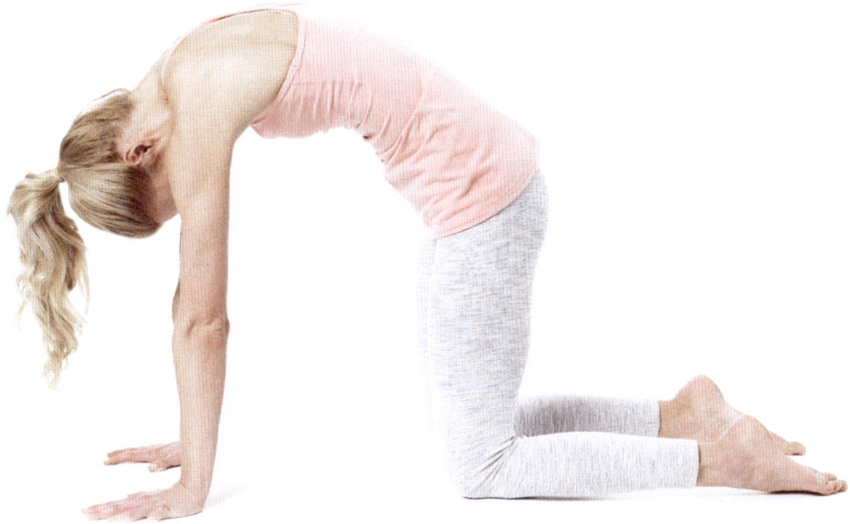

Raupe

Die Raupe ist eine entspannende Vorbeuge, die das Nervensystem beruhigt und Ängste lindert.

- Setzen Sie sich mit ausgestreckten Beinen auf den Boden. Die Knie bleiben locker.
- Lassen Sie das Kinn auf die Brust sinken, machen Sie den Rücken rund. Beugen sich langsam nach vorn. Die Unterarme ruhen neben den Beinen. Geben Sie Ihrem Körper Zeit und Raum, um sich zu öffnen, und begeben Sie sich dann tiefer in diese Haltung.

Variation: Wenn Sie Rückenprobleme haben oder die Rückseiten der Oberschenkel sehr steif sind, kann es helfen, sich auf einen Yogablock zu setzen.

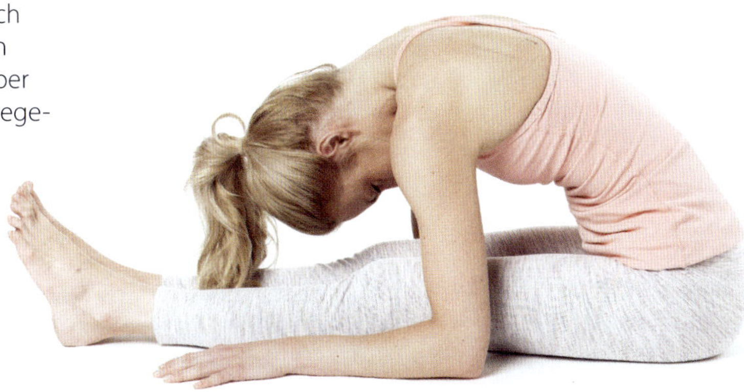

Stuhlhaltung

Die Haltung kräftigt die Beine und hilft Ihnen, sich ausgeglichen und geerdet zu fühlen.

- Beginnen Sie mit der Berghaltung (s. S. 159), Zehen, Knöchel und Knie berühren einander.
- Beugen Sie die Knie, senken Sie das Becken und strecken Sie die Arme hoch über den Kopf.

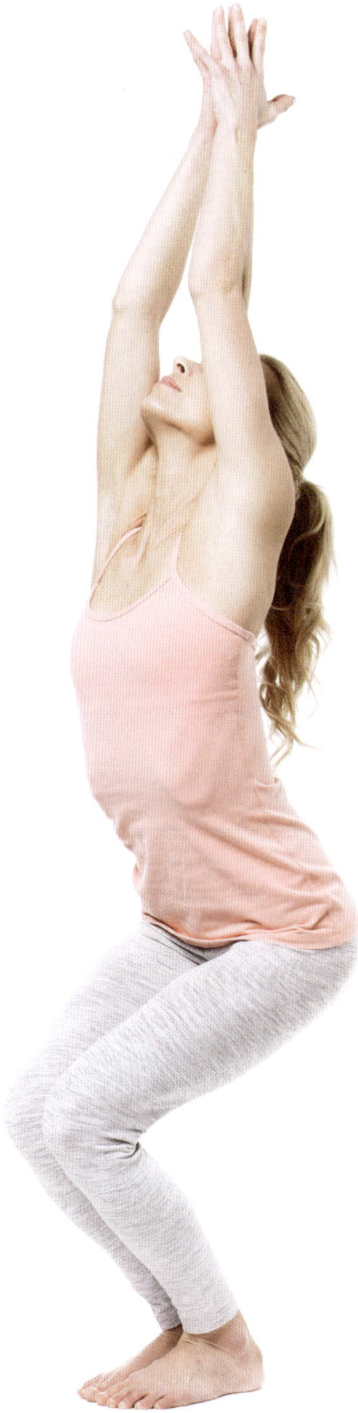

Kindhaltung

Das ist eine wunderbar erholsame Übung, welche die Wirbelsäule entlastet sowie Geist und Nervensystem von Stress befreit.

- Beginnen Sie im Vierfüßlerstand (s. S. 175) und schieben Sie das Gesäß nach hinten auf die Fersen.
- Lassen Sie die Arme entweder vor sich liegen oder legen Sie sie rechts und links von sich ab.

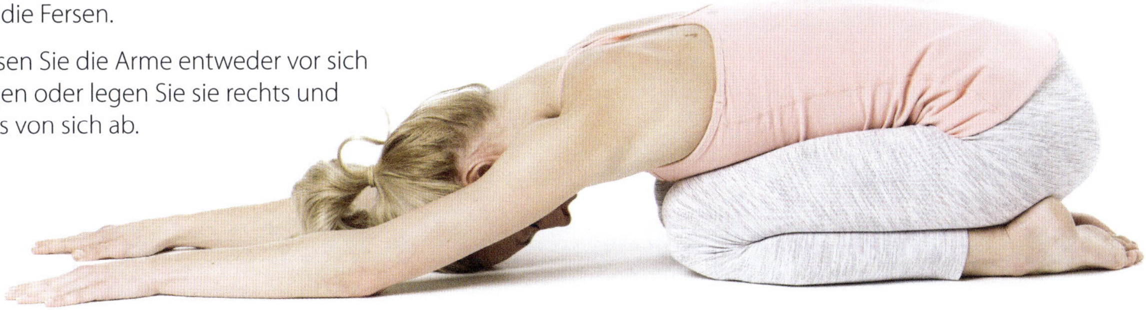

Totenhaltung

Dies ist zugleich die einfachste und die schwierigste aller Positionen. In unserer hektischen Welt wird Entspannung stark unterschätzt und viele von uns fühlen sich schuldig, wenn Sie sich ausruhen. Die Totenhaltung bietet Körper und Geist die Chance, sich zu entspannen und die Vorteile der Yoga-Praxis zu spüren.

- Legen Sie sich auf den Rücken und atmen Sie tief ein. Dabei strecken Sie die Arme über dem Kopf aus, strecken die Zehen und spannen jeden Muskel im Körper an. Beim Ausatmen lassen Sie alle Spannung im Körper los, legen die Arme mit den Handflächen zum Himmel neben sich und lassen Ihre Füße etwas weiter als Hüftbreite nach außen fallen.
- Lassen Sie den Atem selbstständig fließen und jeden Muskel im Körper los. Bleiben Sie so lange liegen, wie Sie möchten.

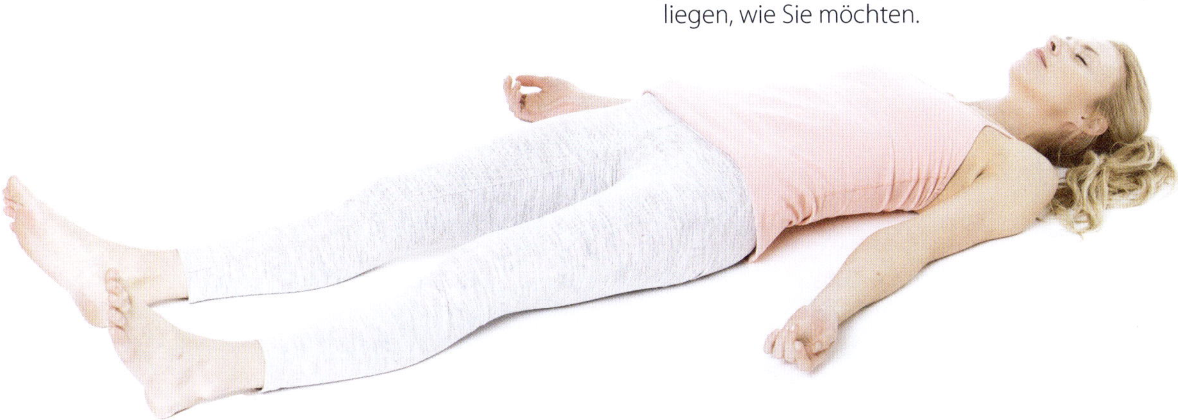

Kuh

Mit dieser Übung wird die Wirbelsäule sanft aktiviert und der Hals gestreckt.

- Beginnen Sie im Vierfüßlerstand (s. S. 175). Runden Sie Ihren Rücken, indem Sie den Bauch in Richtung Boden sinken lassen und dabei Herz und Kopf anheben.

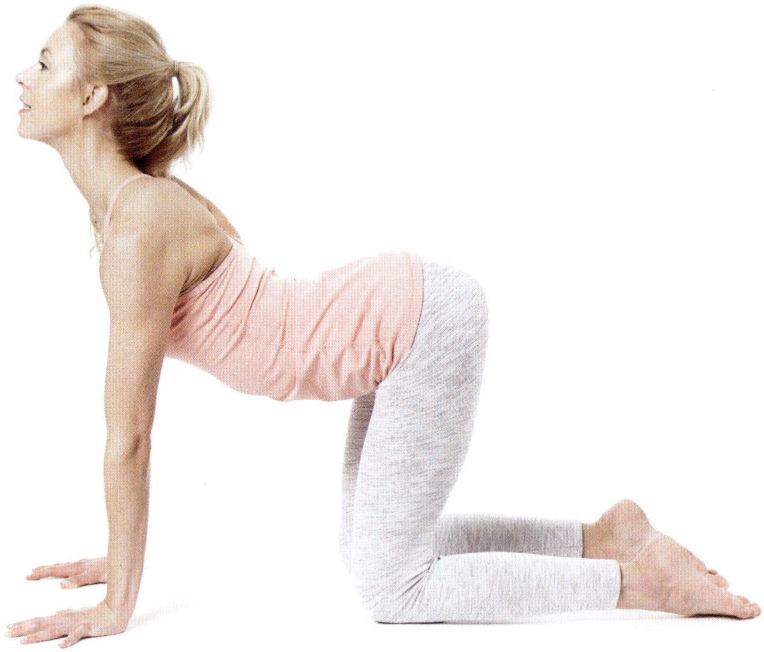

Brett mit gebeugten Armen

Mit dieser stärkenden Haltung lernen Sie, Anstrengung und Mühelosigkeit auszubalancieren.

- Beginnen Sie im Brett (s. S. 161) und beugen Sie die Ellenbogen, bis Sie kurz über dem Boden sind.
- Achten Sie darauf, dass Sie Becken, Gesäß und Nacken in einer Linie mit der Wirbelsäule halten. Sehen Sie nach unten zwischen Ihre Daumen.

Variation: Ohne Übung kann der Übergang vom Brett in diese Position schwierig sein. In der Neustart-Sequenz werden Sie ihr täglich begegnen. Bauen Sie Kraft auf, indem Sie mit den Knien auf den Boden gehen, bevor Sie die Brust nach unten senken, oder sich ganz auf den Bauch legen.

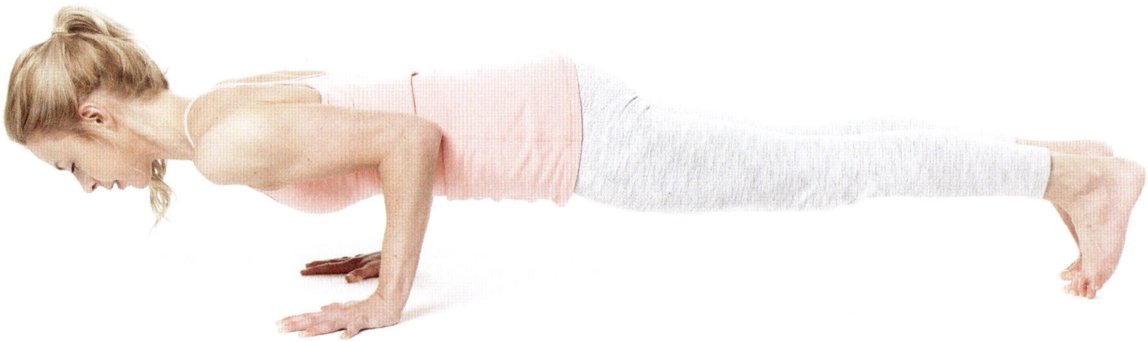

Kauernder Tiger

Diese Haltung gibt Ihnen Schwung – sowohl auf der Yoga-Matte als auch im Leben.

- Beginnen Sie mit dem Herabschauenden Hund (s. S. 144). Beim Ausatmen stellen Sie sich auf die Zehenspitzen, beugen die Knie und blicken zwischen Ihre Daumen.

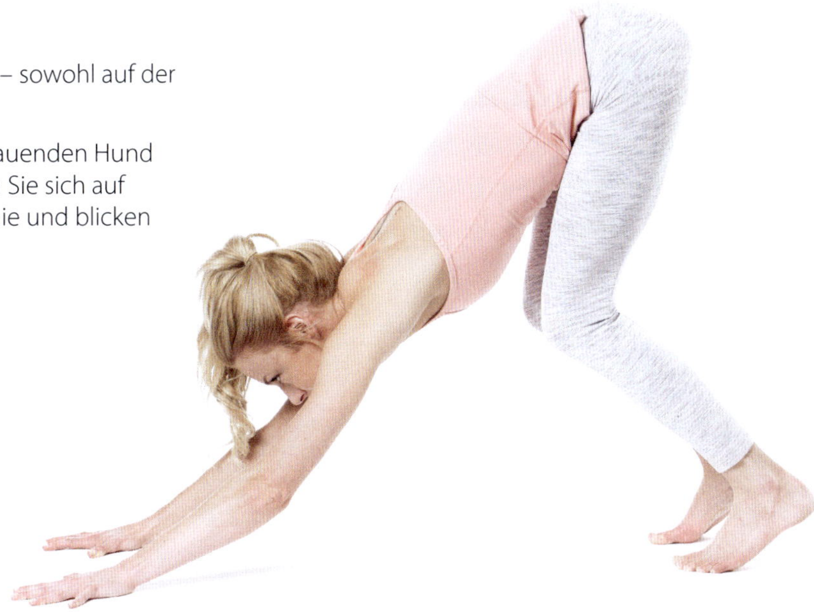

Krähe

Eine Kombination aus Stärke, Balance und Konzentration. Ihre Hände verbinden Sie als stabiles Fundament mit der Erde.

- Beginnen Sie in der Hocke und legen Sie Ihre Hände in Schulterbreite vor sich auf den Boden.
- Heben Sie Ihr Gesäß leicht an und verlagern Sie Ihr Gewicht sanft nach vorn, sodass Ihre Knie auf der Rückseite der Oberarme oder in Ihren Achseln aufliegen.
- Verlagern Sie das Gewicht langsam auf Ihre Hände und strecken Sie die Zehen, bevor Sie die Füße abheben.

Variation: Das ist eine anspruchsvolle Haltung, die Übung erfordert. Lassen Sie am Anfang Ihre Zehen am Boden und heben Sie immer nur einen Fuß, um ein Gefühl für das Gleichgewicht zu bekommen. Mit zunehmender Kraft können Sie dann bald beide Füße abheben.

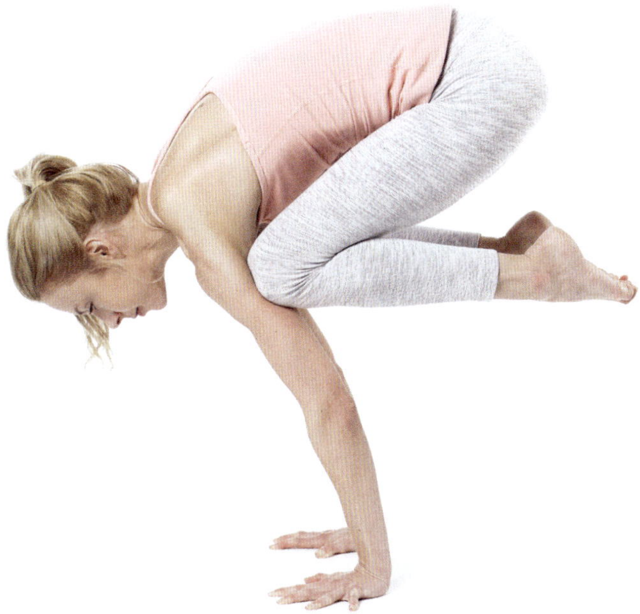

Tänzer

Diese Haltung verbindet Balance und Rückbeuge und gibt Ihnen ein Gefühl von Stabilität und Offenheit.

- Beginnen Sie mit der Berghaltung (s. S. 159) und heben Sie die linke Ferse zur linken Gesäßseite. Greifen Sie mit der linken Hand nach hinten und umfassen Sie den linken Fuß. Strecken Sie Ihren rechten Arm zum Himmel.
- Beim Ausatmen beugen Sie sich nach vorn und drücken den linken Fuß in die linke Hand, sodass sich Ihr Rücken wölbt. Atmen Sie. Wiederholen Sie die Übung auf der anderen Seite.

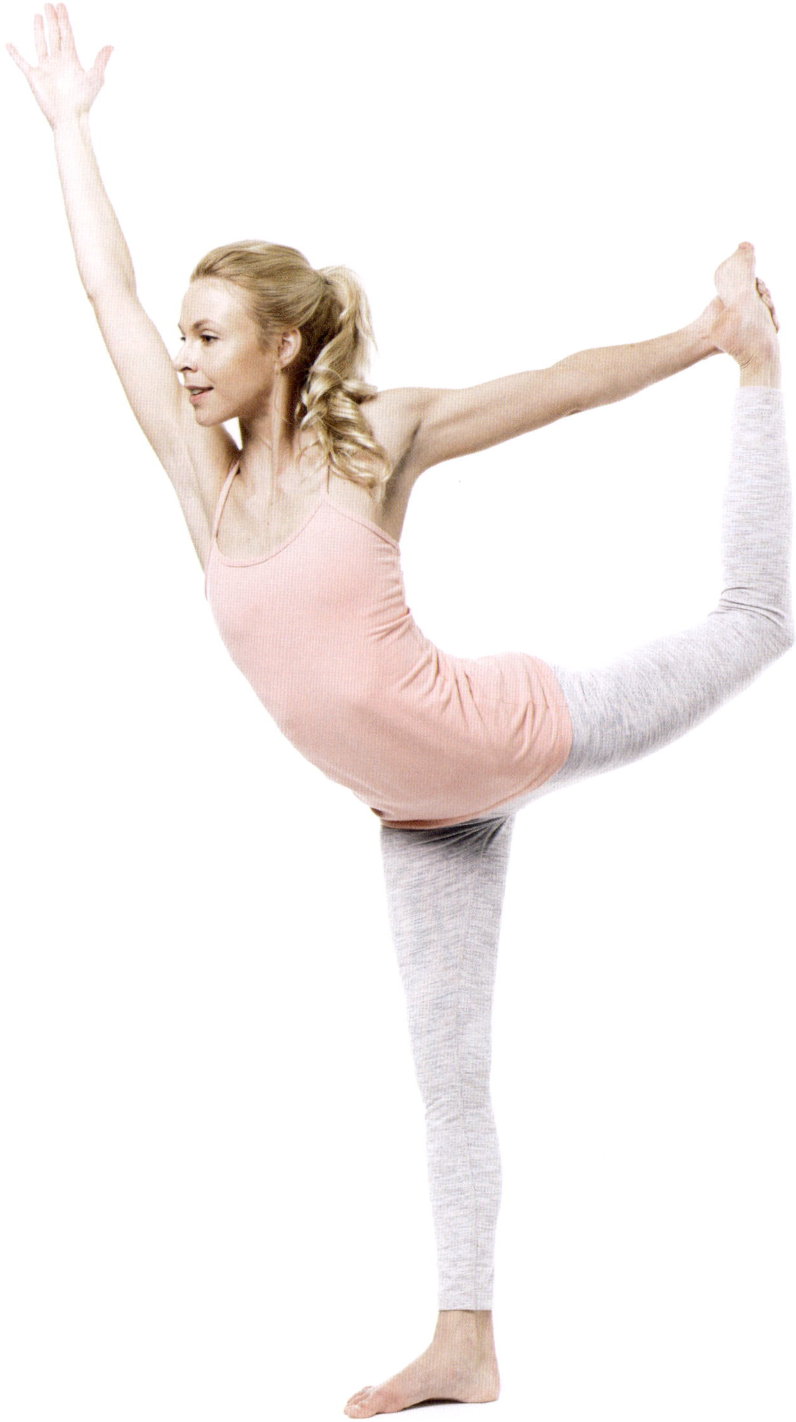

Reh

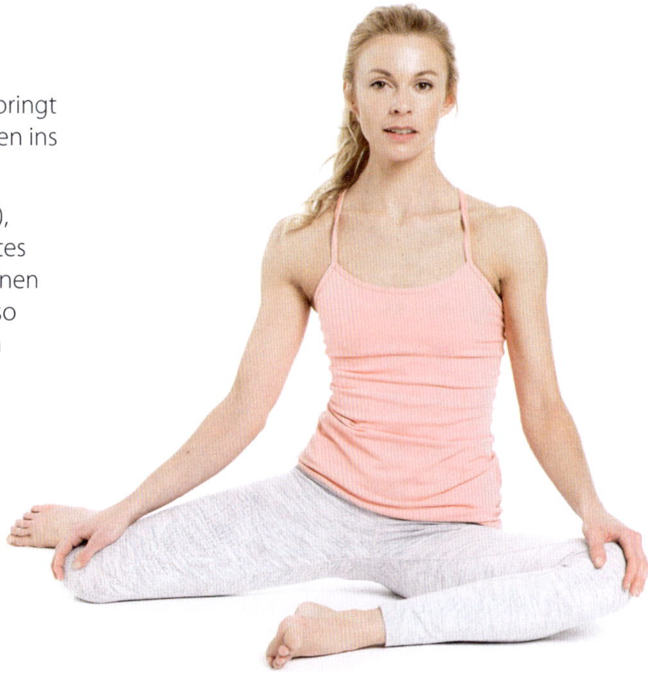

Die Reh-Haltung öffnet die Hüften sanft, aber weit, und bringt den Körper durch interne und externe Rotation der Hüften ins Gleichgewicht.

- Setzen Sie sich in die Schmetterlingshaltung (s. S. 136), die Fußsohlen liegen aneinander. Bringen Sie Ihr rechtes Bein so nach hinten, dass Ober- und Unterschenkel einen rechten Winkel bilden. Schieben Sie Ihren linken Fuß so weit vor, dass Ober- und Unterschenkel einen rechten Winkel bilden.
- Lassen Sie bewusst das Gesäß auf den Boden sinken. Spüren Sie, wie Ihr Becken sich entspannt, und bewegen Sie den rechten Fuß weiter von Ihrer rechten Hüfte weg.
- Um die Position zu beenden, heben sie beide Knie an. Wiederholen Sie die Haltung zur anderen Seite.

Delfin

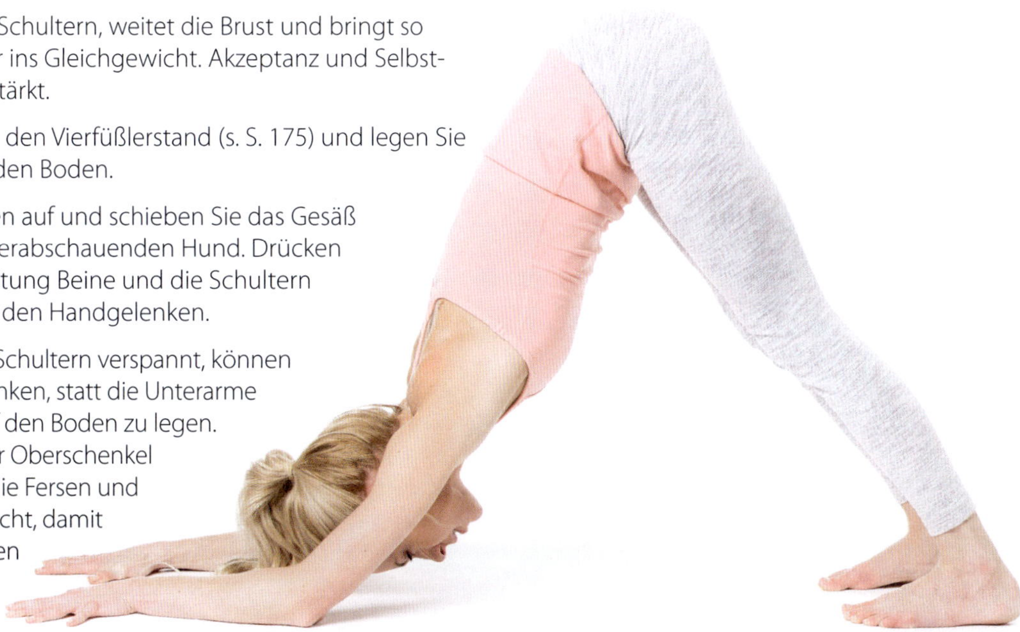

Der Delfin kräftigt die Schultern, weitet die Brust und bringt so das Herzchakra wieder ins Gleichgewicht. Akzeptanz und Selbstmitgefühl werden gestärkt.

- Begeben Sie sich in den Vierfüßlerstand (s. S. 175) und legen Sie die Unterarme auf den Boden.
- Stellen Sie die Zehen auf und schieben Sie das Gesäß hoch wie für den Herabschauenden Hund. Drücken Sie die Brust in Richtung Beine und die Schultern hoch und weg von den Handgelenken.

Variationen: Sind Ihre Schultern verspannt, können Sie die Finger verschränken, statt die Unterarme parallel zueinander auf den Boden zu legen. Sind die Rückseiten der Oberschenkel verspannt, heben Sie die Fersen und beugen Sie die Knie leicht, damit Sie die Brust nach hinten schieben können.

Brett auf den Unterarmen

Diese Brettvariation kräftigt den Rumpf und unterstützt den Ausgleich des Solar-Plexus-Chakras, um Begeisterung und Zielstrebigkeit anzuregen.

- Aus der Haltung des Delfins (s. S. 143) schieben Sie Ihre Schultern nach vorn, bis sie über den Ellenbogen sind. Zugleich wandern Sie mit den Füßen nach hinten, bis Ihre Wirbelsäule sich parallel zum Boden befindet.
- Spannen Sie das Gesäß an, ziehen Sie den Bauch ein und das Steißbein leicht nach vorn.

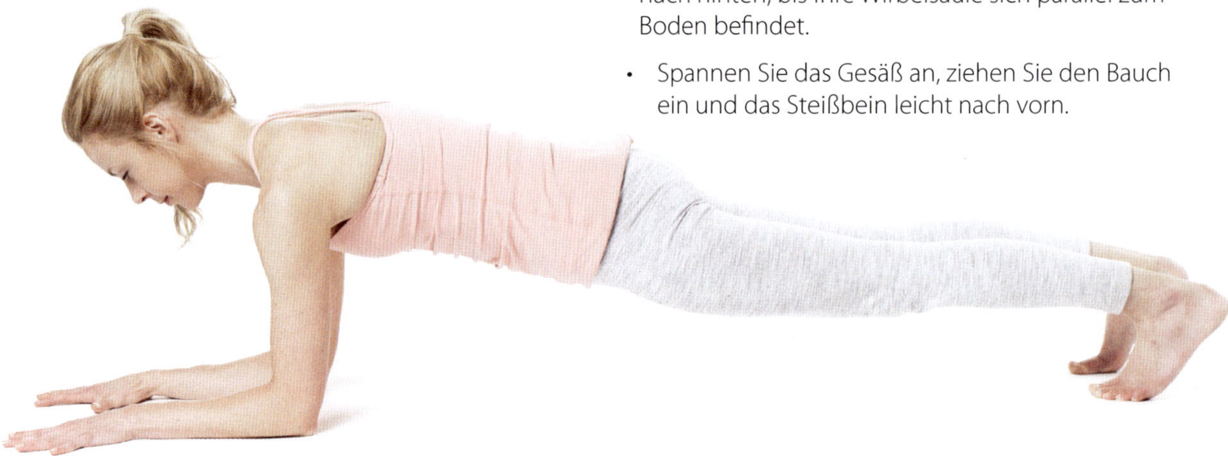

Herabschauender Hund

Der Herabschauende Hund verkörpert die Balance von Kraft und Beweglichkeit. Er sorgt für Stärke und Offenheit in Schultern, Wirbelsäule und Beinen.

- Beginnen Sie im Vierfüßlerstand (s. S. 175), die Schultern befinden sich über den Handgelenken.
- Stellen Sie die Zehen auf, strecken Sie die Beine und heben Sie Ihr Gesäß in Richtung Himmel, sodass Sie in der Form eines umgedrehten V stehen.
- Schieben Sie die Brust immer weiter in Richtung Oberschenkel und lassen Sie die Fersen zum Boden sinken.

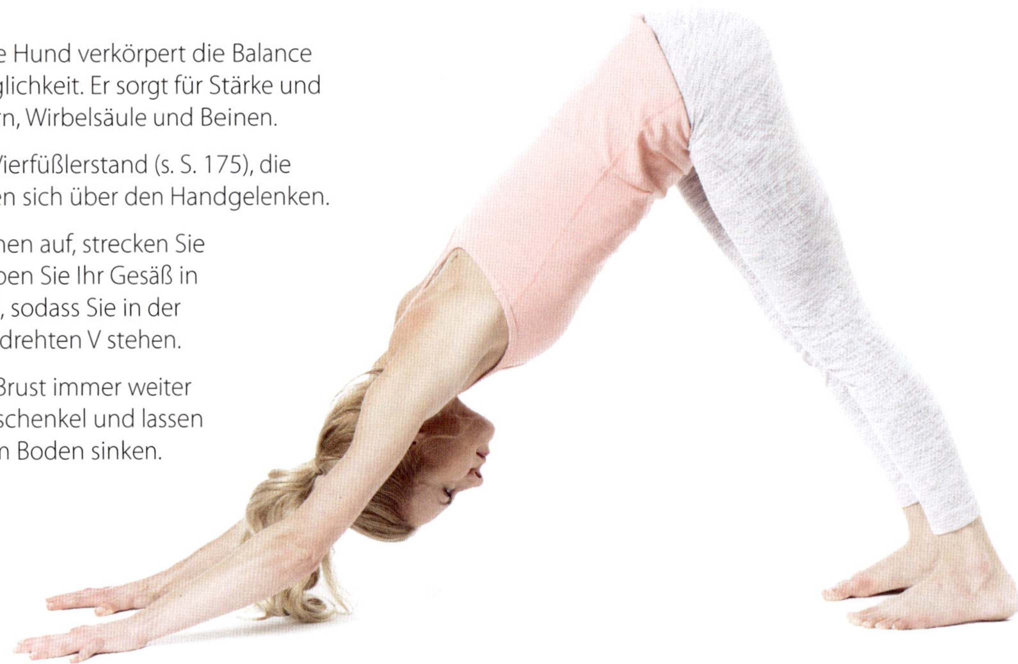

Kleiner Drache

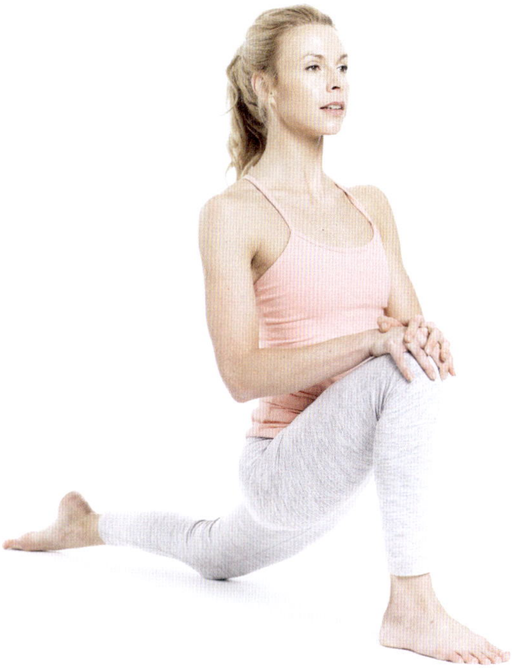

Diese passive Version eines Ausfallschritts entspannt auf sanfte Weise das Becken.

- Beginnen Sie im Vierfüßlerstand (s. S. 175) und stellen Sie den rechten Fuß zwischen die Hände. Schieben Sie das linke Knie so weit wie möglich nach hinten. Das rechte Knie bleibt über dem rechten Knöchel.
- Richten Sie sich auf und legen Sie Ihre Hände aufs Knie. Lassen Sie sich von der Schwerkraft tiefer in die Haltung ziehen. Wiederholen Sie die Haltung auf dem anderen Bein.

Anmerkung: *Zur Entlastung des hinteren Knies können Sie zu Beginn der Übung ein Kissen unterlegen. Sobald sich die Hüften öffnen, verlagert sich Ihr Gewicht auf die Oberschenkel.*

Ruhender Drache

Dieser intensive Hüftöffner hilft, das Sakralchakra auszubalancieren und Emotionen freizusetzen, an denen Sie festhalten.

- Beginnen Sie im Vierfüßlerstand (s. S. 175) und stellen Sie Ihren rechten Fuß außen neben die rechte Hand. Schieben Sie Ihr linkes Knie so weit wie möglich zurück. Das rechte Knie bleibt über dem rechten Knöchel.
- Stützen Sie sich auf die Hände oder arbeiten Sie sich auf die Unterarme vor. Bleiben Sie passiv und konzentrieren Sie sich darauf, in dieser Position zu entspannen. Wiederholen Sie die Haltung mit dem linken Bein.

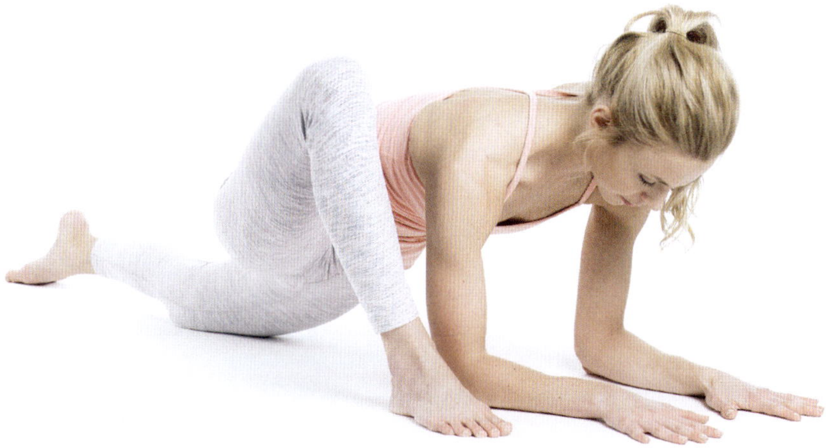

Adler

Der Adler bringt die Energie nach innen und ist auf das Gleichgewicht konzentriert, das Ihnen Kraft und Stabilität verleiht.

- Beginnen Sie in der Berghaltung (s. S. 159). Legen Sie den rechten über den linken Arm und beugen Sie die Arme, sodass die Unterarme senkrecht nach oben zeigen. Legen Sie die Handflächen aneinander. Dann beugen Sie die Knie und legen ihr linkes Bein über ihr rechtes, spannen die Oberschenkel an und legen die Zehen des linken Fußes hinter die rechte Wade.
- Lassen Sie das Becken sinken, heben Sie die Ellenbogen und runden Sie die Schulterblätter, um den oberen Rücken zu strecken. Atmen Sie und lassen Sie sich ein paar Atemzüge lang weich in die Haltung sinken.
- Wiederholen Sie die Übung auf der anderen Seite.

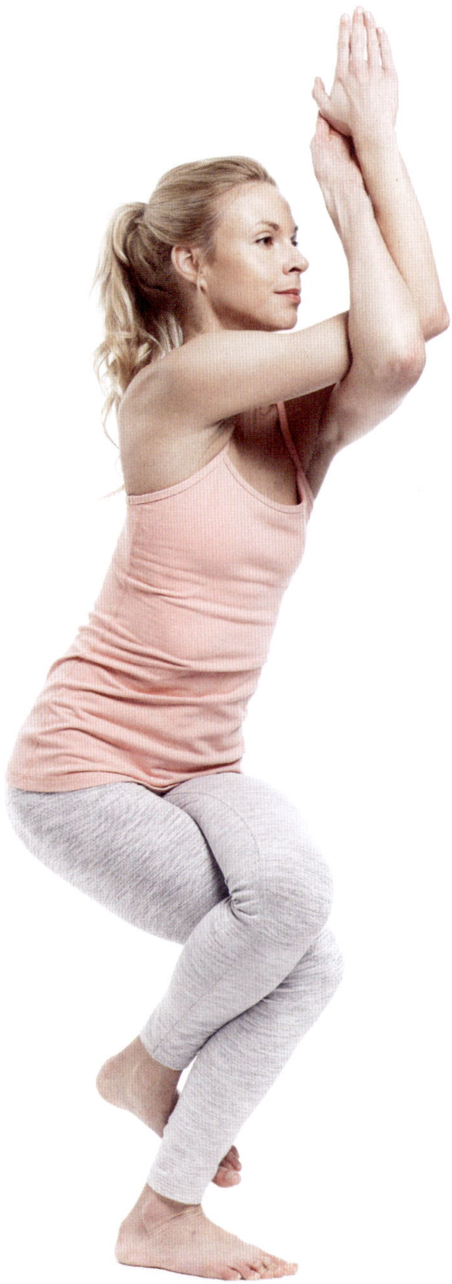

Bequemer Sitz (Easy Pose)

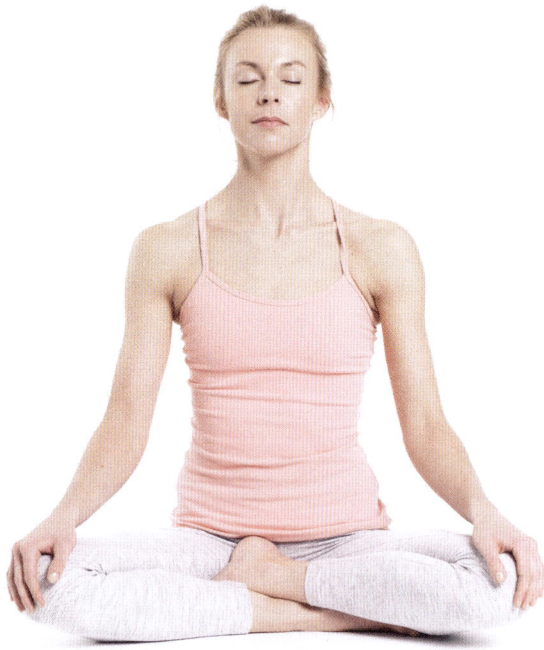

Dies ist eine einfache, bequeme Haltung, die es Ihnen erlaubt, sich auf den Atem zu konzentrieren, Ihre Absicht zu formulieren und zu meditieren.

- Setzen Sie sich mit gekreuzten Beinen auf den Boden. Die Wirbelsäule ist gestreckt und die Schultern sind entspannt.

Variation: Sollten Sie diesen Sitz unbequem finden, setzen Sie sich auf einen Yoga-Block oder einige Kissen, um das Becken zu unterstützen.

Anmerkung: *Bringen Sie abwechselnd das rechte oder linke Bein nach vorn, wenn Sie die Beine kreuzen, um Ihren Körper im Gleichgewicht zu halten.*

Kopfstand-Vorbereitung

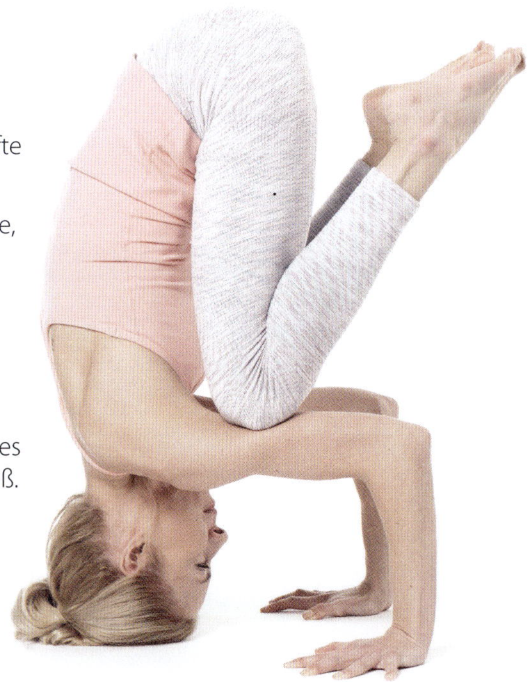

Für Umkehrhaltungen ist es notwendig, die Komfortzone zu verlassen. Das sollte darum langsam und regelmäßig geschehen, um Sicherheit zu gewinnen. Diese Variante des Kopfstands ist eine sanfte Art, in umgekehrter Position das Gleichgewicht zu finden.

- Gehen Sie in den Vierfüßlerstand (s. S. 175) und beugen Sie Arme, um den Kopf vor Ihren Händen auf den Boden zu bringen. So entsteht ein Dreieck mit dem Kopf an der Spitze.
- Strecken Sie die Beine und verlagern Sie das Gewicht auf Kopf und Hände. Bewegen Sie die Füße in kleinen Schritten auf die Hände zu, bis Ihr Gesäß senkrecht über dem Becken steht.
- Legen Sie Ihr rechtes Knie auf den rechten Oberarm und Ihr linkes Knie auf den linken Oberarm. Bewegen Sie die Fersen zum Gesäß.

Variation: Haben Sie Angst umzufallen, üben Sie die Haltung zunächst mit dem Rücken zur Wand und entfernen Sie sich später allmählich.

Anmerkung: *Verzichten Sie auf die Übung, wenn Sie Nackenprobleme haben.*

Vorbeuge in der Balance

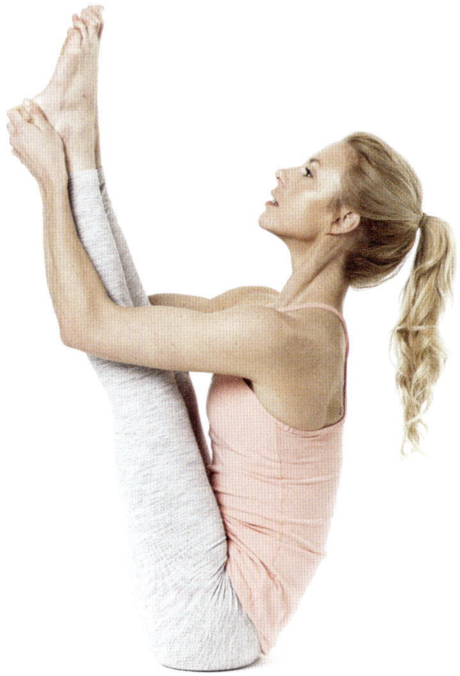

Auf verschiedenen Teilen des Körpers zu balancieren lehrt, sich in unterschiedlichen schwierigen Situationen zu erden.

- Beginnen Sie im Sitzen. Beugen Sie die Knie und umfassen Sie Ihre Knöchel, Fersen oder großen Zehen.
- Verlagern Sie Ihr Gewicht leicht nach hinten und heben Sie die Füße. Die Knie bleiben zusammen, während Sie die Beine nun langsam strecken. Lehnen Sie sich dabei nach hinten, um ein Gegengewicht zu den Beinen zu schaffen.

Atmen in vier Richtungen

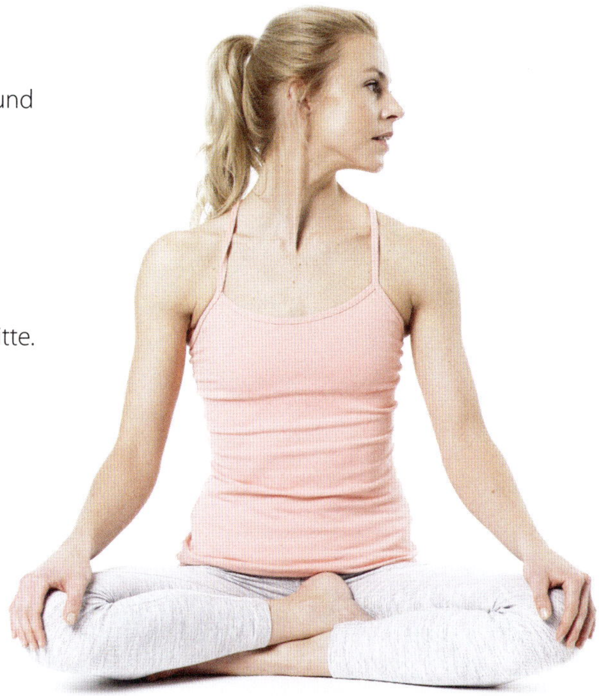

Dies ist eine simple Technik, die Sie in Zeiten von Stress und Unruhe anwenden können, um Ihre Sorgen loszulassen und das Bewusstsein in die Gegenwart zu lenken.

- Beginnen Sie im Bequemen Sitz (s. S. 147). Lassen Sie Ihre Augen ruhen und atmen Sie tief ein.
- Beim Ausatmen blicken Sie nach rechts.
- Atmen Sie ein und drehen Sie den Kopf wieder zur Mitte.
- Atmen Sie aus und blicken Sie nach links.
- Einatmend kommen Sie zurück zur Mitte.
- Atmen Sie aus und lassen Sie Ihren Kopf nach hinten fallen. Spüren Sie die Dehnung vorn im Hals.
- Beim Einatmen heben Sie den Kopf wieder.
- Ausatmend blicken Sie nach unten.
- Einatmend den Kopf heben. Wiederholen Sie die Sequenz.

Göttin

Diese Haltung stärkt Körpermitte und Oberschenkel, streckt die Innenseite der Oberschenkel und löst Verspannungen in den Hüften.

- Stellen Sie sich mit gegrätschten Beinen so hin, dass Ihr Becken an der Längsseite der Matte ausgerichtet ist.
- Beugen Sie die Knie und senken Sie das Becken, bis Ihre Oberschenkel eine parallele Linie zum Boden bilden. Legen Sie die Handflächen vor dem Herzen aneinander.

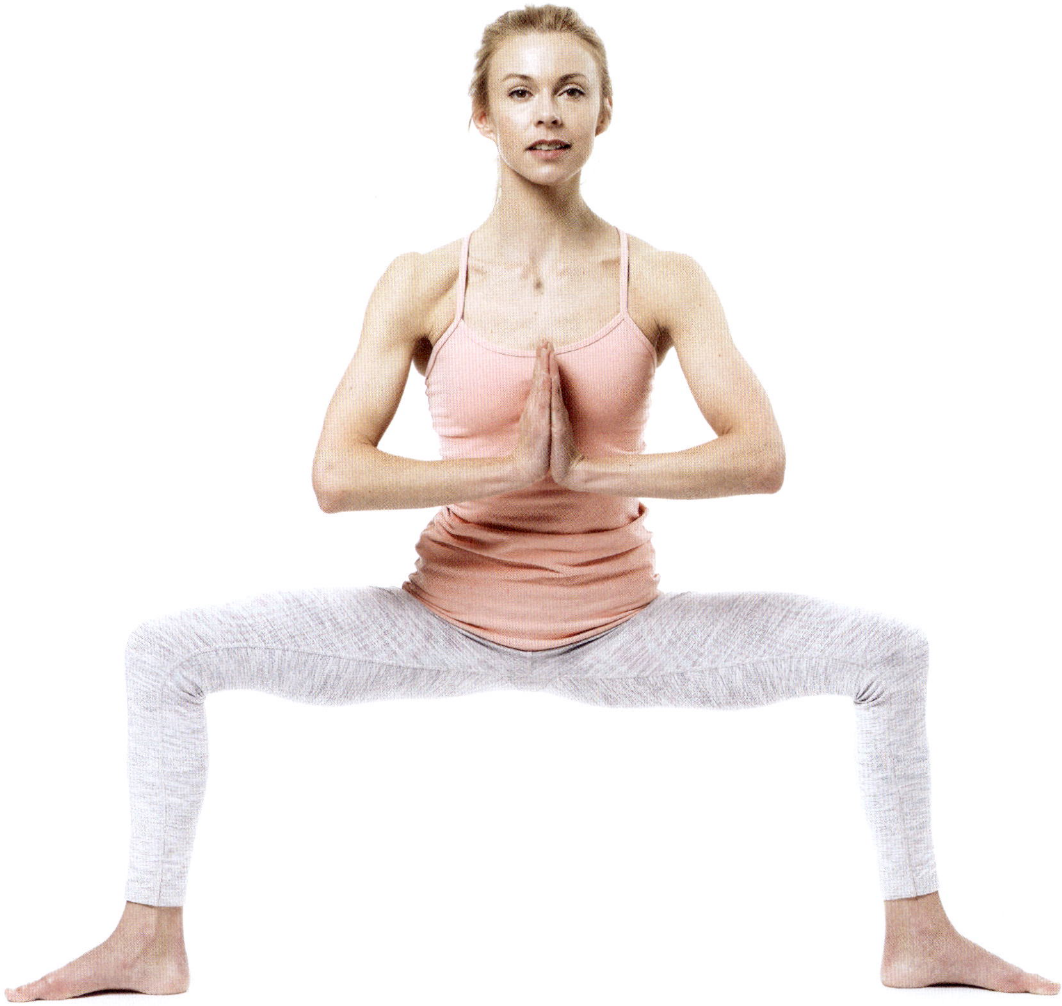

Seitbeuge im Stand

Die seitliche Beugung dieser Haltung löst Verspannungen der Wirbelsäule. In der Streckung streben Sie nach oben, öffnen die Brust dem Himmel und lösen Blockaden des Herzchakras.

- Sie beginnen in der Berghaltung mit erhobenen Armen (s. S. 180). Beim Ausatmen beugen Sie sich nach rechts. Die Wirbelsäule bildet eine gleichmäßige Kurve.
- Kehren Sie in die Berghaltung mit erhobenen Armen zurück. Wiederholen Sie die Übung zur anderen Seite.

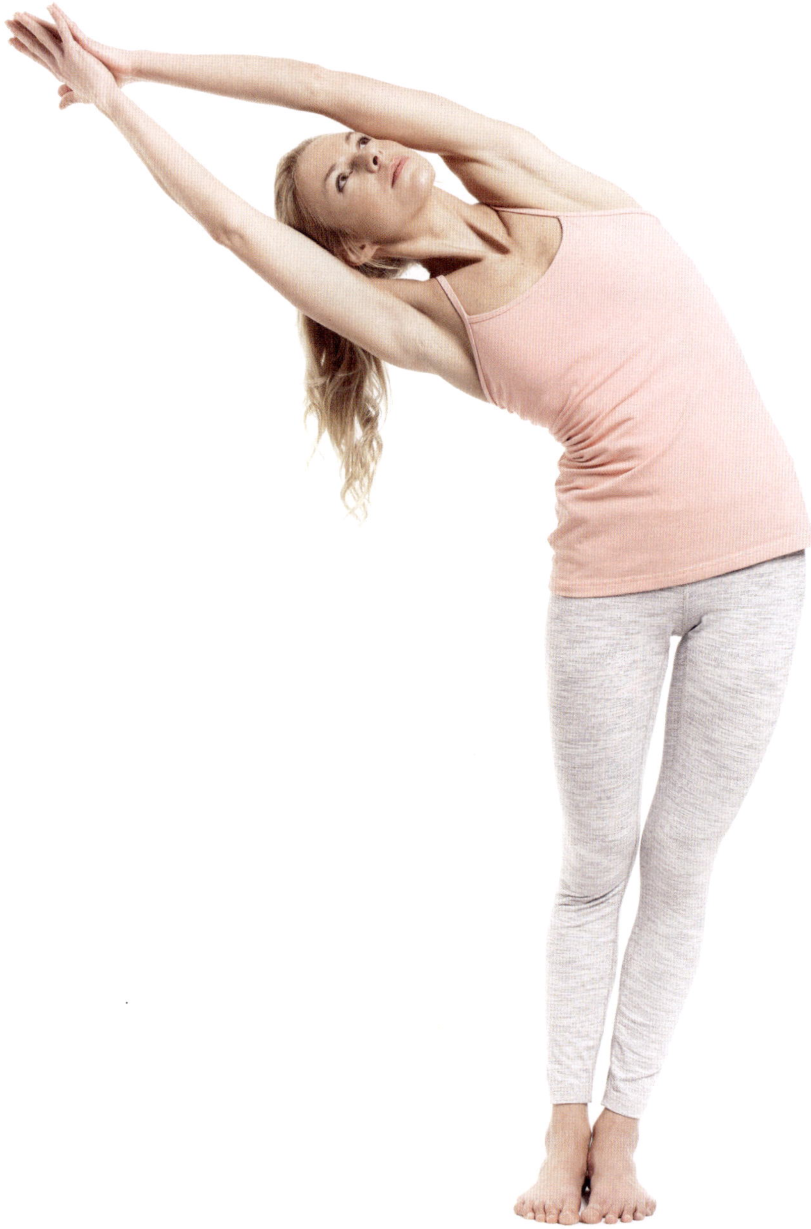

Halbmond

Dies ist eine anspruchsvolle Gleichgewichtsübung, welche die Hüften öffnet. Konzentrieren Sie sich auf den festen Bodenkontakt Ihres Standbeins, damit Sie Stabilität und mehr Raum im Becken gewinnen.

- Beginnen Sie mit dem Krieger 2 (s. S. 181), das rechte Bein steht vorn. Senken Sie die rechte Hand etwa 30 cm vor dem rechten Fuß auf den Boden. Stützen Sie die Fingerspitzen der linken Hand neben dem rechten Fuß auf, um die Balance zu halten.
- Ihr Becken bleibt an der Längsseite der Matte ausgerichtet. Strecken Sie langsam das rechte Bein und heben dabei das linke Bein an, bis es sich parallel zum Boden befindet. Strecken Sie Ihren linken Arm zum Himmel. Wiederholen Sie die Haltung auf dem linken Bein.

Variation: Wenn Sie nicht mit dem Arm bis auf den Boden gelangen, nehmen Sie einen Block zu Hilfe, auf den Sie sich stützen.

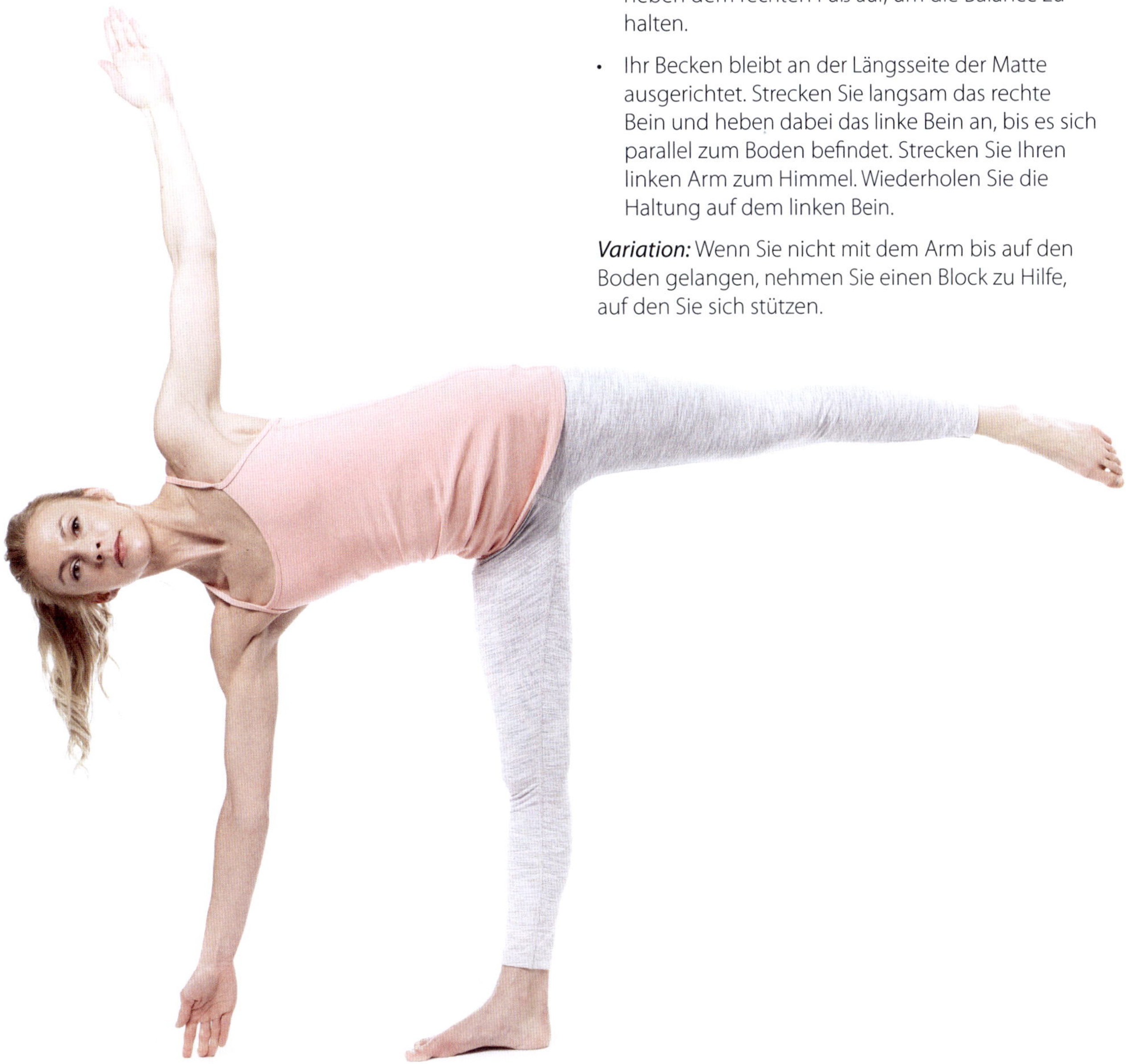

Halber Spagat

Das ist eine tolle Vorbereitung auf den ganzen Spagat, weil hier die Beinrückseiten gestreckt werden. Die Übung lehrt uns, dass auch winzige Schritte ein wichtiger Teil der Reise sind.

- In der Haltung des Kleinen Drachen (s. S. 145) stellen Sie einen Fuß nach vorn. Ihre Hände liegen rechts und links davon.
- Verlagern Sie Ihr Becken, bis es sich genau über dem hinteren Knie befindet. Das vordere Bein ist gerade. Ziehen Sie den vorderen Fuß an und beugen Sie sich nach vorn. Auf der anderen Seite wiederholen.

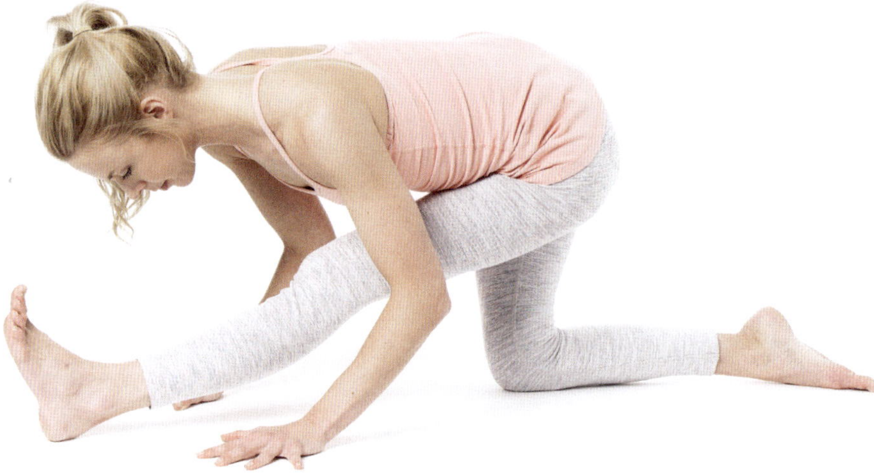

Happy Baby

Diese Haltung nehmen Neugeborene oft ein. Sie ist ein intensiver Hüftöffner, dehnt die hintere Oberschenkelmuskulatur und entlastet den unteren Rücken. Sie fühlen sich ruhig und erfrischt.

- Legen Sie sich in der Knie-zur-Brust-Haltung auf den Rücken (s. S. 155) und halten Sie Ihre Fußsohlen fest. Die Schienbeine sind senkrecht zum Boden ausgerichtet und die Fußsohlen zeigen zur Decke.
- Ihre Füße befinden sich über den Knien. Ziehen Sie nun kraftvoll die Knie in die Armbeugen. Kopf und Schultern bleiben entspannt am Boden.

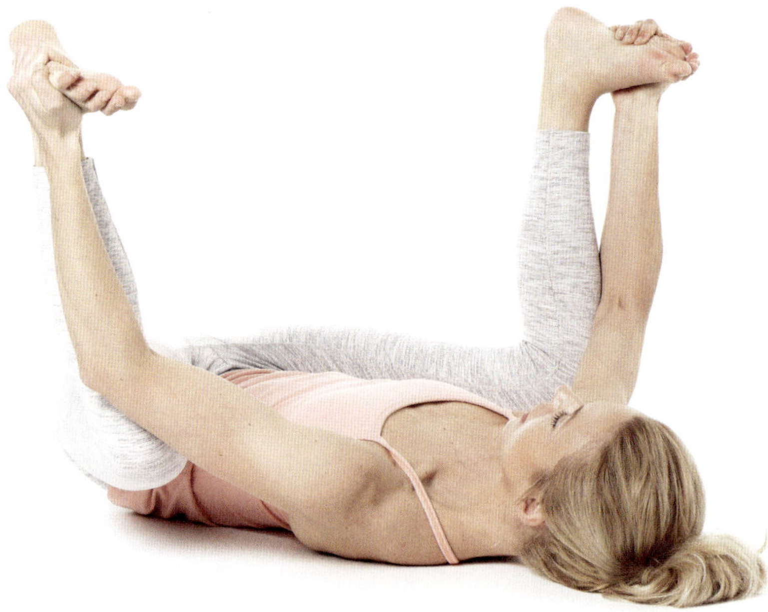

Kopfstand (Tripod)

Der Kopfstand eignet sich wunderbar, um das allgemeine Wohlbefinden zu verbessern, weil er Hypothalamus und Hypophyse stimuliert, die Reinigung der Lymphdrüsen unterstützt und den Kreislauf anregt.

- Üben Sie Sie zunächst die Kopfstand-Vorbereitung (s. S. 147). Dann heben Sie langsam die Knie von Ihren Oberarmen. Bringen Sie die Knie zusammen, um eine geschossene Form zu bilden.
- Strecken Sie die Beine in Richtung Himmel und verteilen Sie Ihr Gewicht gleichmäßig auf Hände und Kopf.

Variation: Haben Sie Angst umzufallen, üben Sie zunächst an der Wand und entfernen sich dann allmählich.

Anmerkung: *Bei Nackenproblemen sollten Sie die Haltung meiden.*

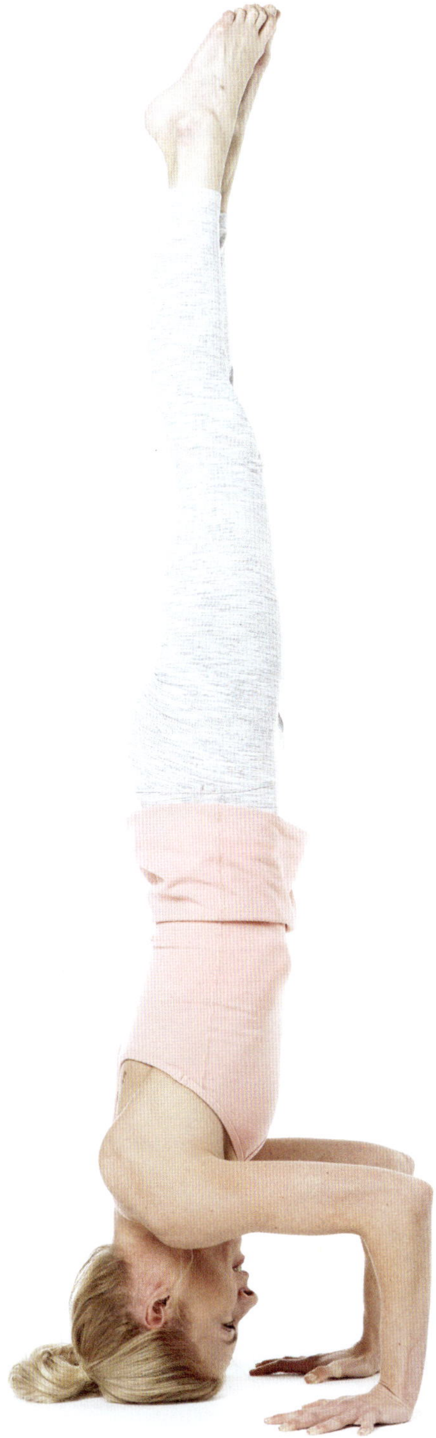

Pyramide

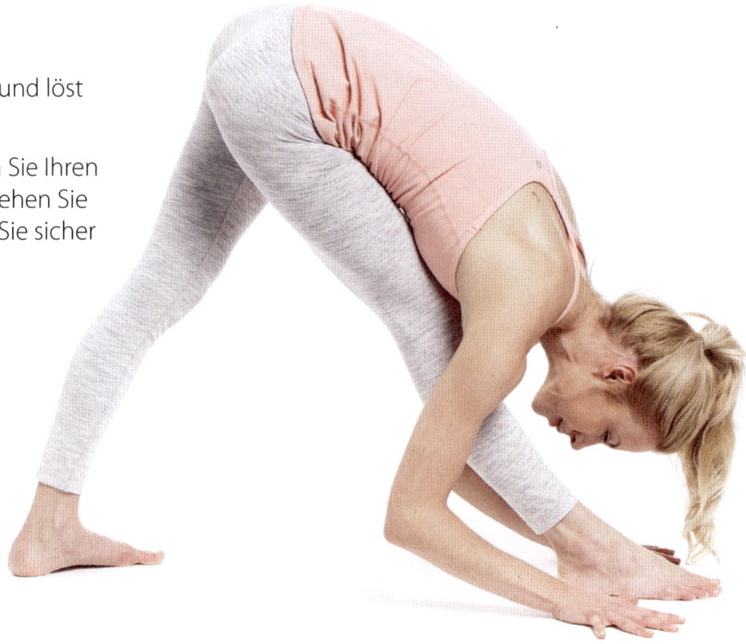

Diese Vorbeuge lindert Unruhe und Ängste und löst Verspannung auf der Beinrückseite.

- Von der Berghaltung (s. S. 159) aus stellen Sie Ihren linken Fuß etwa 1 m weit nach hinten. Drehen Sie den Fuß ein bisschen nach außen, damit Sie sicher stehen.
- Legen Sie die Hände auf die Hüften und beugen Sie ausatmend den Brustkorb zum rechten Oberschenkel. Legen Sie Ihre Hände auf das Schienbein, den Knöchel oder den Boden. Strecken Sie die Wirbelsäule mit jedem Einatmen und beugen Sie sich mit jedem Ausatmen weiter vor. Auf dem anderen Bein wiederholen.

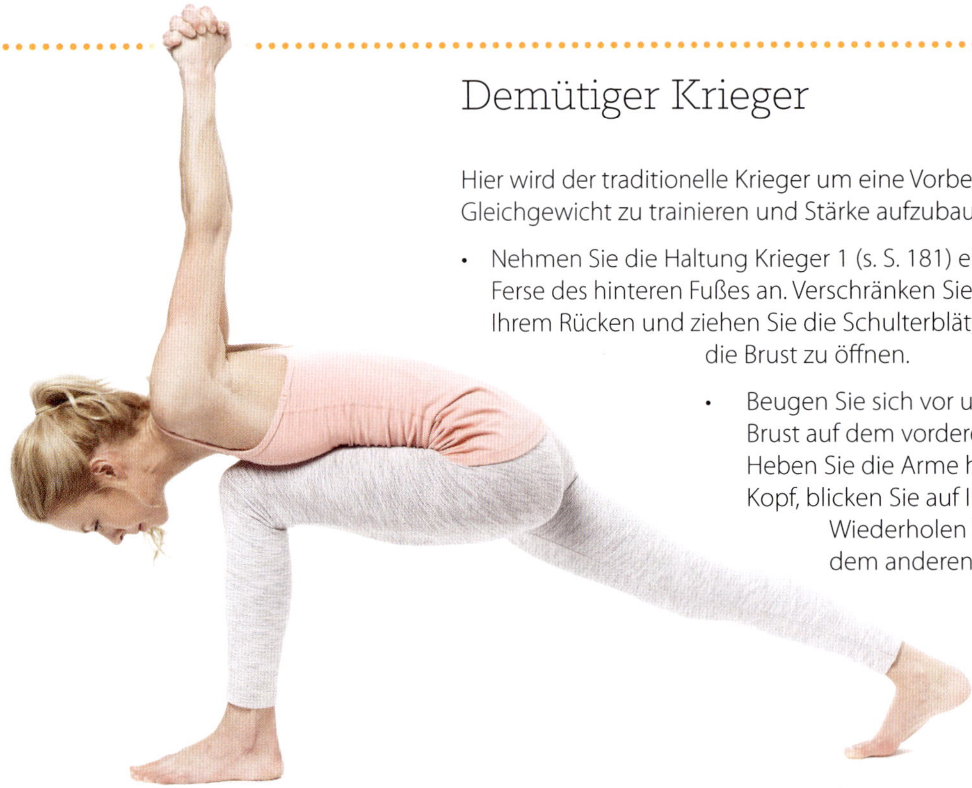

Demütiger Krieger

Hier wird der traditionelle Krieger um eine Vorbeuge ergänzt, um das Gleichgewicht zu trainieren und Stärke aufzubauen.

- Nehmen Sie die Haltung Krieger 1 (s. S. 181) ein. Heben Sie die Ferse des hinteren Fußes an. Verschränken Sie die Hände hinter Ihrem Rücken und ziehen Sie die Schulterblätter zusammen, um die Brust zu öffnen.
- Beugen Sie sich vor und legen Sie die Brust auf dem vorderen Oberschenkel ab. Heben Sie die Arme hoch und über Ihren Kopf, blicken Sie auf Ihren großen Zeh. Wiederholen Sie die Haltung auf dem anderen Bein.

Knie-zur-Brust-Haltung

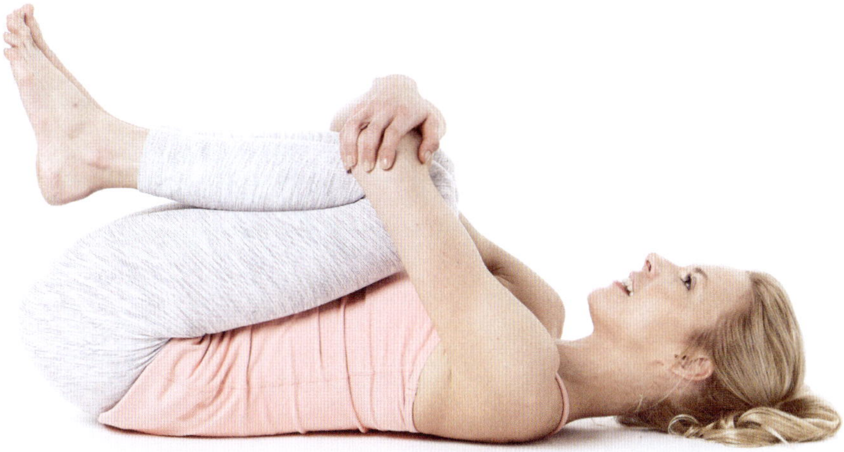

Diese beruhigende und erholsame Haltung löst Verspannungen im unteren Rücken und gewährt Ihrem Nervensystem eine Pause.

- Legen Sie sich auf den Rücken und ziehen Sie die Knie zur Brust. Umfassen Sie Ihre Beine und halten Sie Bauch, Schultern und Rücken entspannt.
- Schaukeln Sie hin und her, um die Wirbelsäule zu massieren.

Sanfte Umkehrhaltung

In dieser erholsamen und entspannenden Haltung befinden sich die Füße über dem Herzen. Vor dem Zubettgehen geübt, hilft sie gegen Schlafstörungen.

- Setzen Sie sich seitlich vor die Wand. Drehen Sie sich zur Seite, während Sie sich auf den Rücken legen und die Beine aufwärts an die Wand lehnen. Bringen Sie Ihr Gesäß mit gestreckten Beinen so nah wie möglich an die Wand.
- Strecken Sie die Arme zur Seite aus. Bleiben Sie dort, solange es Ihnen gefällt.

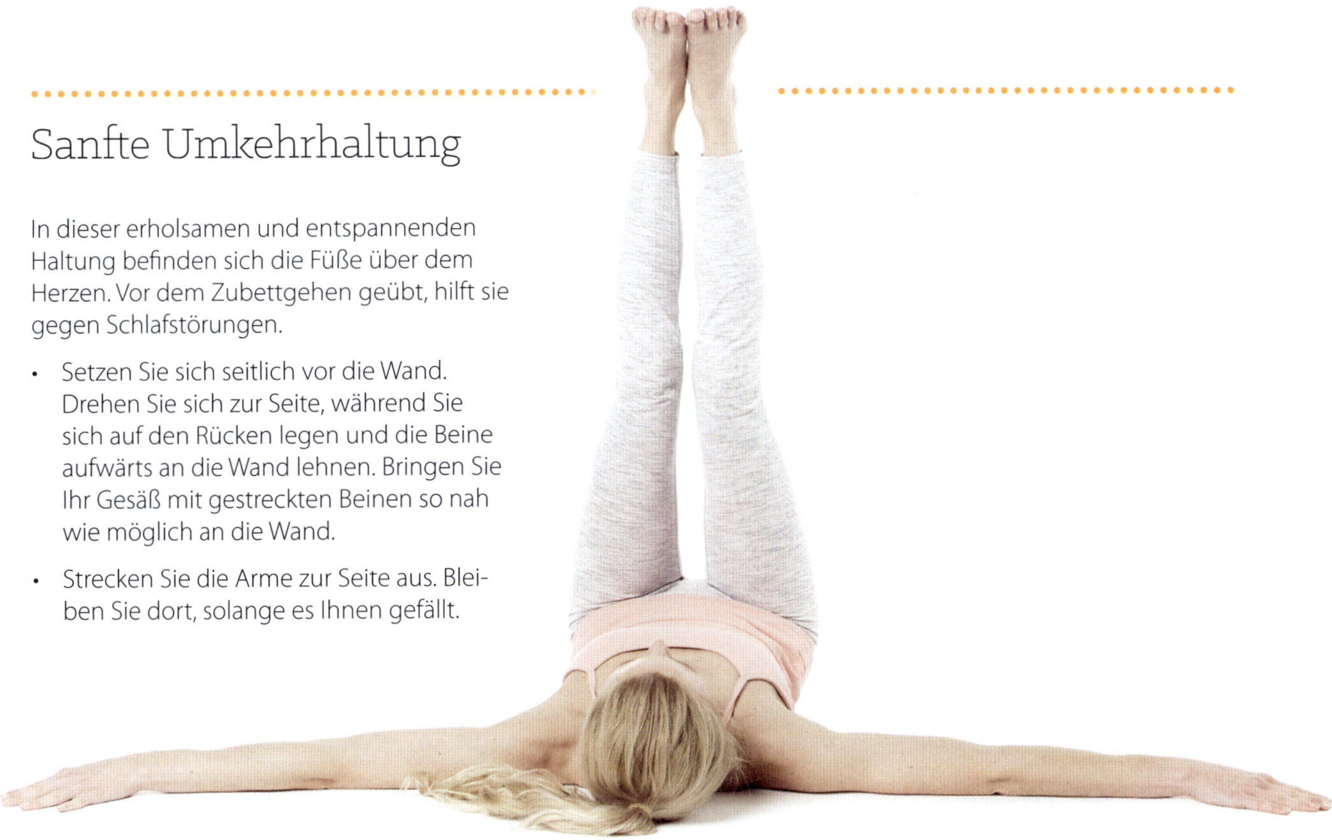

Halbe Vorbeuge im Stand

Die Brust bleibt während dieser Vorbeuge angehoben. So lernen Sie, das Herz offen zu halten.

- Beginnen Sie in der Vorbeuge im Stand (s. S. 173). Die Hände ruhen auf den Schienbeinen, Knöcheln oder dem Boden.
- Beim Einatmen heben Sie den Oberkörper so weit an, dass sich die Wirbelsäule parallel zum Boden befindet. Ziehen Sie die Schultern weg von den Ohren und heben Sie das Herz nach vorn, um den Rücken zu strecken.
- Beim Ausatmen sinken Sie zurück in den Raum, den Sie geschaffen haben.

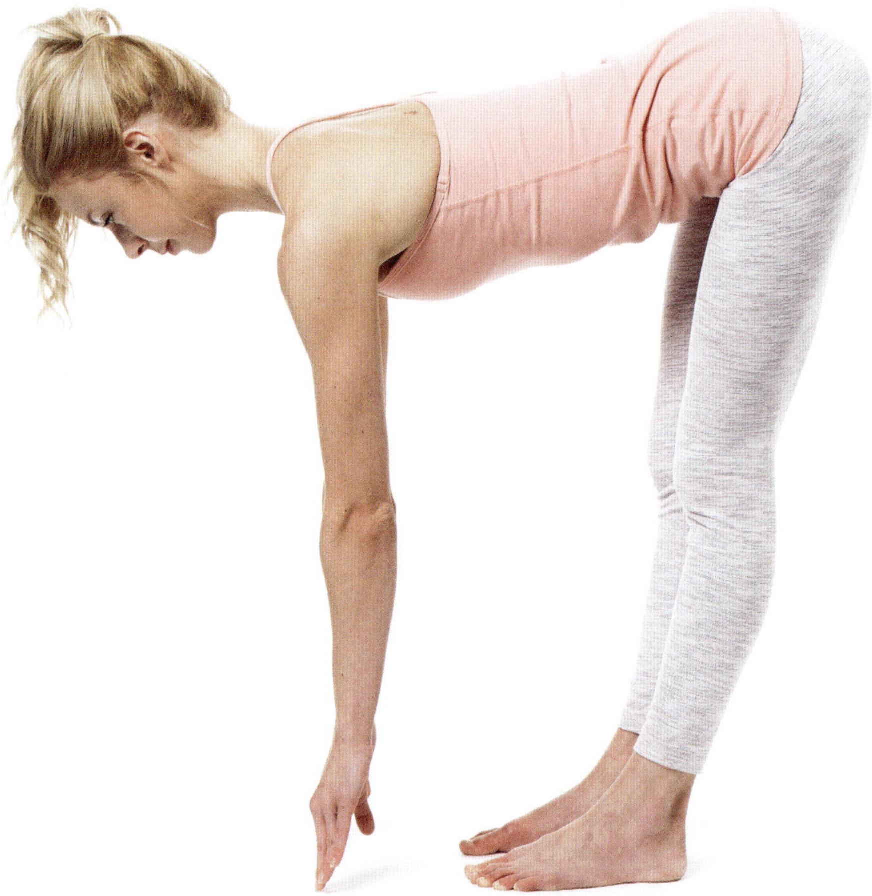

Heuschrecke

Die Haltung verhilft Ihnen zu Kraft und Offenheit, indem sie den unteren Rücken stabilisiert.

- Legen Sie sich auf den Bauch, die Arme liegen neben dem Körper.
- Drücken Sie das Schambein in die Matte, ziehen Sie die Schulterblätter zusammen und heben sie Brust und Beine vom Boden.

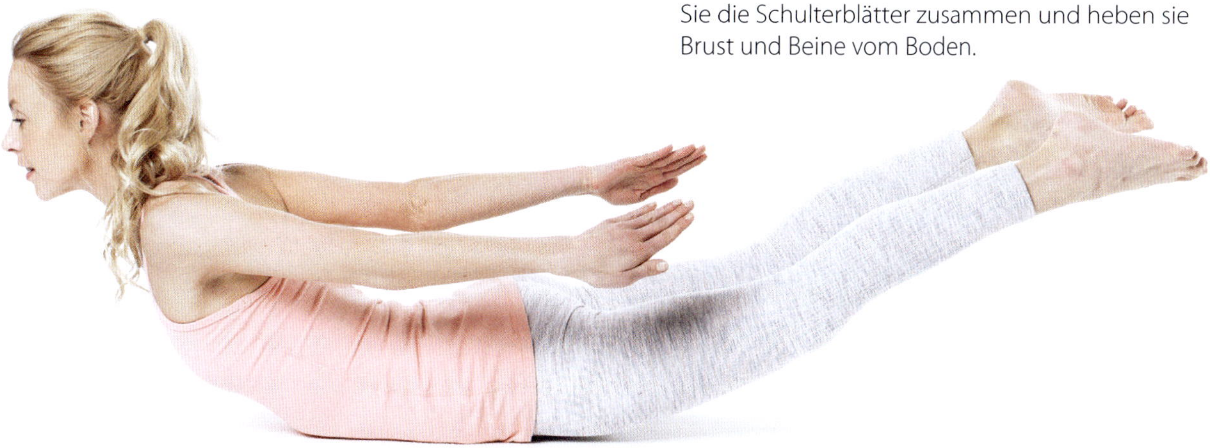

Flaches Boot

Das Flache Boot stärkt die Körpermitte, stabilisiert die Wirbelsäule und verhilft zu Standfestigkeit und Selbstvertrauen in anspruchsvolleren Haltungen wie dem Kopfstand.

- Legen Sie sich mit ausgestreckten Beinen flach auf den Rücken. Die Arme liegen am Körper.
- Drücken Sie den unteren Rücken auf den Boden, ziehen Sie den Bauchnabel in Richtung Wirbelsäule und heben Sie Schultern und Füße etwa 20 cm vom Boden ab.

Variationen: Bei Rückenproblemen legen Sie die Hände mit den Handflächen nach unten unter Ihr Gesäß. Um die Übung schwieriger zu gestalten, strecken Sie die Arme nach oben.

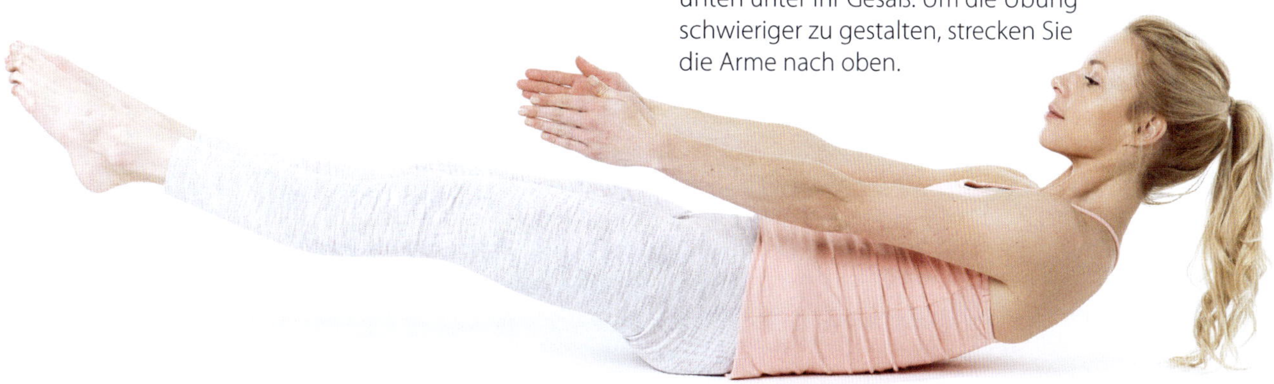

Ausfallschritt mit Rückbeuge

Diese Haltung schafft Raum in Becken, Wirbelsäule, Schultern und Brust.

- Gehen Sie in die Position Herabschauender Hund (s. S. 144) und stellen Sie einen Fuß zwischen Ihre Hände. Legen Sie das hintere Knie auf die Matte und heben Sie die Hände zum Himmel. Lassen Sie das Becken sinken, um stabil zu stehen. Dann strecken Sie sich nach oben und öffnen sich. Wiederholen Sie die Haltung auf dem anderen Bein.

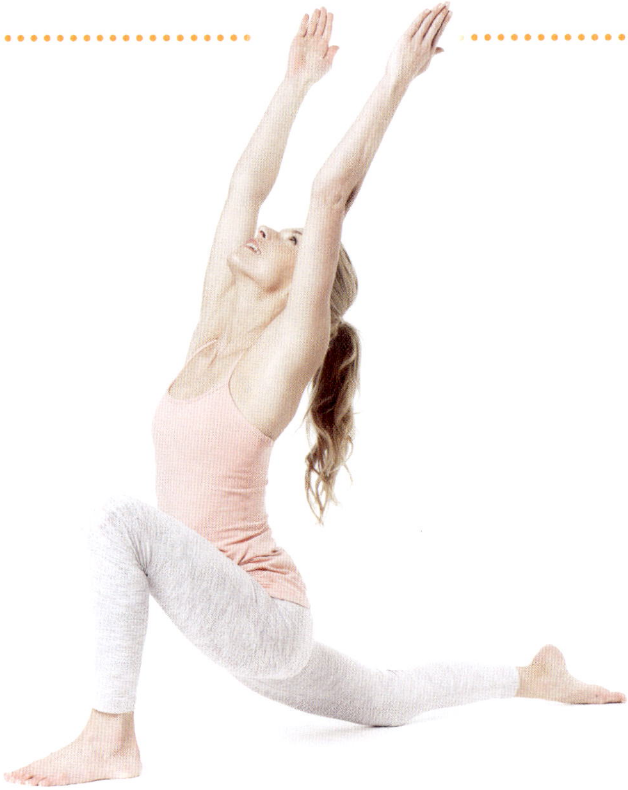

Gestreckte Welpenhaltung

Diese passive Rückenbeuge wirkt wunderbar gegen Herzschmerz und schafft Raum für Frieden und Liebe.

- Beginnen Sie im Vierfüßlerstand (s. S. 175) und lassen Sie Ihre Finger vorwärtslaufen, während die Brust zum Boden sinkt.
- Legen Sie die Stirn auf dem Boden ab und bleiben Sie mit dem Gesäß über den Knien, während Sie Schultern entspannen und die Brust noch weiter nach unten sinken lassen.

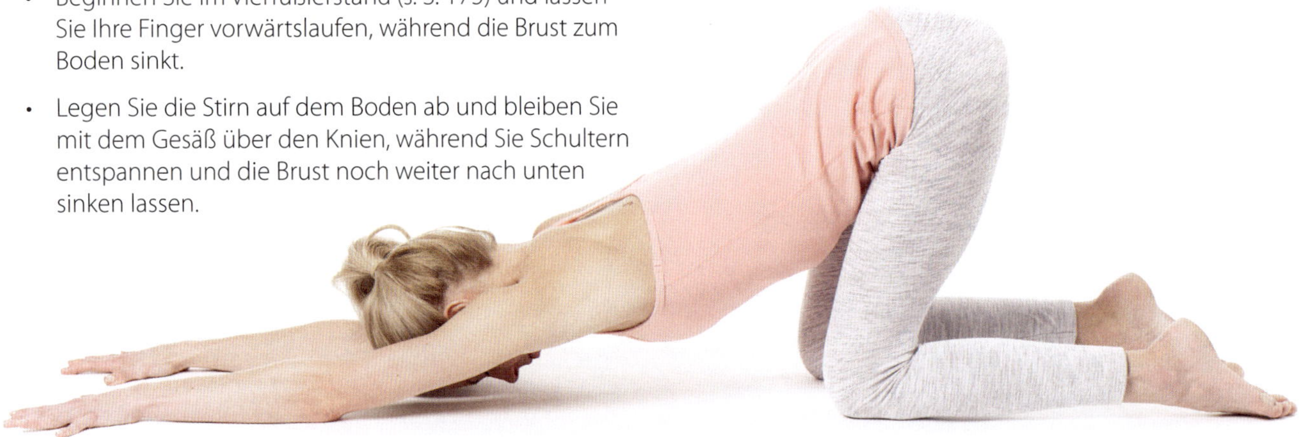

Berg

Das ist eine schöne Art, sich zu erden und den Körper zwischen anderen Haltungen wieder zur Ruhe zu bringen.

- Stellen Sie sich mit geschlossenen Beinen aufrecht hin und heben Sie das Herz.
- Legen Sie Ihre Handflächen aneinander und lassen Sie die Schultern entspannt sinken.

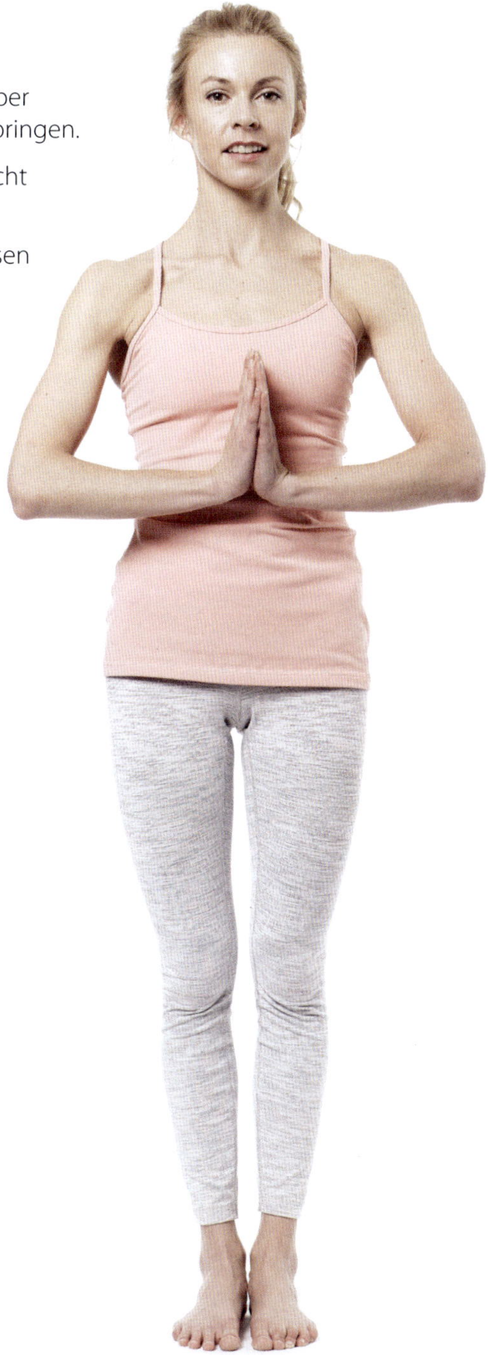

Ozean-Atmung

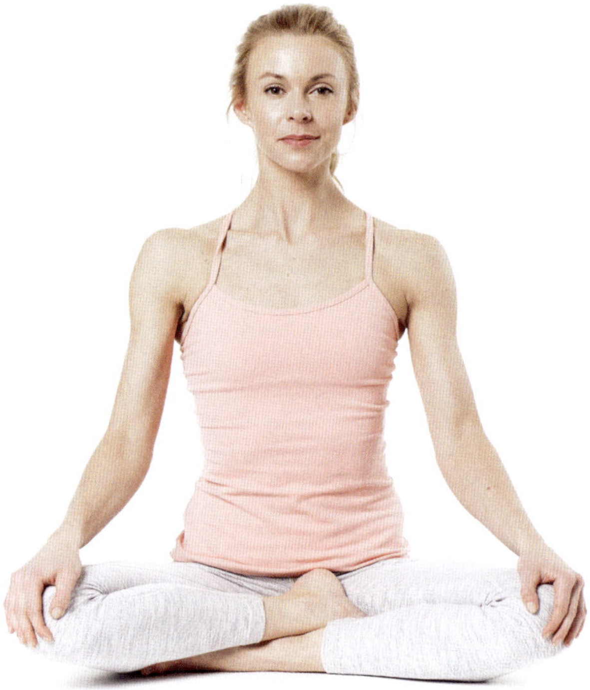

Diese Atmung ist beruhigend und ausgleichend, denn sie steigert die Sauerstoffzufuhr und erzeugt Wärme im Körper.

- Setzen Sie sich bequem mit aufrechtem Rücken hin und atmen Sie ein paar Mal tief ein und aus.
- Atmen Sie durch die Nase ein und durch den Mund aus. Mit jedem Ausatmen machen Sie „Haaaa", als wollten Sie ein Glas anhauchen.
- Atmen Sie mit diesem Geräusch durch die Nase aus. Der Mund ist jetzt geschlossen, sodass sich der Rachen verengt. Dabei entsteht ein sanfter Laut, der an Meeresrauschen erinnert.

Schaukel

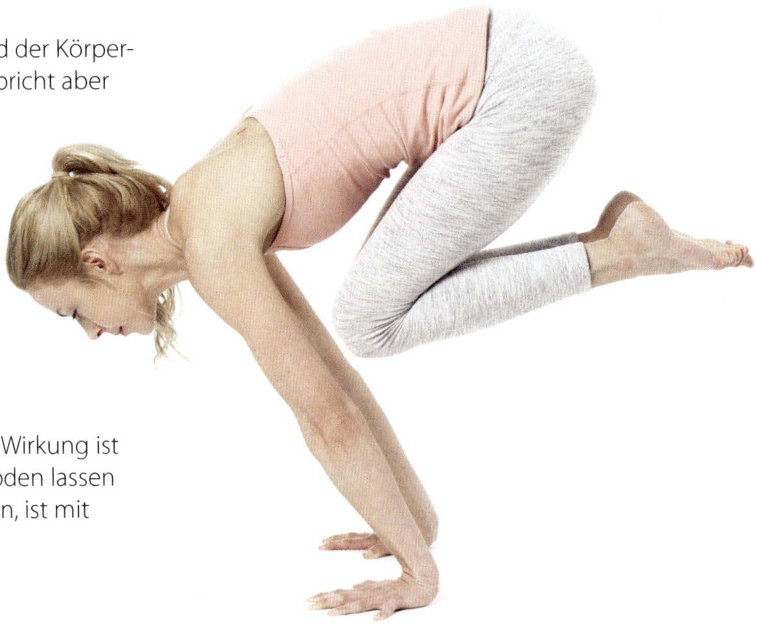

Das ist eine Balanceübung zur Stärkung der Arme und der Körpermitte. Sie ist schwierig und erfordert viel Übung, verspricht aber auch ein tolles Erfolgserlebnis, wenn sie gelingt.

- Beginnen Sie im Vierfüßlerstand (s. S. 175).
- Senken Sie das Gesäß auf die Fersen und ziehen Sie die Hände auf dem Boden bis zur Mitte der Oberschenkel nach. Machen Sie den Rücken rund und ziehen Sie die Knie zur Brust. Dabei heben Sie die Fersen ab.

Variationen: Das ist eine anspruchsvolle Haltung. Die Wirkung ist aber dieselbe, wenn Sie die Zehenspitzen auf dem Boden lassen und nur die Knie zur Brust ziehen. Sich hochzudrücken, ist mit Blöcken unter den Händen leichter.

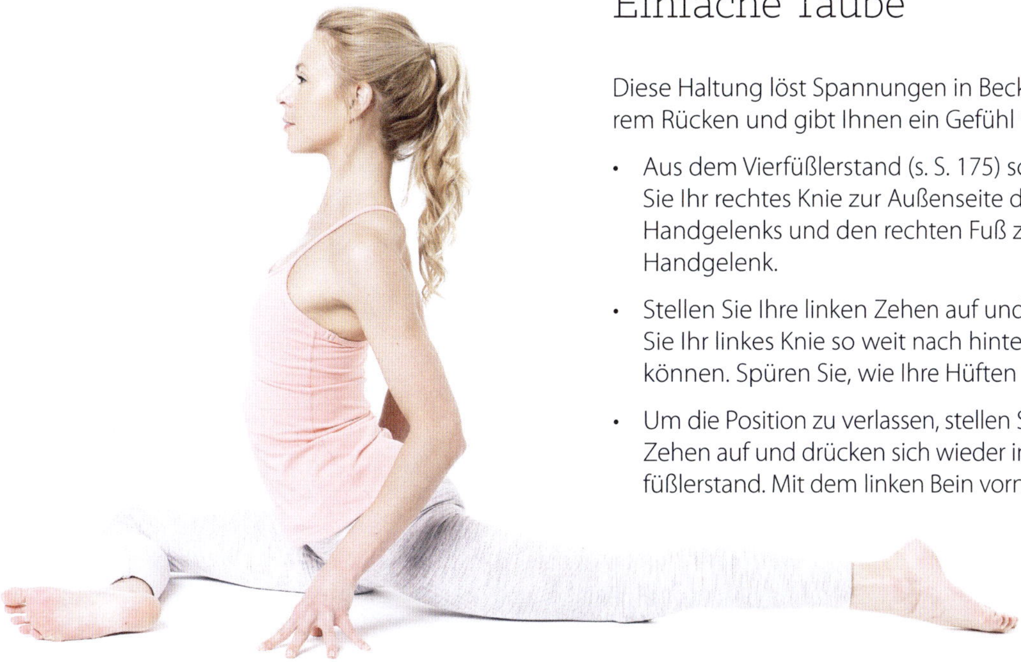

Einfache Taube

Diese Haltung löst Spannungen in Becken und unterem Rücken und gibt Ihnen ein Gefühl von Offenheit.

- Aus dem Vierfüßlerstand (s. S. 175) schieben Sie Ihr rechtes Knie zur Außenseite des rechten Handgelenks und den rechten Fuß zum linken Handgelenk.
- Stellen Sie Ihre linken Zehen auf und schieben Sie Ihr linkes Knie so weit nach hinten, wie Sie können. Spüren Sie, wie Ihre Hüften sich öffnen.
- Um die Position zu verlassen, stellen Sie die linken Zehen auf und drücken sich wieder in den Vierfüßlerstand. Mit dem linken Bein vorn wiederholen.

Brett

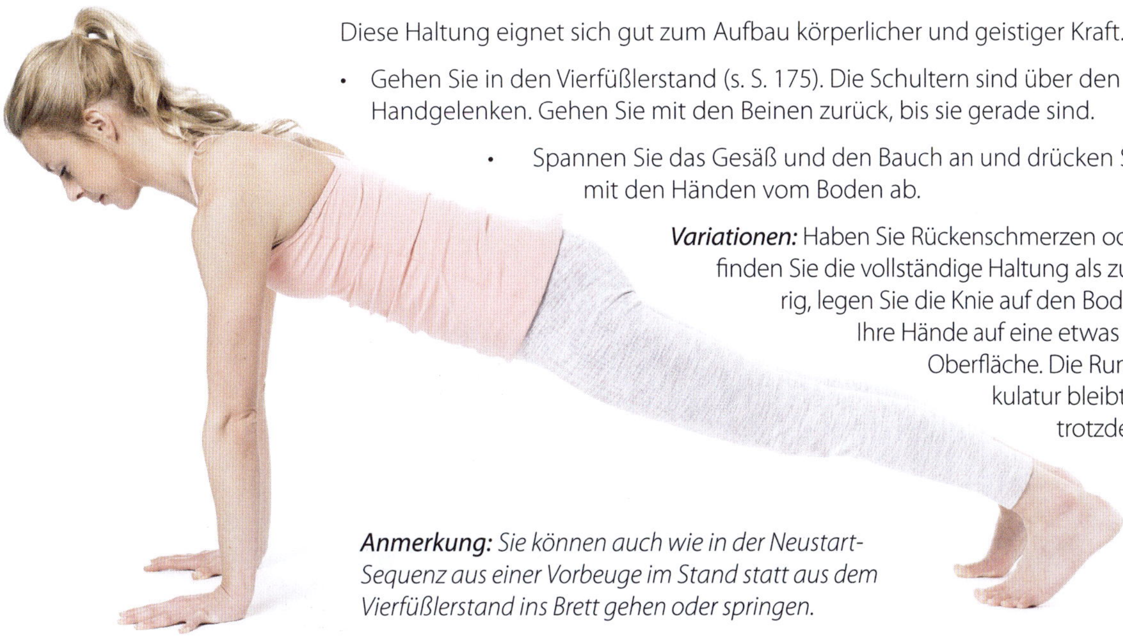

Diese Haltung eignet sich gut zum Aufbau körperlicher und geistiger Kraft.

- Gehen Sie in den Vierfüßlerstand (s. S. 175). Die Schultern sind über den Handgelenken. Gehen Sie mit den Beinen zurück, bis sie gerade sind.
- Spannen Sie das Gesäß und den Bauch an und drücken Sie sich mit den Händen vom Boden ab.

Variationen: Haben Sie Rückenschmerzen oder empfinden Sie die vollständige Haltung als zu schwierig, legen Sie die Knie auf den Boden oder Ihre Hände auf eine etwas höhere Oberfläche. Die Rumpfmuskulatur bleibt dabei trotzdem aktiv.

Anmerkung: *Sie können auch wie in der Neustart-Sequenz aus einer Vorbeuge im Stand statt aus dem Vierfüßlerstand ins Brett gehen oder springen.*

Pflug

Diese schöne Haltung lässt den Kopf zur Ruhe kommen und wirkt gegen Stress und Erschöpfung.

- Legen Sie sich auf den Rücken. Ziehen Sie die Beine zur Brust und strecken Sie sie nach hinten über den Kopf. Stützen Sie dabei Ihren unteren Rücken mit den Händen. Halten Sie die Beine entweder parallel zum Boden oder stellen die Zehen hinter dem Kopf ab.
- Sobald Sie sicher stehen, lösen Sie Ihre Hände vom Rücken. Verschränken Sie die Finger und drücken Sie die Hände auf den Boden.

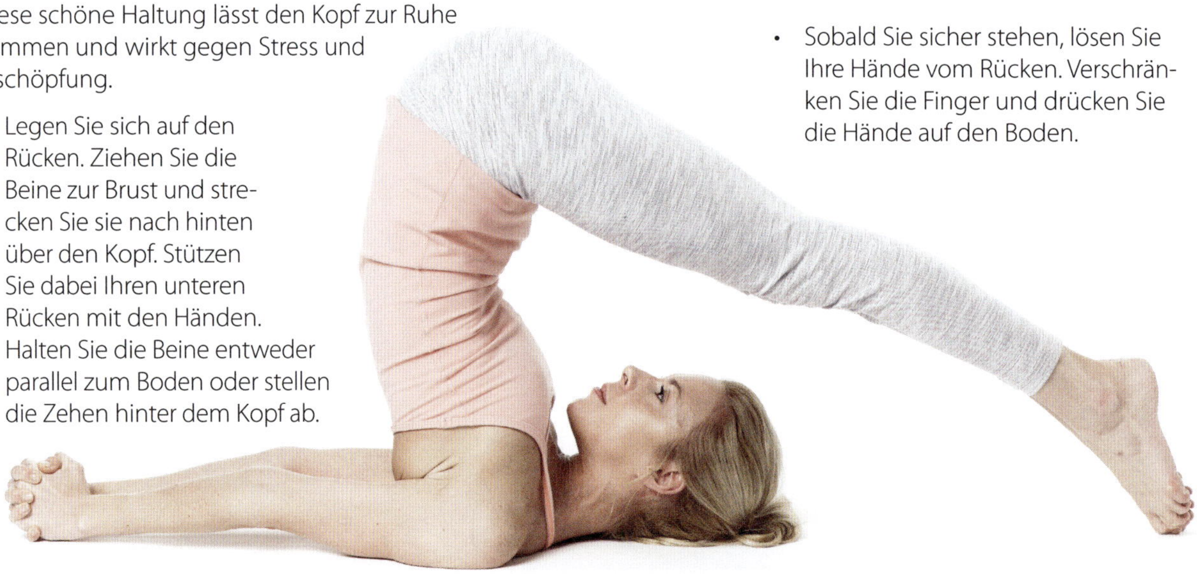

Lockere Vorbeuge

Wie der Name schon sagt, beugen Sie sich hier locker nach vorn, um loszulassen und das Nervensystem zu beruhigen.

- Nehmen Sie die Berghaltung (s. S. 159) ein. Ihre Füße stehen hüftbreit auseinander.
- Lassen Sie die Knie weich werden und beugen Sie sich vor. Die Wirbelsäule wird rund und der Kopf hängt nach unten. Umfassen Sie Ihre Ellenbogen und hängen Sie passiv aus, indem Sie leicht hin und her schwingen.

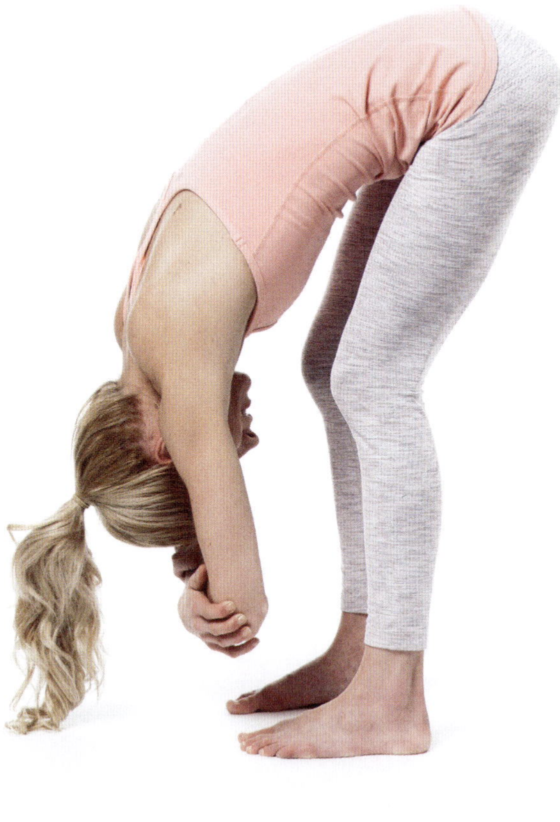

Krokodil

Passive Drehungen eignen sich perfekt, um Blockaden der Wirbelsäule zu lösen, und tragen zur Entspannung und Lockerung des ganzen Körpers bei.

- Legen Sie sich auf den Rücken und ziehen Sie das rechte Knie zur Brust. Fassen Sie die Außenseite Ihres rechten Knies mit der linken Hand und ziehen Sie das rechte Bein über Ihren Körper. Beide Schulterblätter bleiben auf dem Boden. Blicken Sie über Ihre rechte Schulter.
- Lassen Sie das rechte Bein gebeugt oder versuchen Sie, es zu strecken und den rechten Fuß mit der linken Hand zu greifen, um die Dehnung zu verstärken.
- Lösen Sie sich aus der Haltung, indem Sie den Fuß loslassen und wieder auf den Rücken rollen. Ziehen Sie die Beine zur Brust, bevor Sie die Übung mit dem anderen Bein wiederholen.

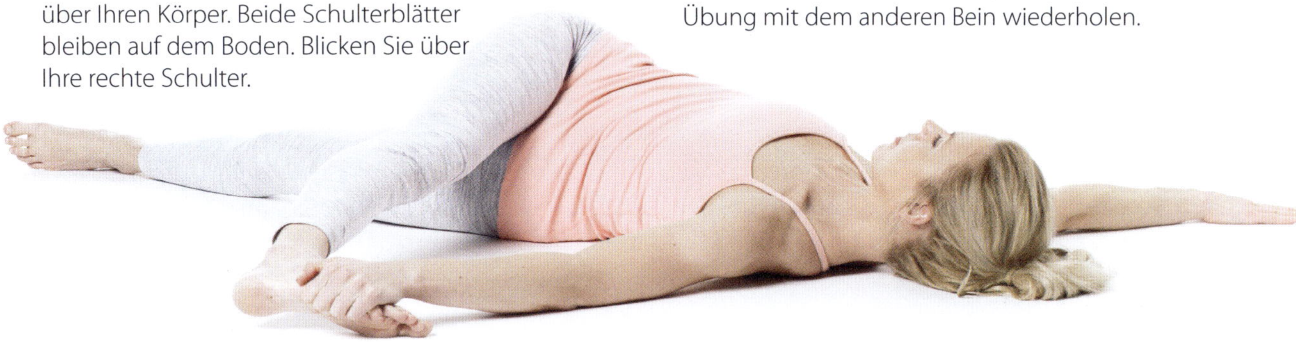

Tisch

Die Tischhaltung stärkt den gesamten Körper, verleiht Selbstvertrauen und löst Spannungen in der Brust, sodass sich das Herzchakra öffnet.

- Beginnen Sie im Sitzen mit aufgestellten Beinen, die Fußsohlen sind auf dem Boden. Stellen Sie die Hände hinter sich auf den Boden, die Fingerspitzen zeigen nach vorn.
- Strecken Sie die Arme und ziehen Sie die Schulterblätter zusammen, um die Brust zu öffnen. Spannen Sie das Gesäß an, heben Sie das Becken und lassen Sie den Kopf nach hinten hängen.

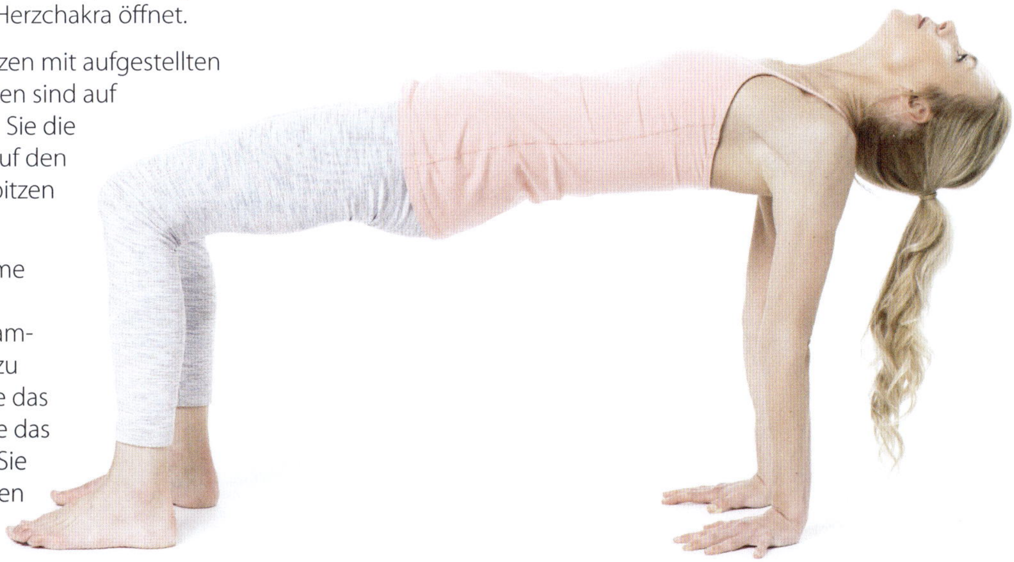

Friedvoller Krieger

Diese Haltung dehnt und stärkt den Körper. Sie kräftigt die Vorderseite der Oberschenkel, öffnet die Brust und streckt den gesamten Oberkörper. Das verlängert die Wirbelsäule und vermittelt Selbstvertrauen und Entschlossenheit.

- Beginnen Sie mit dem Krieger 2 (s. S. 181). Das rechte Bein ist gebeugt. Lehnen Sie sich zurück, um mit der linken Hand das linke Knie zu fassen. Der rechte Arm ist nach oben und hinten gestreckt, die Handfläche zeigt zum Boden hinter Ihnen.
- Sie können Ihren linken Arm halb hinter sich und die Hand auf den Oberschenkel legen, damit die Brust offen bleibt.
- Wiederholen Sie die Position auf dem linken Bein.

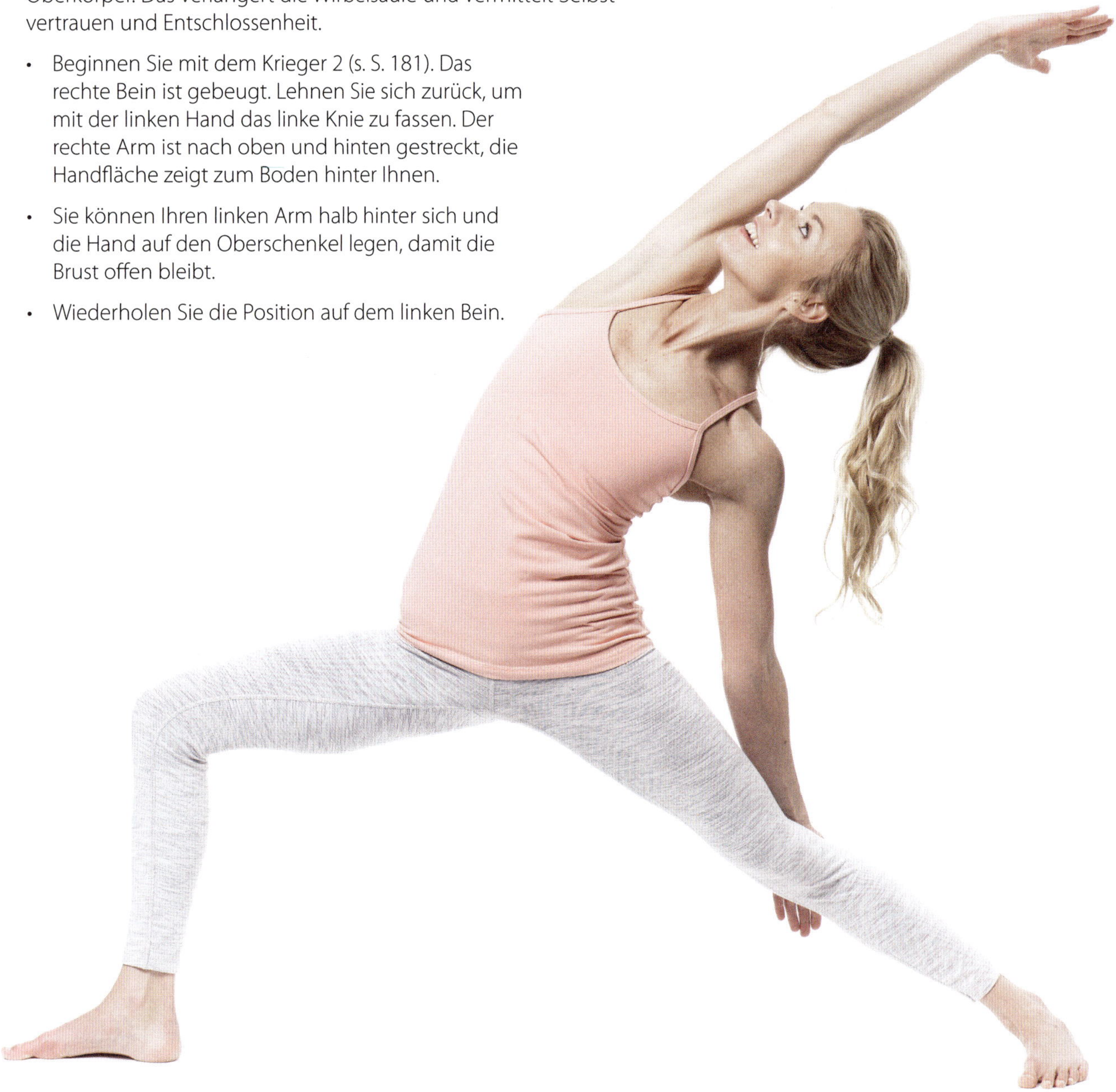

Vorbeuge im Sitzen

Mit dieser Übung können Sie Ihr Nervensystem hervorragend entspannen und innere Unruhe bekämpfen.

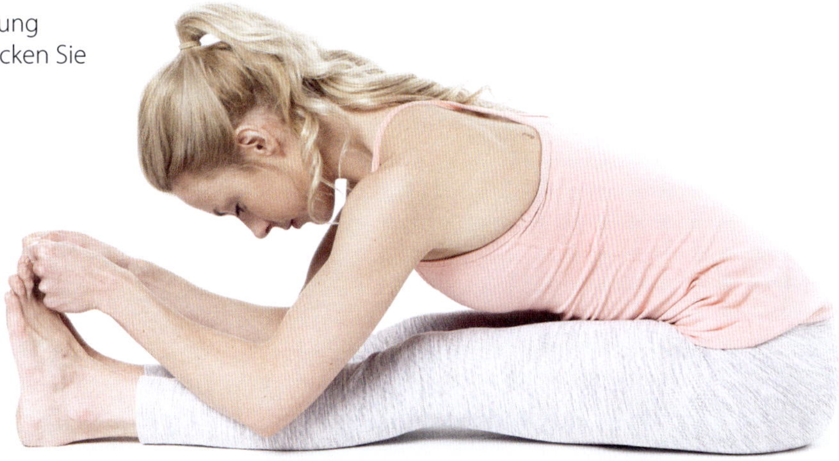

- Beginnen Sie in der Stockhaltung (s. S. 173). Beim Einatmen strecken Sie die Arme zum Himmel.
- Beim Ausatmen beugen Sie sich aus der Hüfte heraus nach vorn und umfassen Schienbeine, Knöchel oder Zehen.
- Bringen Sie das Herz beim Einatmen nach vorn und gehen Sie ausatmend tiefer in die Beugung.

Schulterdehnung im Sitzen

Dieser wunderbare Herzöffner dehnt Brust und Arme und sorgt für Balance in anspruchsvolleren Positionen.

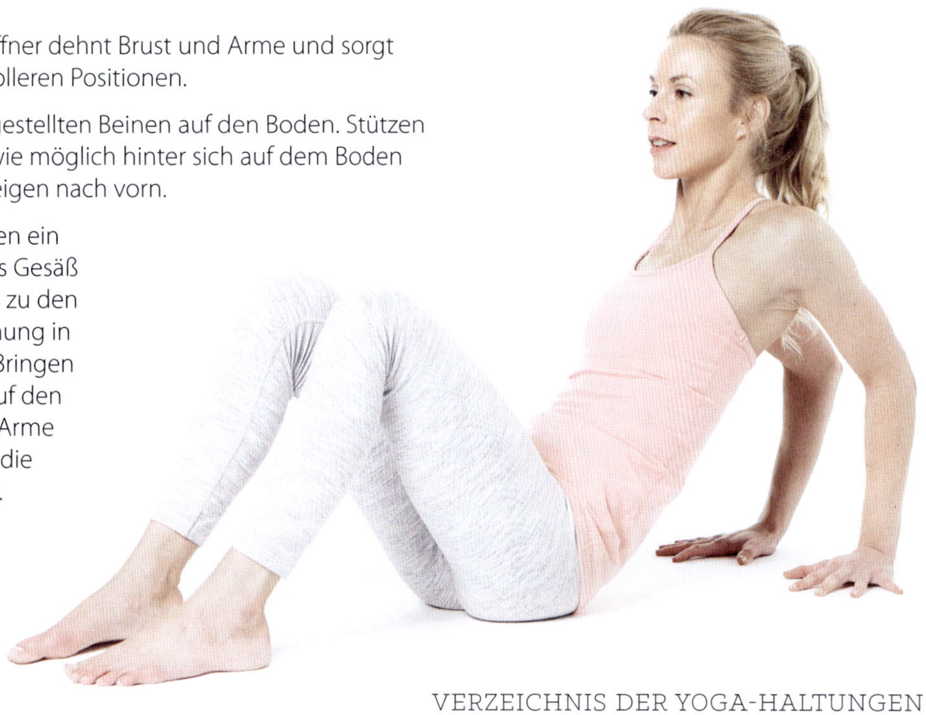

- Setzen Sie sich mit aufgestellten Beinen auf den Boden. Stützen Sie die Hände so weit wie möglich hinter sich auf dem Boden ab. Die Fingerspitzen zeigen nach vorn.
- Gehen Sie mit den Füßen ein Stück vor, heben Sie das Gesäß an und bewegen Sie es zu den Fersen, bis Sie die Dehnung in den Schultern spüren. Bringen Sie das Gesäß wieder auf den Boden. Beugen Sie die Arme etwas und drücken Sie die Ellenbogen zueinander.

Seitbeuge im Sitzen

Mit dieser Haltung lassen sich Verspannungen im Rücken lösen. Das hilft bei Stress und beruhigt das Nervensystem.

- Beginnen Sie im Bequemen Sitz (s. S. 147) und heben Sie beim Einatmen beide Hände nach oben.
- Beim Ausatmen beugen Sie sich zu einer Seite, stützen sich mit der Hand am Boden ab und führen den anderen Arm seitlich über den Kopf.
- Wiederholen Sie dies auf der anderen Seite.

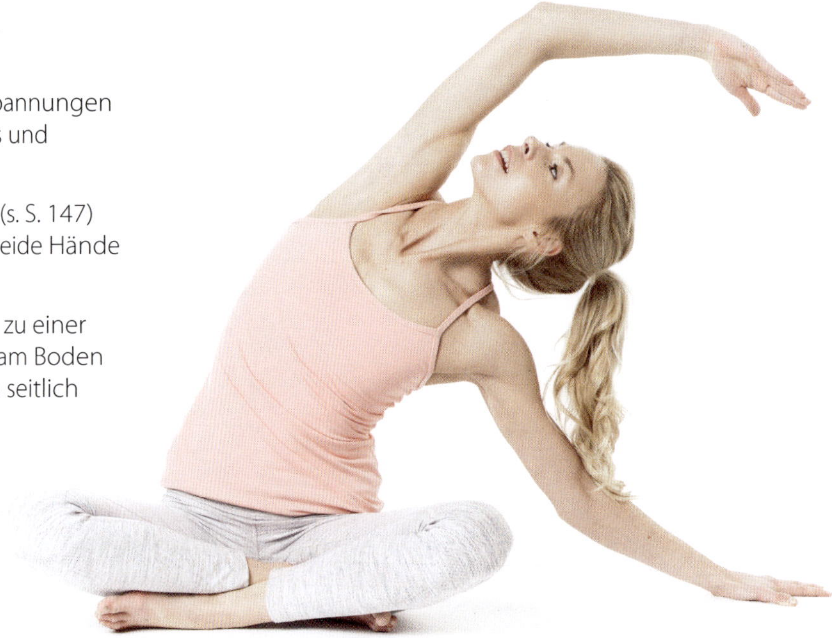

Drehsitz (Twist)

Diese sanfte Drehung ist ideal, um die Wirbelsäule zu entlasten und die inneren Organe zu stimulieren.

- Beginnen Sie im Bequemen Sitz (s. S. 147) und heben Sie beim Einatmen beide Hände nach oben.
- Beim Ausatmen beginnen Sie, sich nach links zu drehen. Legen Sie die rechte Hand auf das linke Knie und lassen Sie die linke Hand hinter sich sinken. Strecken Sie die Wirbelsäule mit jedem Einatmen und drehen Sie sich bei jedem Ausatmen etwas weiter. Wiederholen Sie die Haltung zur anderen Seite.

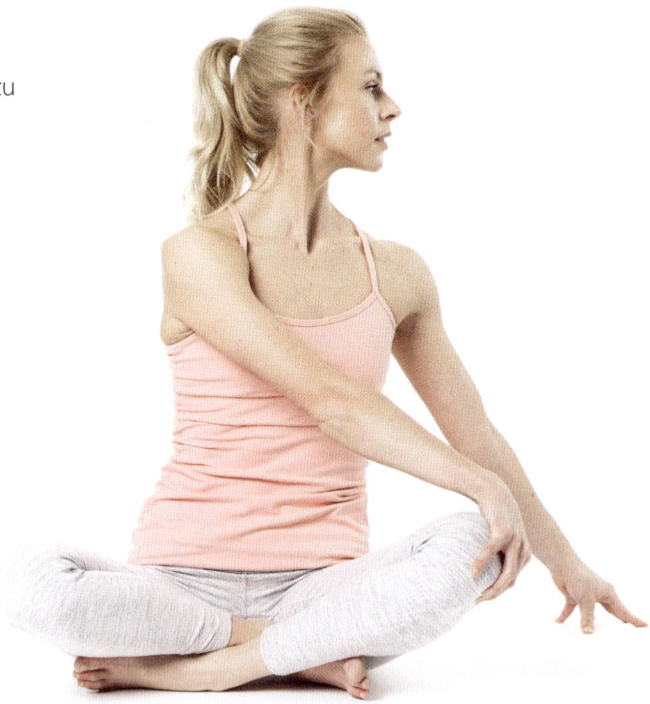

Baumschütteln

Wie bei allen Säugetieren zittert auch der menschliche Körper automatisch nach einem Trauma – neurogener Tremor genannt –, um die Spannung zu lösen. Auf diese Weise wird auf natürlichem Weg Stress abgebaut. Die Übung nutzt diesen Mechanismus: Zittern Sie, um Stress und Anspannungen im Körper zu lösen, um gut zu schlafen, beweglicher zu werden und sich besser fühlen.

- Beginnen Sie mit der Berghaltung (s. S. 159). Die Füße stehen hüftbreit auseinander. Schließen Sie die Augen und federn Sie sanft auf und ab. Schütteln Sie die Arme aus. Erlauben Sie Ihrem Körper, sich frei zu bewegen.

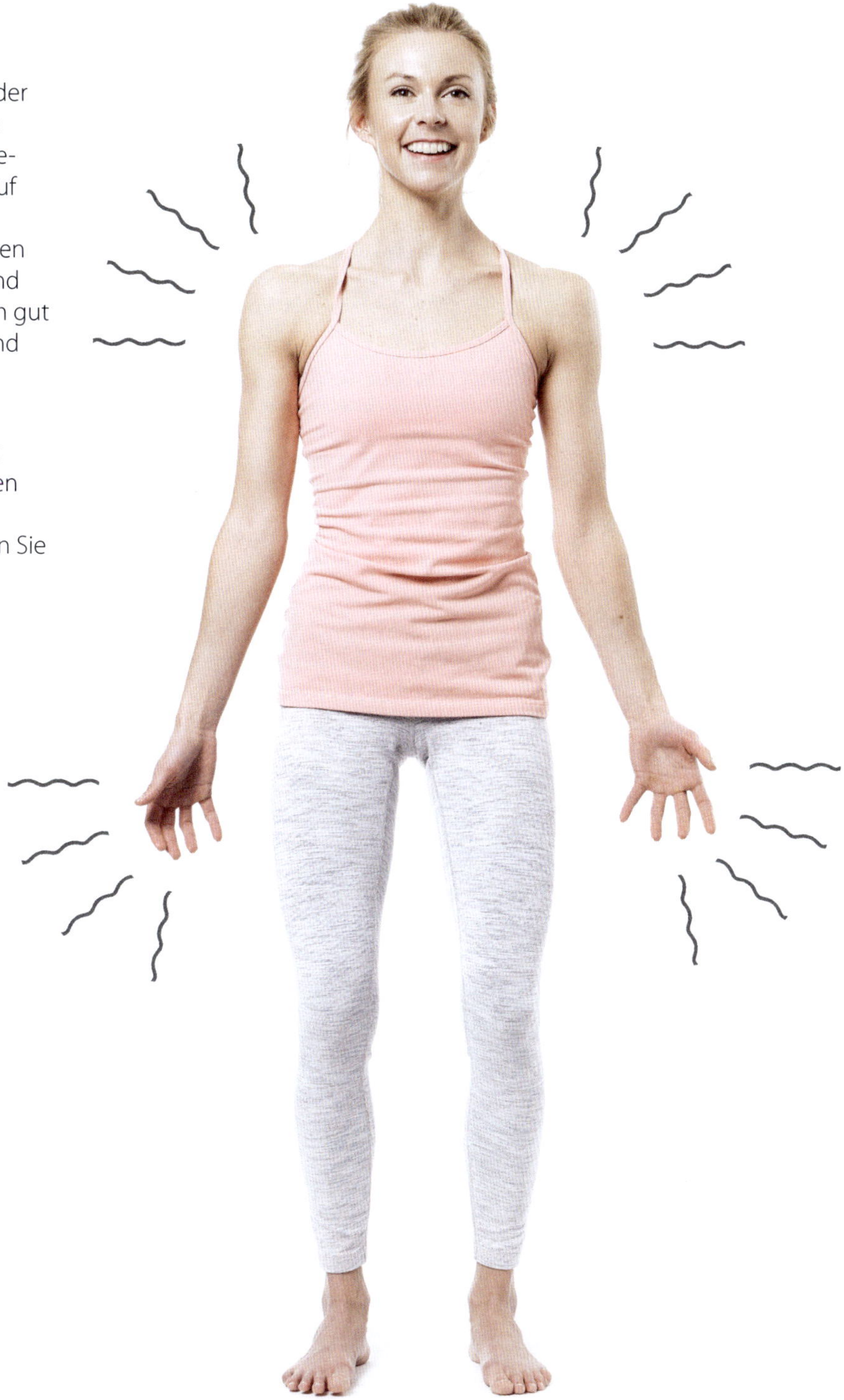

Schnürsenkel

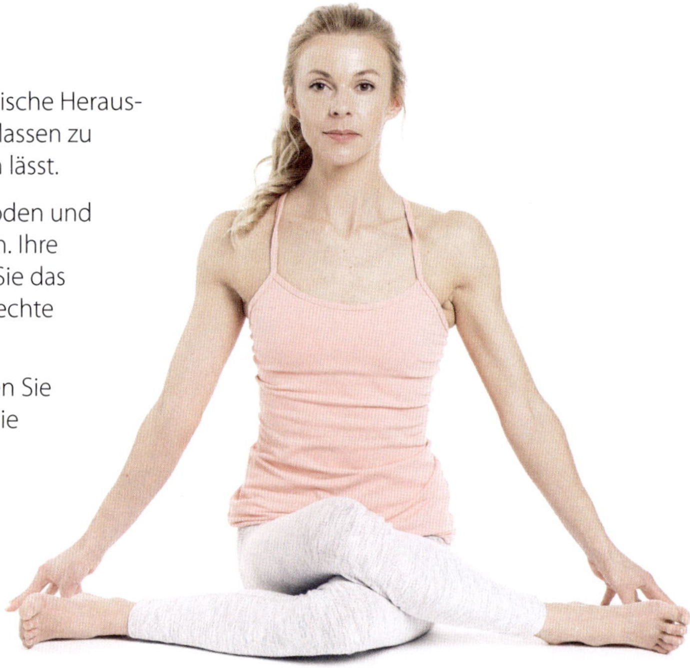

Diese Position ist ein Hüftöffner und eine psychologische Herausforderung. Sie lernen, sich für Entspannung und Loslassen zu entscheiden, auch wenn das Leben Sie verkrampfen lässt.

- Setzen Sie sich mit gekreuzten Beinen auf den Boden und schieben Sie den linken Fuß unter das rechte Bein. Ihre linke Ferse liegt rechts vor Ihrem Gesäß. Bringen Sie das rechte über das linke Knie und schieben Sie die rechte Ferse links neben Ihr Gesäß.
- Sitzen Sie fest verwurzelt auf der Erde und bringen Sie die Fersen so weit wie möglich nach vorn. Die Knie bleiben übereinander.
- Konzentrieren Sie sich darauf, die Hüften locker zu lassen. Wiederholen Sie die Haltung mit der anderen Seite.

Variation: Haben Sie Knieprobleme, lassen Sie das untere Bein gestreckt.

Schulterdruck-Haltung

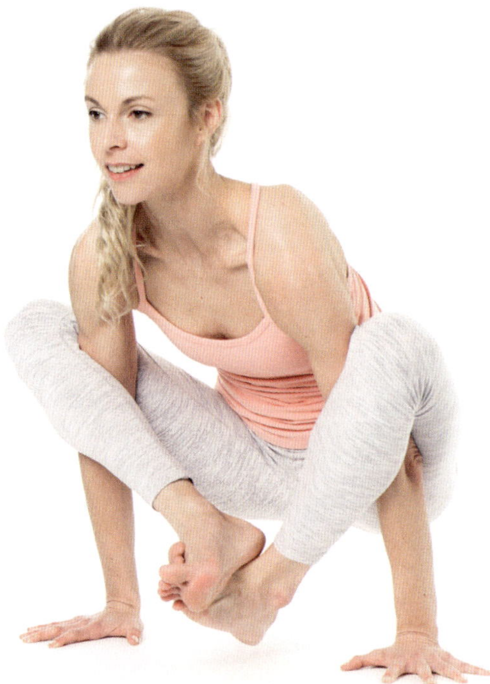

Diese Haltung stimuliert die Körpermitte und hilft Ihnen, auf den Händen das Gleichgewicht zu finden.

- Gehen Sie in die Hocke, die Füße stehen schulterbreit nebeneinander. Neigen Sie die Brust nach vorn. Heben Sie das Becken an, die Oberschenkel parallel zum Boden.
- Führen Sie die rechte Hand zwischen den Beinen auf den Boden außen neben dem rechten Fuß. Dabei geht die rechte Schulter so weit wie möglich unter den rechten Oberschenkel. Nehmen Sie auf der linken Seite die gleiche Haltung ein.
- Stemmen Sie die Hände in den Boden und schaukeln Sie langsam vor und zurück, um Ihr Gewicht von den Füßen auf die Hände zu bringen. Heben Sie die Füße und legen Sie sie übereinander.

Schulterstand

Der Schulterstand ist eine kräftigende Umkehrhaltung, die das Nervensystem beruhigt, die Hormone ausbalanciert und das Halschakra stimuliert, das den Selbstausdruck stärkt.

- Beginnen Sie im Pflug (s. S. 162) und stützen Sie den unteren Rücken mit den Händen ab.
- Heben Sie langsam die Füße zur Decke, bis Ihre Beine gerade nach oben zeigen.

Variation: Bei Nackenproblemen sollten Sie den Schulterstand meiden und stattdessen die Sanfte Umkehrhaltung üben.

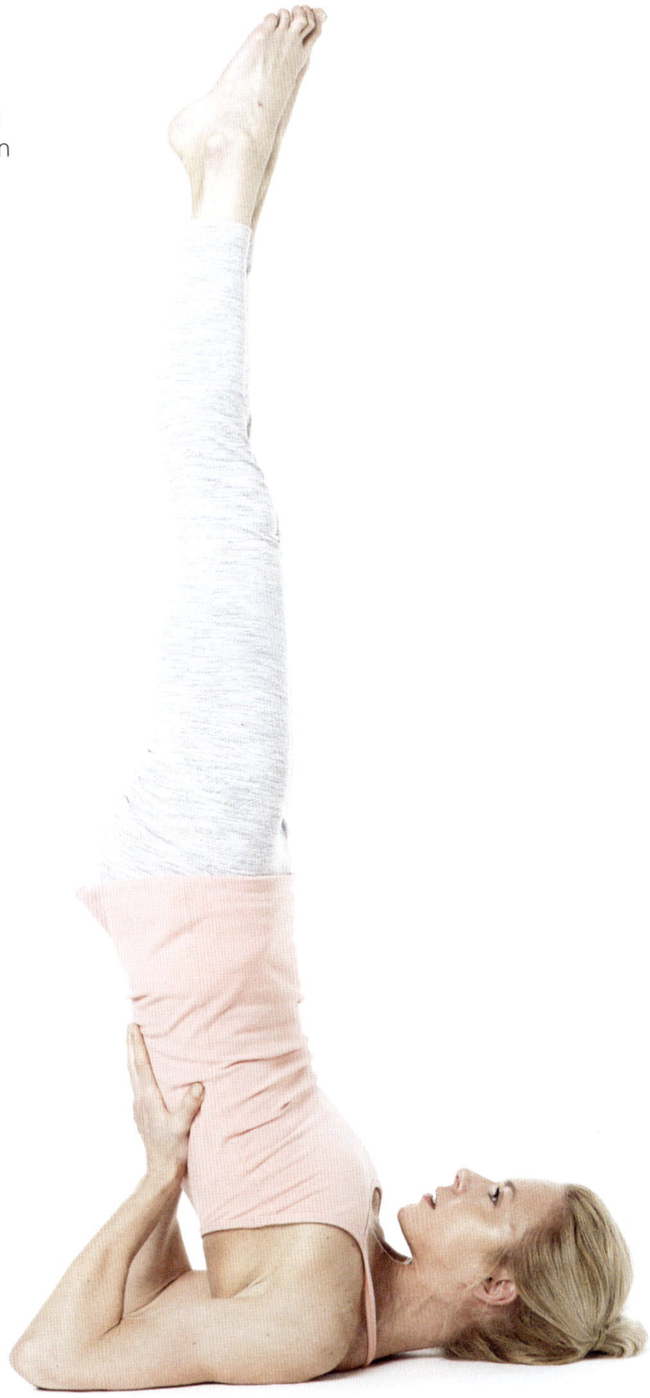

Gestreckter seitlicher Winkel

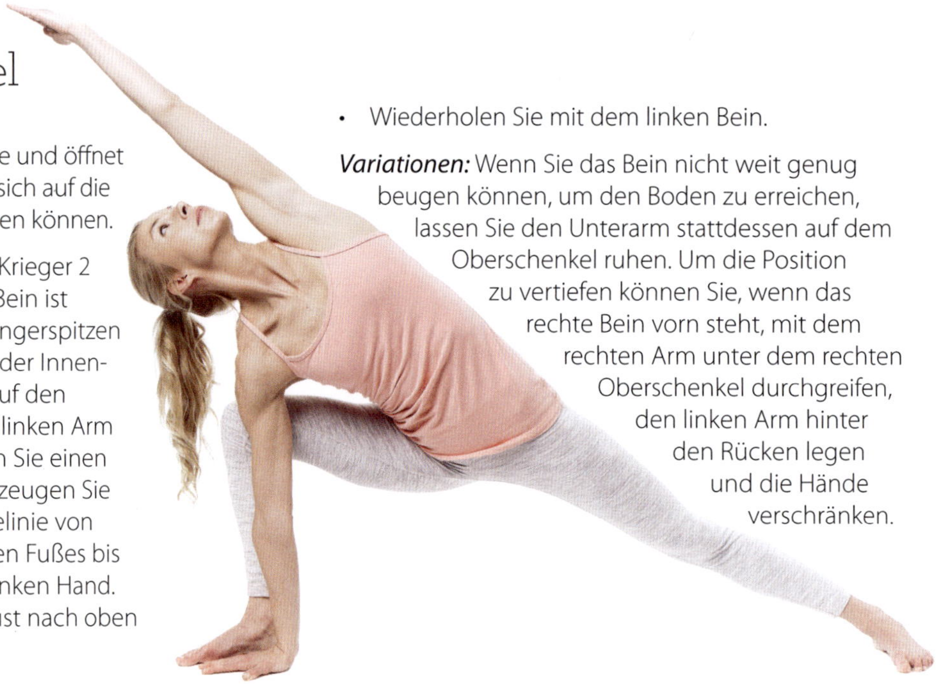

Diese Haltung stärkt die Beine und öffnet zugleich die Brust, damit Sie sich auf die Kraft Ihres Atems konzentrieren können.

- Nehmen Sie die Haltung Krieger 2 (s. S. 181) ein, das rechte Bein ist gebeugt. Legen Sie die Fingerspitzen der rechten Hand neben der Innenseite des rechten Fußes auf den Boden. Schieben Sie den linken Arm über den Kopf, als wollten Sie einen Speer schleudern, und erzeugen Sie so eine diagonale Energielinie von der Außenseite Ihres linken Fußes bis in die Fingerspitzen der linken Hand. Achten Sie darauf, die Brust nach oben zu öffnen.
- Wiederholen Sie mit dem linken Bein.

Variationen: Wenn Sie das Bein nicht weit genug beugen können, um den Boden zu erreichen, lassen Sie den Unterarm stattdessen auf dem Oberschenkel ruhen. Um die Position zu vertiefen können Sie, wenn das rechte Bein vorn steht, mit dem rechten Arm unter dem rechten Oberschenkel durchgreifen, den linken Arm hinter den Rücken legen und die Hände verschränken.

Taube

Dieser Hüftöffner befreit das Sakralchakra von Blockaden und dehnt intensiv die Oberschenkel.

- Beginnen Sie in der Einfachen Taube (s. S. 161) und beugen Sie Ihr linkes Bein. Greifen Sie mit der linken Hand nach hinten an Ihren Fuß und ziehen Sie Ihre linke Ferse zur linken Gesäßseite. Wiederholen Sie die Haltung auf der anderen Seite.

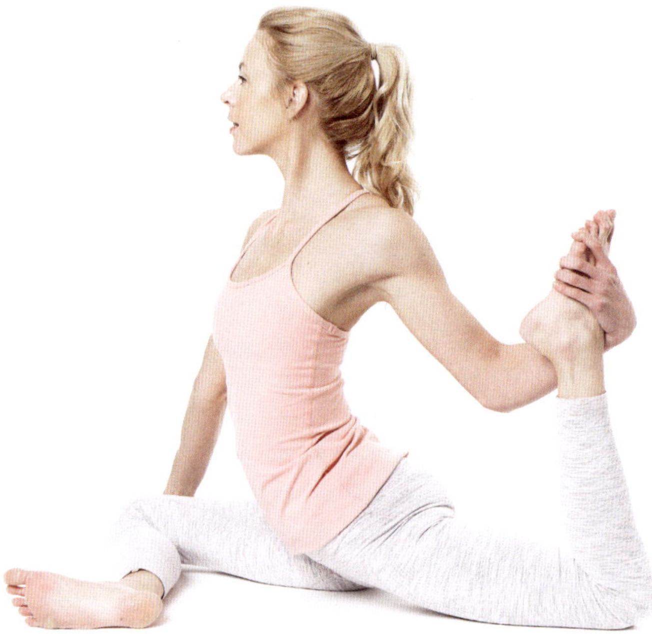

Schlafender Schmetterling

In dieser wunderbaren Haltung kann sich Ihr ganzer Körper entspannen und neu ausbalancieren.

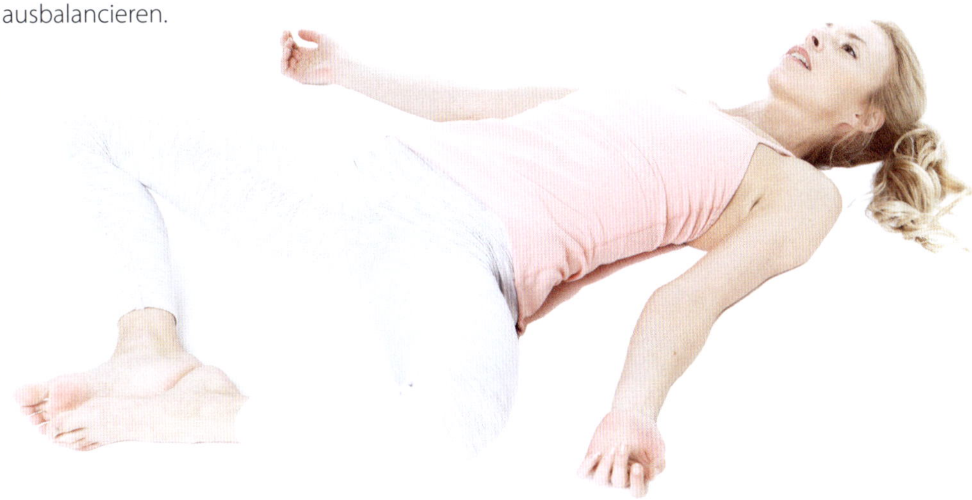

- Legen Sie sich mit aufgestellten Beinen auf den Rücken. Die Fersen sind etwa 30 cm vom Gesäß entfernt.
- Lassen Sie die Knie auseinanderfallen und legen Sie die Fußsohlen aneinander.
- Mit den Händen auf dem Bauch konzentrieren Sie sich auf das Heben und Senken der Bauchdecke beim Atmen.

Schlafende Taube

Mit dieser sehr schönen Übung lernen Sie Ihren Körper kennen und finden heraus, wo Sie angespannt sind.

- Beginnen Sie in der Einfachen Taube (s. S. 161). Beugen Sie sich vor und legen Sie den Oberkörper auf das Schienbein. Die Stirn ruht auf den Unterarmen oder auf dem Boden.
- Entspannen Sie sich dort. Wollen Sie die Position verlassen, heben Sie die Brust zur Einfachen Taube und wiederholen die Haltung auf der anderen Seite.

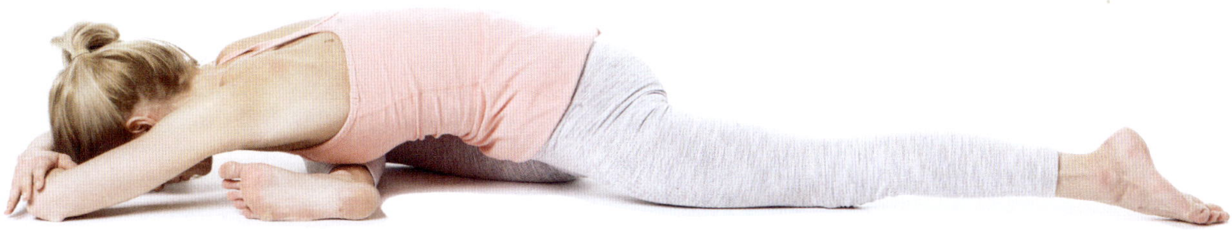

Spagat

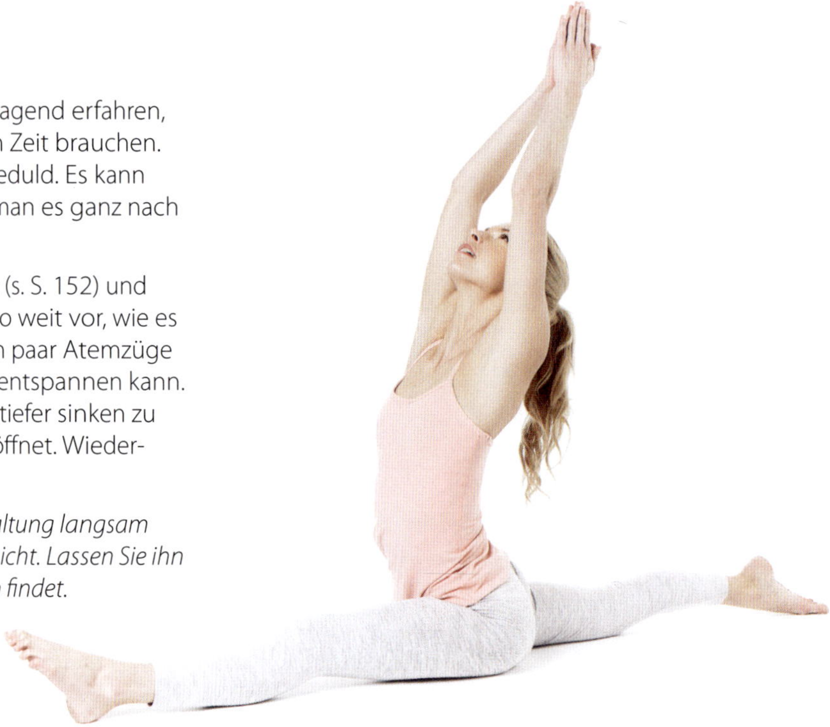

An dieser Haltung lässt sich hervorragend erfahren, dass Wachstum und Transformation Zeit brauchen. Der Spagat erfordert Übung und Geduld. Es kann oft Monate oder Jahre dauern, bis man es ganz nach unten schafft.

- Gehen Sie in den Halben Spagat (s. S. 152) und schieben Sie den vorderen Fuß so weit vor, wie es Ihnen möglich ist. Bleiben Sie ein paar Atemzüge lang dort, damit sich Ihr Becken entspannen kann. Versuchen Sie, sich ein bisschen tiefer sinken zu lassen, während sich Ihr Körper öffnet. Wiederholen Sie dies zur anderen Seite.

Anmerkung: *Arbeiten Sie in dieser Haltung langsam und sanft. Zwingen Sie Ihren Körper nicht. Lassen Sie ihn stattdessen los, damit er seinen Raum findet.*

Gleichmäßiges Atmen

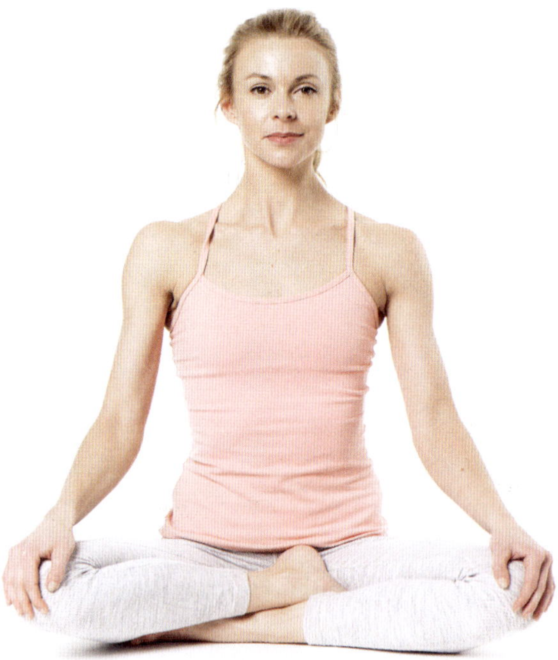

Diese beruhigende Atemtechnik wirkt sehr gut gegen Stress und Ängste. Sie lenkt die Aufmerksamkeit weg von den Anstrengungen des Alltags und hin zu Ihrer inneren Stille.

- Setzen Sie sich bequem hin, die Wirbelsäule ist aufgerichtet. Atmen Sie einige Male tief ein und aus.
- Atmen Sie ein, halten Sie den Atem an, atmen Sie aus und halten Sie den Atem wieder an. Dabei zählen Sie jeweils bis vier.

Stockhaltung

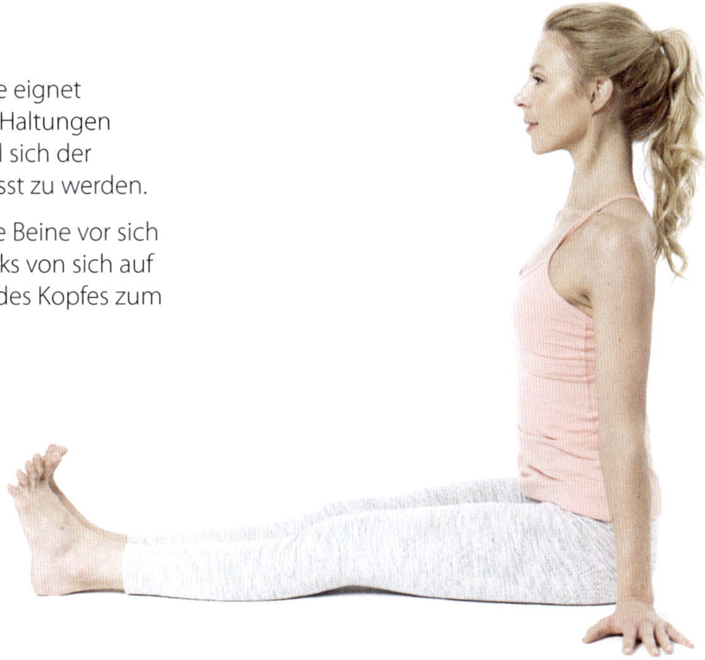

Das ist eine sitzende Variante des Bergs. Sie eignet sich hervorragend, um zwischen anderen Haltungen wieder ins Gleichgewicht zu kommen und sich der Veränderungen in Körper und Geist bewusst zu werden.

- Setzen Sie sich hin und strecken Sie Ihre Beine vor sich aus. Legen Sie die Hände rechts und links von sich auf den Boden und strecken Sie die Krone des Kopfes zum Himmel.

Vorbeuge im Stand

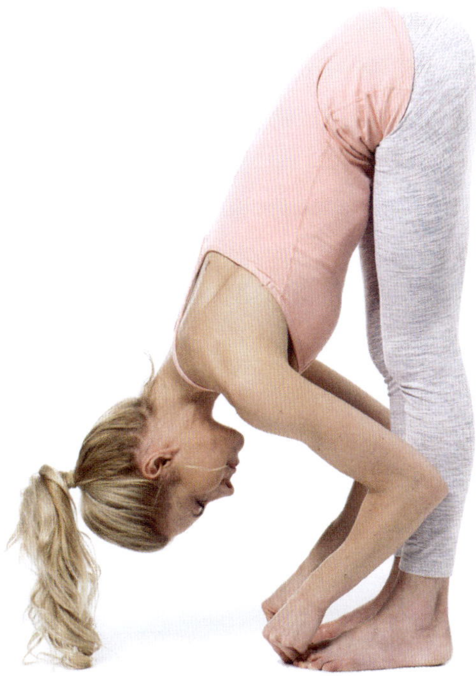

Vorbeugen eignen sich besonders gut, um innerer Unruhe zu begegnen und den Lärm in unserem Innern zu beruhigen.

- Stellen Sie sich hin, die Füße hüftbreit auseinander, die Hände liegen auf den Hüften.
- Beim Einatmen strecken Sie die Wirbelsäule und beim Ausatmen beugen Sie sich aus der Hüfte nach vorn.
- Nehmen Sie die Hände von den Hüften und greifen Sie nach unten zu den Schienbeinen, Knöcheln oder Zehen oder legen Sie die Hände auf den Boden.
- Einatmend heben Sie den Oberkörper an. Beim Ausatmen versuchen Sie sich noch tiefer vorzubeugen.

Anmerkung: *Wenn Sie diese Haltung in der Neustart-Sequenz üben, gehen sie von der Berghaltung mit erhobenen Armen in die Vorbeuge, ohne die Hände auf die Hüften zu legen.*

Blasebalg-Atmung

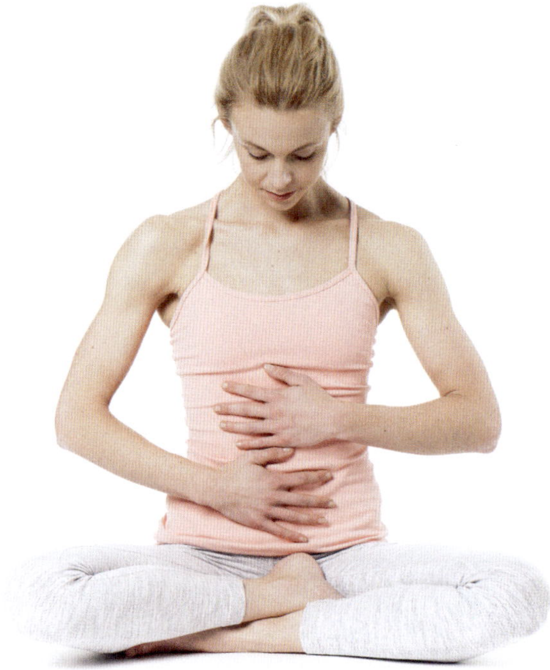

Diese Atemtechnik verleiht Energie und erfrischt Körper und Geist.

- Lassen Sie sich im Bequemen Sitz (s. S. 147) nieder und atmen Sie ein paar Mal tief ein und aus.
- Atmen Sie zehn Mal kraftvoll durch die Nase aus und ziehen Sie dabei den Bauch stoßweise ein, etwa ein Mal pro Sekunde. Die Kraft des Ausatmens sollte ausreichen, um ein automatisches Einatmen zu bewirken.
- Nach dem zehnten Mal atmen Sie tief ein und aus und kehren für 10 bis 15 Sekunden zu Ihrem gewohnten Atemrhythmus zurück, bevor Sie die Übung wiederholen.

Grätsche im Sitzen

Oft sind die Hüften sehr verspannt. Dagegen wirkt diese wunderbare Haltung. Manchmal kann eine körperliche Lockerung der Hüften sich auch emotional auswirken. Seien Sie also nett zu sich selbst, nachdem Sie Hüftöffner geübt haben.

- Setzen Sie sich mit weit gespreizten Beinen auf den Boden. Lassen Sie die Wirbelsäule rund werden und beugen Sie sich vor, indem Sie die Fingerspitzen vorlaufen lassen.
- Entspannen Sie sich und versuchen Sie, etwas über Ihre Grenze hinauszugehen, indem Sie Ihre Finger noch weiter wandern lassen, während sich Ihr Körper öffnet.

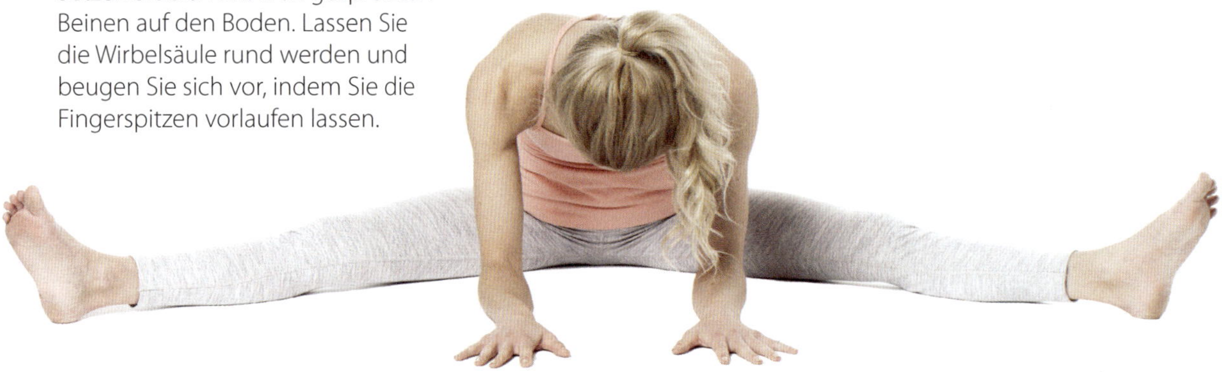

Grätsche im Sitzen Balance

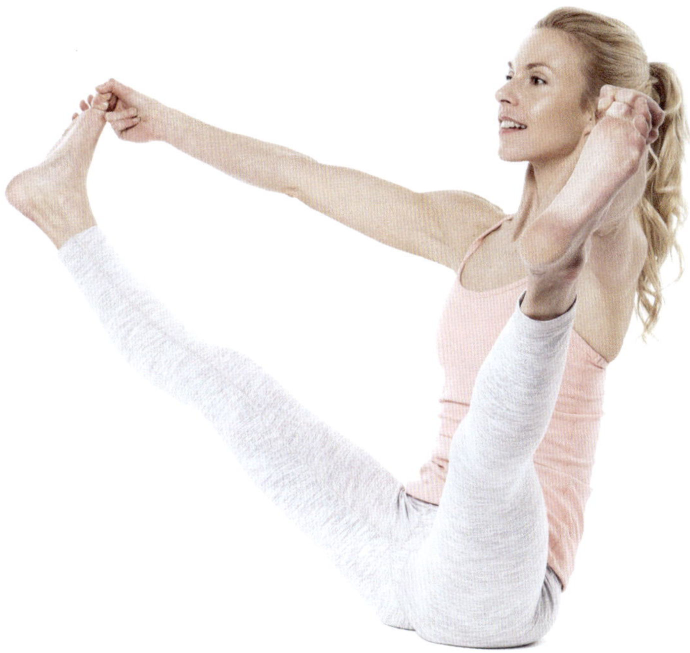

Es ist gut, nicht nur auf den Füßen, sondern auch auf anderen Körperteilen balancieren zu können. In dieser Position finden Sie Ihr Gleichgewicht im Sitzen. Dazu brauchen Sie Kraft in der Körpermitte und eine gestreckte Wirbelsäule.

- Setzen Sie sich auf den Boden, beugen Sie leicht die Knie und umfassen Sie Ihre großen Zehen. Lehnen Sie sich nach hinten, heben Sie die Füße vom Boden und strecken Sie die Beine langsam in eine weite Grätsche.
- Achten Sie darauf, dass die Brust angehoben und die Körpermitte aktiv ist, um die Balance zu halten.

Vierfüßlerstand

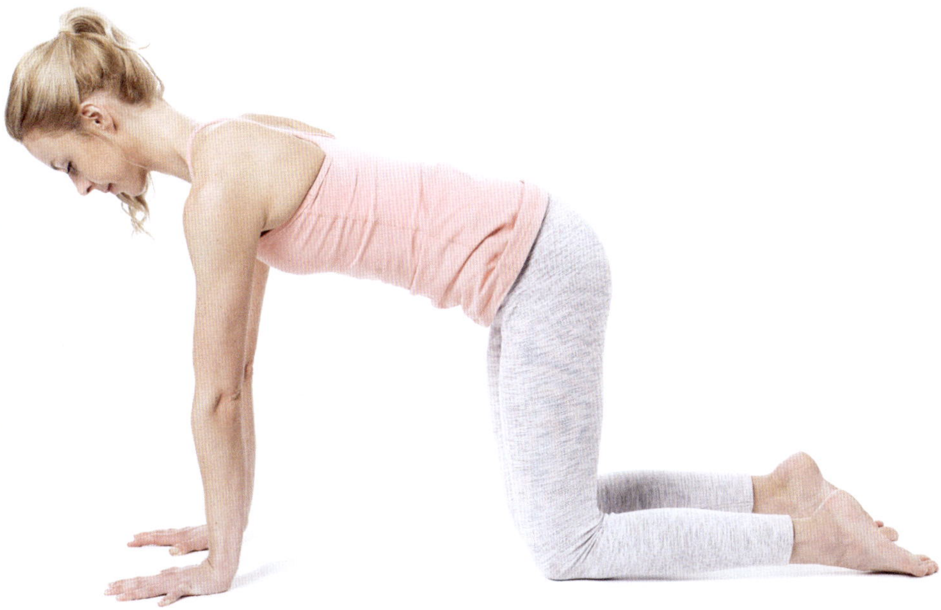

In dieser Haltung lassen sich Erdung und Ausrichtung sehr gut üben.

- Gehen Sie auf Hände und Knie. Die Schultern befinden sich genau über den Händen und die Hüften über den Knien.
- Der Hals bildet die Verlängerung der Wirbelsäule. Blicken Sie zwischen Ihre Daumen.

Dreibeiniger Hund

Wenn Sie ein Bein anheben, lernen Sie, im Gleichgewicht zu bleiben, auch wenn das Leben etwas schräg zu sein scheint.

- Beginnen Sie im Herabschauenden Hund (s. S. 144). Einatmend strecken Sie das rechte Bein nach oben. Achten Sie darauf, dass Ihr Becken dabei gerade bleibt.
- Halten Sie das rechte Bein gerade und schieben Sie die Brust weiter in Richtung des linken Oberschenkels. Wiederholen Sie die Haltung auf der anderen Seite.

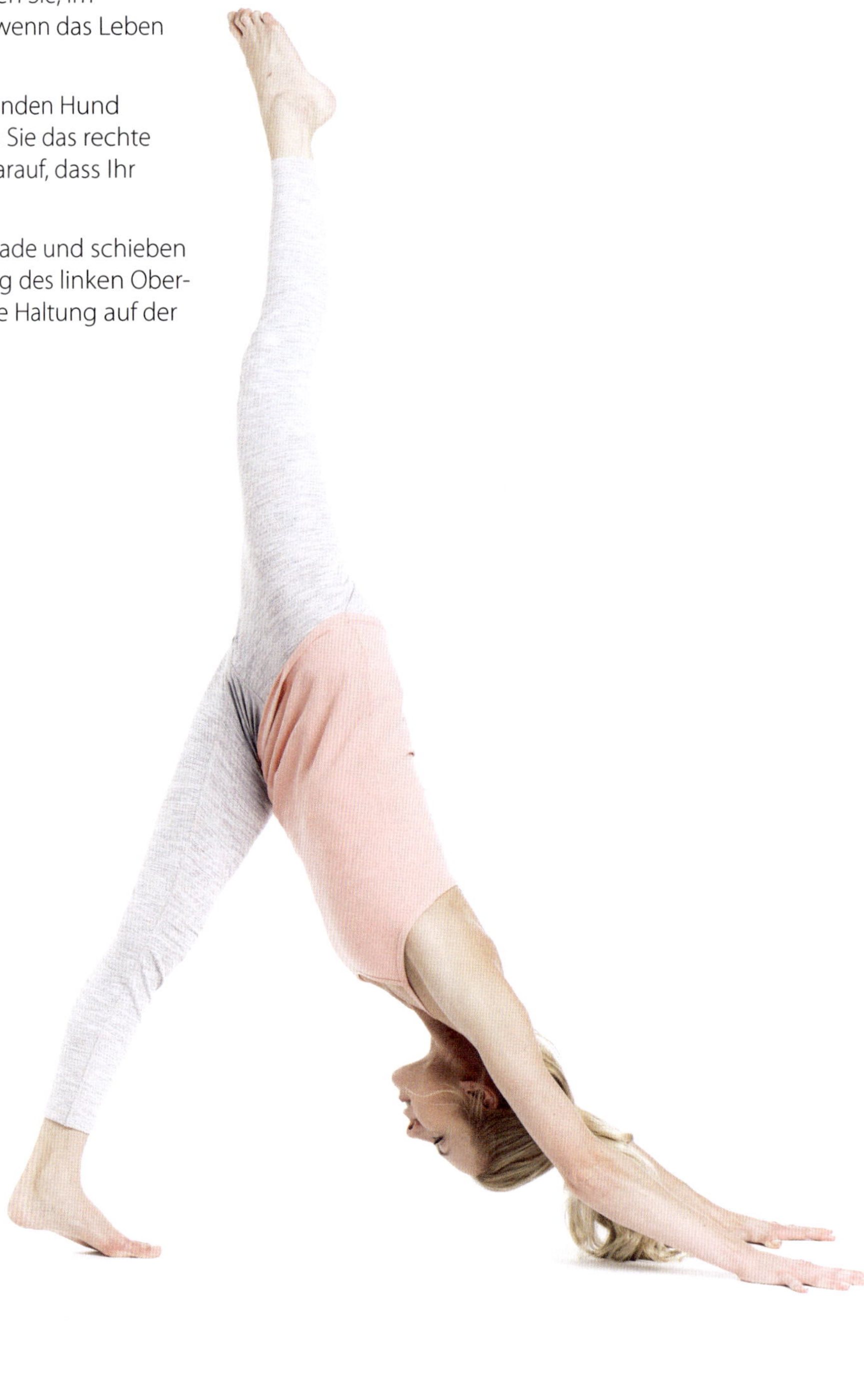

Tiger

Der Tiger ist eine herrliche Rückbeuge, die Verspannungen in der Wirbelsäule löst und die Körpermitte stärkt.

- Gehen Sie in den Vierfüßlerstand (s. S. 175) und strecken Sie den rechten Fuß nach oben. Greifen Sie mit der linken Hand nach hinten, um den rechten Fußknöchel zu umfassen. Drücken Sie den rechten Fuß gegen die linke Hand, um eine Aufwärtsbewegung zu erzeugen. Auf der anderen Seite wiederholen.

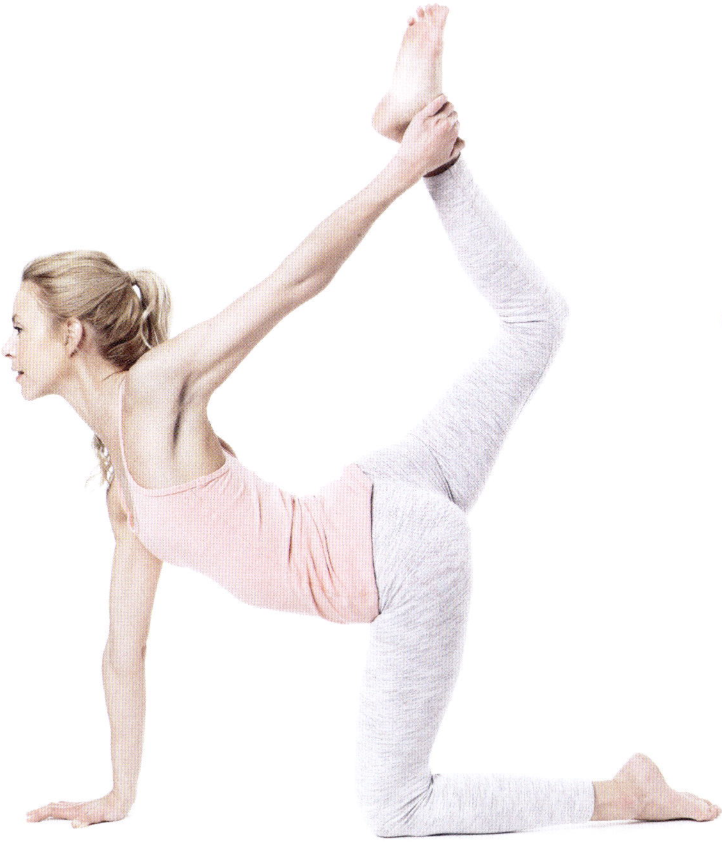

Baum

Die Baumhaltung lehrt Sie, sich in der Erde zu verwurzeln, um zentriert und im Gleichgewicht zu sein.

- Beginnen Sie in der Berghaltung (s. S. 159) und legen Sie den rechten Fuß an die Innenseite des linken Oberschenkels.
- Heben Sie Ihre Hände zum Herzen und konzentrieren Sie sich auf einen Punkt vor sich, um die Balance zu halten. Wiederholen Sie die Übung auf der anderen Seite.

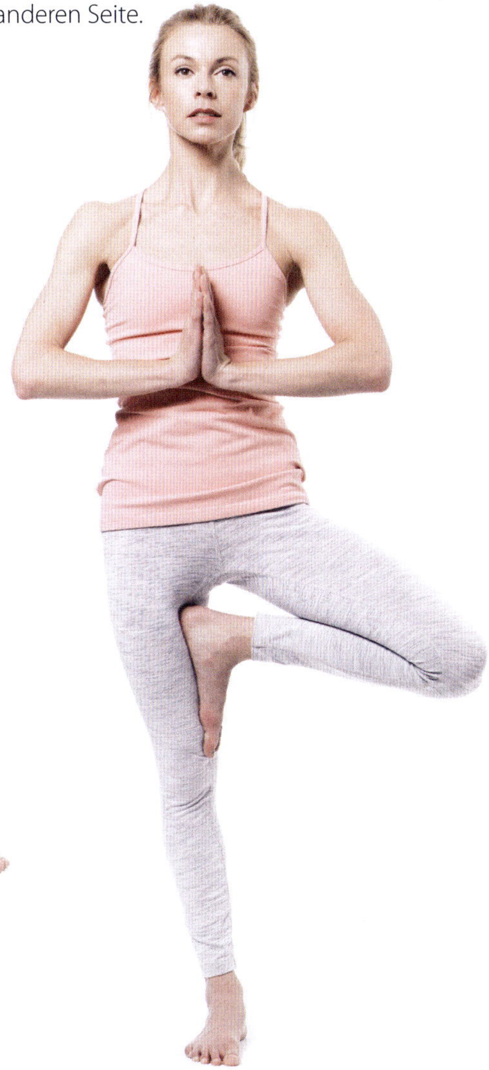

Dreieck

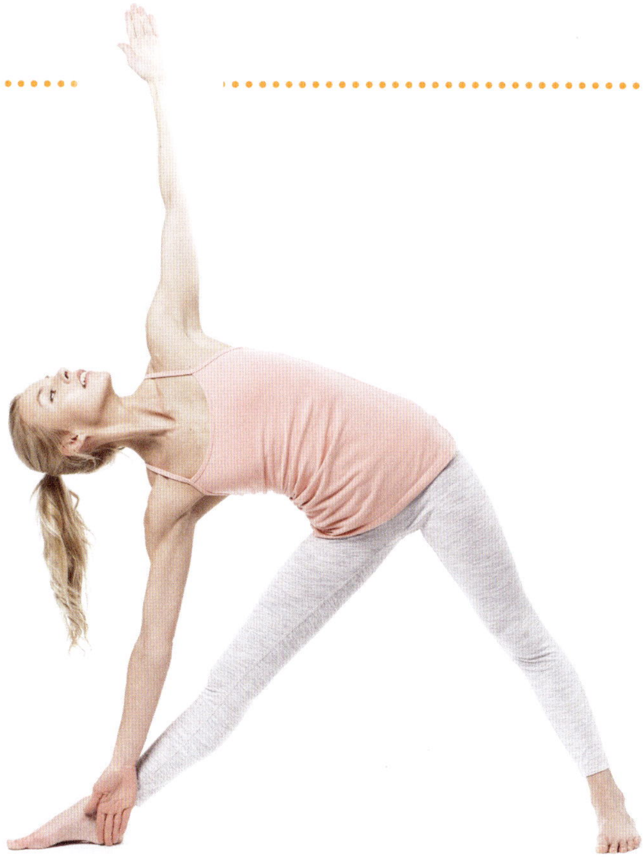

Diese Übung streckt den ganzen Körper und unterstützt Sie dabei, Ihre Aufmerksamkeit auf besonders verspannte Muskeln zu richten.

- Beginnen Sie mit dem Krieger 2 (s. S. 181), das rechte Bein steht vorn. Strecken Sie das rechte Bein und beugen Sie sich aus der Hüfte heraus nach vorn. Legen Sie die rechte Hand an die Innenseite des Unterschenkels oder des Knöchels und strecken Sie den linken Arm zum Himmel.
- Dehnen Sie sich mit jedem Einatmen von Fingerspitze zu Fingerspitze. Drehen und öffnen Sie dabei die Brust nach oben. Wiederholen Sie die Haltung mit dem linken Bein.

Gedrehter seitlicher Winkel

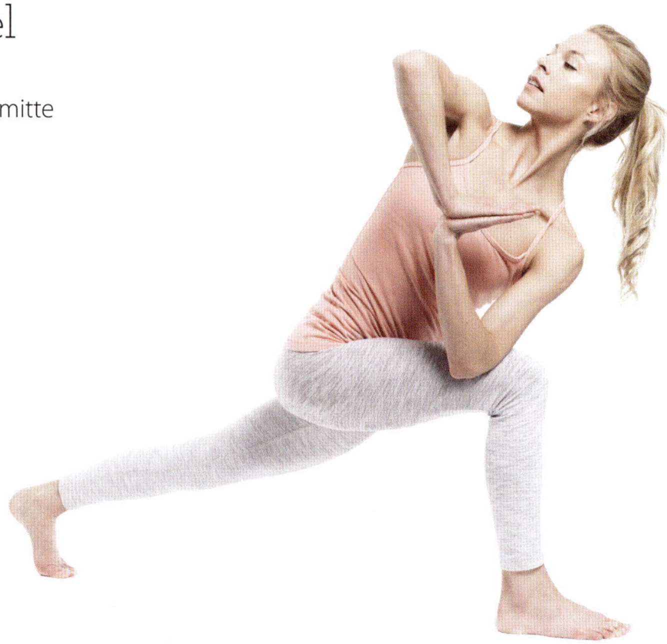

Die Drehung zwischen Unterkörper und Körpermitte hat eine entgiftende Wirkung.

- Nehmen Sie die Berghaltung (s. S. 159) ein und gehen Sie mit dem linken Fuß etwa 1,5 m nach hinten. Senken Sie das linke Knie zum Boden und legen Sie die Handflächen vor dem Herzen aneinander.
- Drehen Sie sich aus der Körpermitte nach rechts, bis der linke Ellenbogen an der Außenseite des rechten Knies liegt und der rechte Ellenbogen nach oben zeigt.
- Heben Sie das linke Knie vom Boden und strecken Sie das Bein. Wiederholen Sie die Haltung auf der anderen Seite.

Gedrehtes Dreieck

Diese anspruchsvolle Drehübung schult Gleichgewichtssinn und trainiert die Stabilität, aus der Sie sie sich strecken und dehnen können.

- Beginnen Sie mit der Pyramide (s. S. 154). Der rechte Fuß steht vorn. Legen Sie den linken Handrücken an die Außenseite des rechten Fußes. Beim Einatmen strecken Sie den rechten Arm zum Himmel.
- Wiederholen die Position mit der anderen Seite.

Variation: Etwas einfacher ist die Übung, wenn Sie die linke Hand an die Innen- statt die Außenseite des rechten Fußes legen.

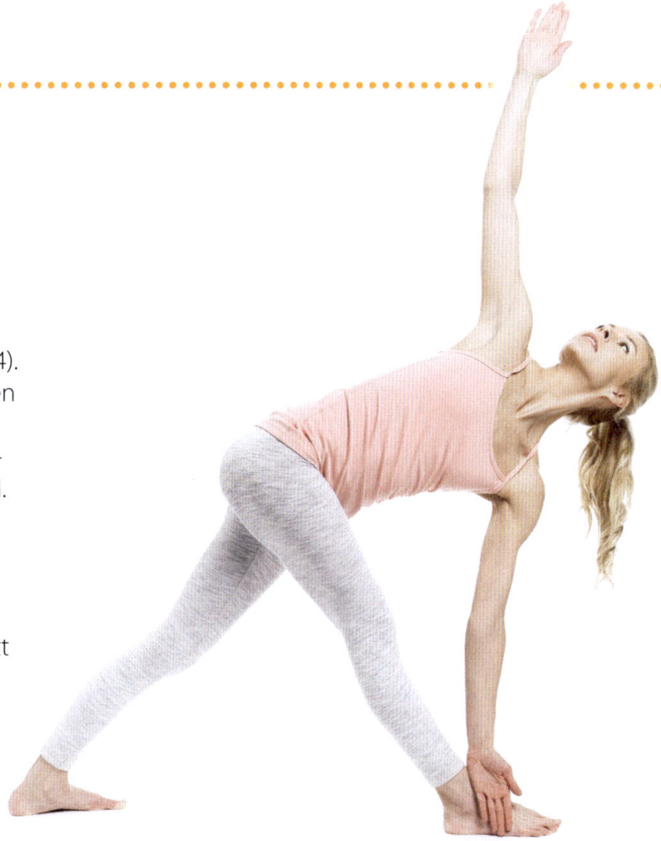

Hinaufschauender Hund

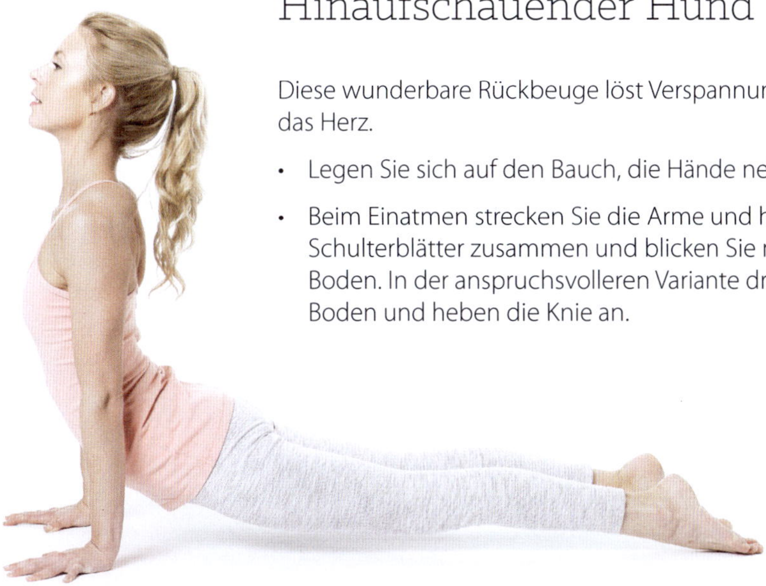

Diese wunderbare Rückbeuge löst Verspannungen in der Brust und öffnet das Herz.

- Legen Sie sich auf den Bauch, die Hände neben dem Brustkorb.
- Beim Einatmen strecken Sie die Arme und heben die Brust. Ziehen Sie die Schulterblätter zusammen und blicken Sie nach vorn. Die Knie bleiben auf dem Boden. In der anspruchsvolleren Variante drücken Sie die Fußrücken in den Boden und heben die Knie an.

Variation: Falls Sie unter Rückenproblemen leiden oder sich zu steif fühlen, beginnen Sie mit der Sphinx (s. S. 133). Wenn sich Ihr Körper öffnet, gehen Sie langsam in die Position des Hinaufschauenden Hundes.

Berghaltung mit erhobenen Armen

In dieser Position sind Sie zugleich verwurzelt und streben nach oben – Sie erden sich und wachsen dabei.

- Beginnen Sie in der Berghaltung (s. S. 159). Heben Sie mit dem Einatmen die Arme über den Kopf. Legen Sie die Handflächen aneinander.
- Entspannen Sie Ihre Schultern und lassen Sie sie nach unten sinken. Blicken Sie zu Ihren Daumen.

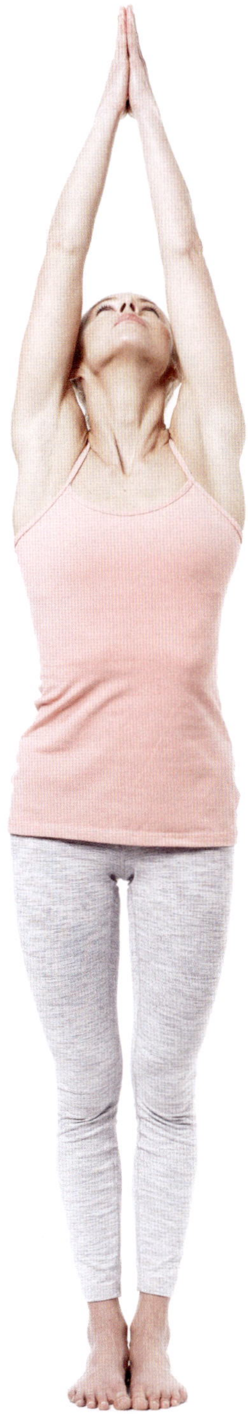

Krieger 1

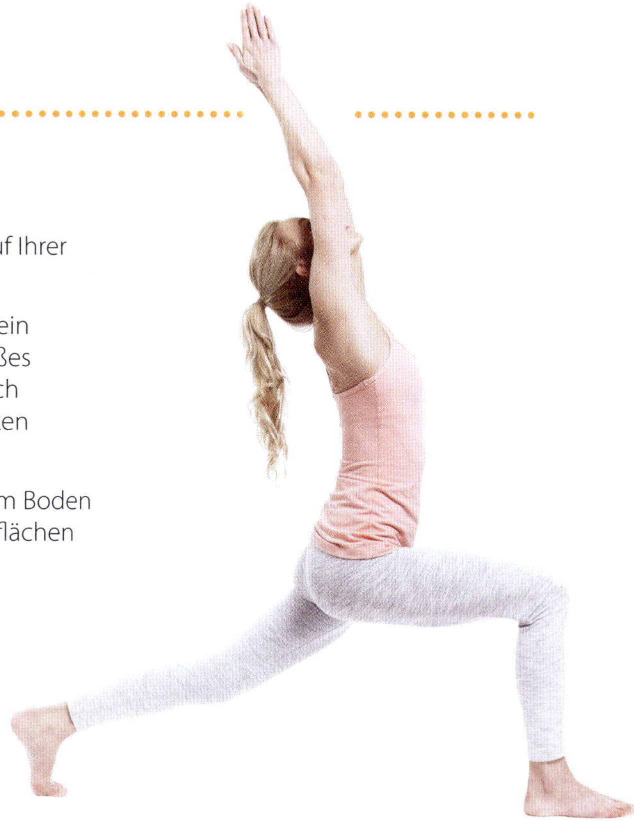

Der Krieger 1 lehrt, dass in uns kein Krieg herrscht – seien Sie auf Ihrer eigenen Seite!

- Aus der Berghaltung (s. S. 159) machen Sie mit dem linken Bein einen großen Schritt nach hinten. Die Zehen des rechten Fußes zeigen nach vorn, den linken Fuß drehen Sie um 45 Grad nach außen oder Sie stellen sich auf die Fußballen, damit das Becken gerade bleibt.
- Beugen Sie das rechte Knie, bis der Oberschenkel parallel zum Boden ausgerichtet ist, heben Sie die Arme und legen Sie die Handflächen aneinander.
- Wiederholen Sie die Haltung auf der anderen Seite.

Anmerkung: *In der Neustart-Sequenz gehen Sie aus dem Dreibeinigen Hund in den Krieger 1 über, indem Sie die Arme aus dem hohen Ausfallschritt heraus emporheben.*

Krieger 2

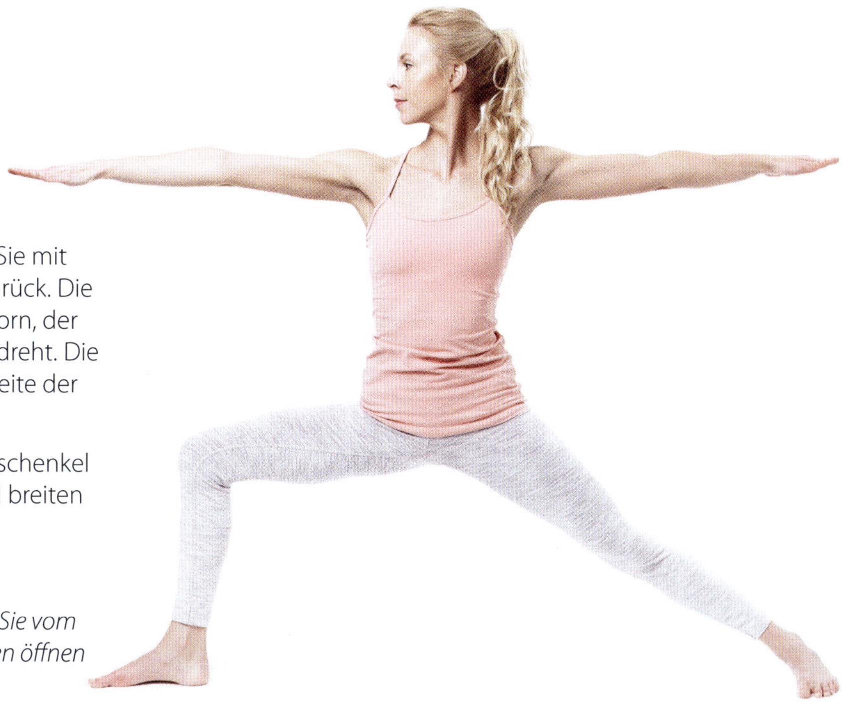

Stabilität und Kraft der Haltung Krieger 2 verkörpern den Geist eines Kämpfers – er bekämpft die Schwäche und baut innere Stärke auf.

- Aus der Berghaltung (s. S. 159) machen Sie mit dem linken Bein einen großen Schritt zurück. Die Zehen des rechten Fußes zeigen nach vorn, der linke Fuß ist um 45 Grad nach außen gedreht. Die Hüften sind geöffnet und an der Längsseite der Matte ausgerichtet.
- Beugen Sie das rechte Knie, bis Ihr Oberschenkel parallel zum Boden ausgerichtet ist, und breiten Sie die Arme weit aus.
- Auf dem linken Bein wiederholen.

Anmerkung: *In der Neustart-Sequenz gehen Sie vom Krieger 1 in den Krieger 2, indem Sie das Becken öffnen und die Arme ausbreiten.*

Krieger 3

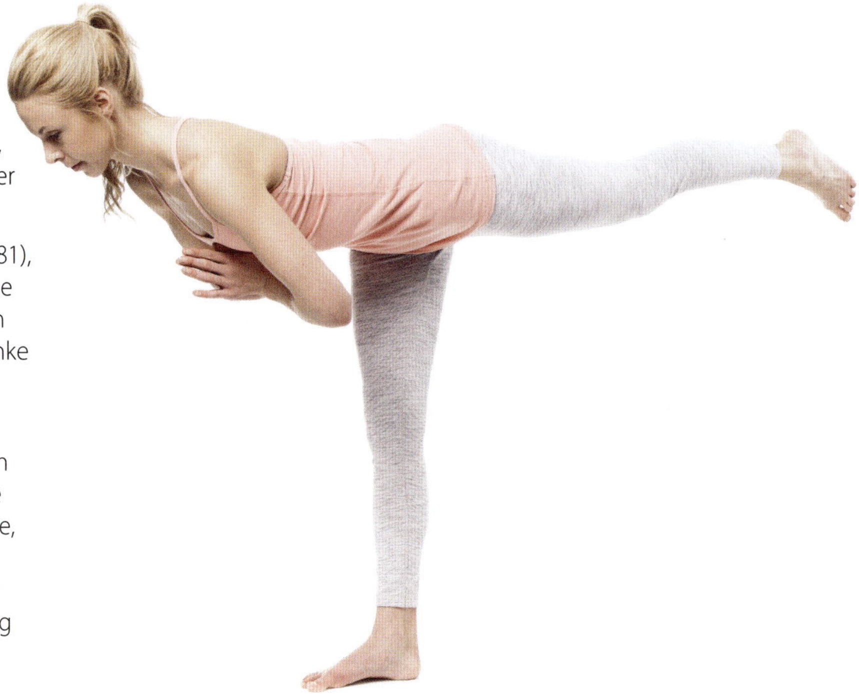

Diese starke Gleichgewichtsübung vermittelt Ihnen Stärke und Erdung, die Ihnen auf dem nächsten Teil Ihrer Reise helfen werden.

- Beginnen Sie im Krieger 1 (s. S. 181), das rechte Bein ist vorn. Legen Sie die Handflächen vor dem Herzen aneinander und heben Sie die linke Ferse.
- Verlagern Sie das Gewicht auf das vordere Bein, beugen Sie sich nach vorn, heben Sie das hintere Bein und strecken Sie das vordere, sodass Brust und hinteres Bein parallel zum Boden ausgerichtet sind. Wiederholen Sie die Haltung auf dem linken Bein.

Hoher Ausfallschritt

Der Hohe Ausfallschritt lehrt, Dinge Schritt für Schritt zu erledigen, statt ohne Vorbereitung voranzupreschen.

- Beginnen Sie im Dreibeinigen Hund (s. S. 176), das rechte Bein ist gehoben. Ausatmend ziehen Sie Ihr rechtes Knie zur Nase, bevor Sie Ihren Fuß zwischen die Hände stellen.
- Das linke Bein bleibt gerade und das Becken tief, sodass der rechte Oberschenkel parallel zum Boden ausgerichtet ist. Auf der anderen Seite wiederholen.

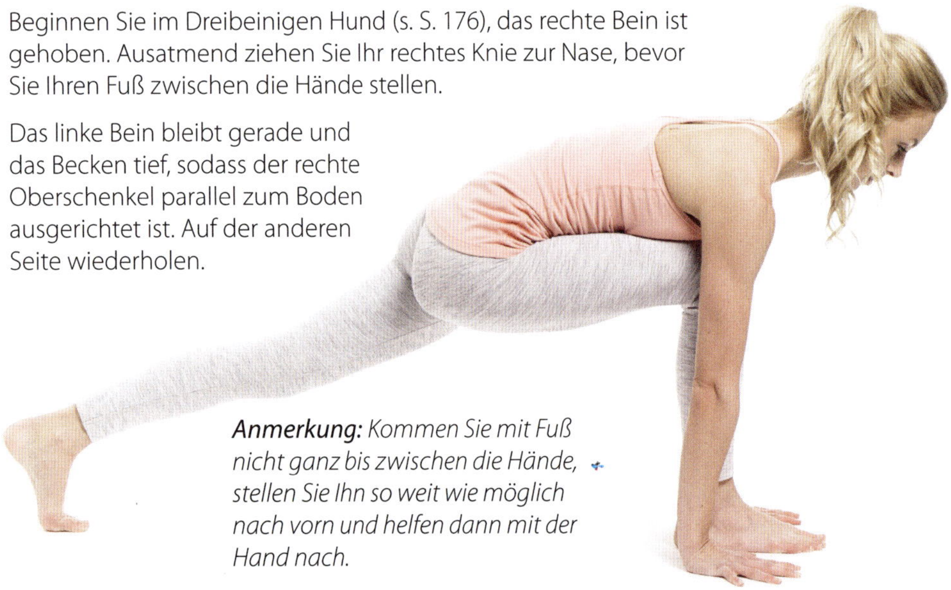

***Anmerkung:** Kommen Sie mit Fuß nicht ganz bis zwischen die Hände, stellen Sie Ihn so weit wie möglich nach vorn und helfen dann mit der Hand nach.*

Rad

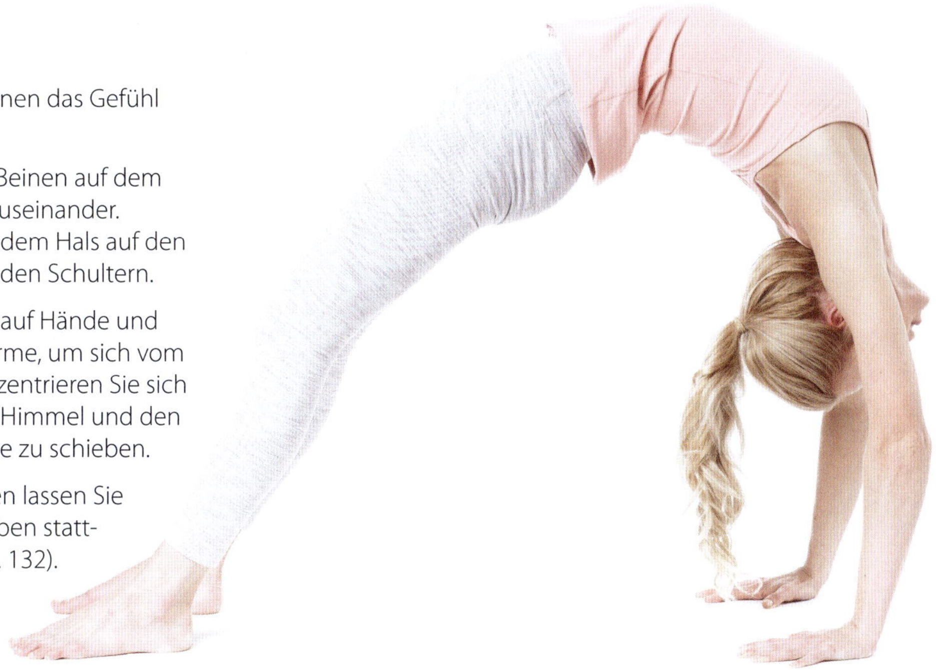

Diese starke Rückbeuge gibt Ihnen das Gefühl von Kraft und Freiheit.

- Sie liegen mit aufgestellten Beinen auf dem Rücken, die Füße hüftbreit auseinander. Legen Sie die Hände neben dem Hals auf den Boden, die Finger zeigen zu den Schultern.
- Stützen Sie sich gleichzeitig auf Hände und Füße und strecken Sie die Arme, um sich vom Boden hochzudrücken. Konzentrieren Sie sich darauf, das Schambein zum Himmel und den Brustkorb zwischen die Arme zu schieben.

Variation: Bei Rückenproblemen lassen Sie diese Haltung lieber aus und üben stattdessen die Schulterbrücke (s. S. 132).

Gegrätschte Vorbeuge im Stand

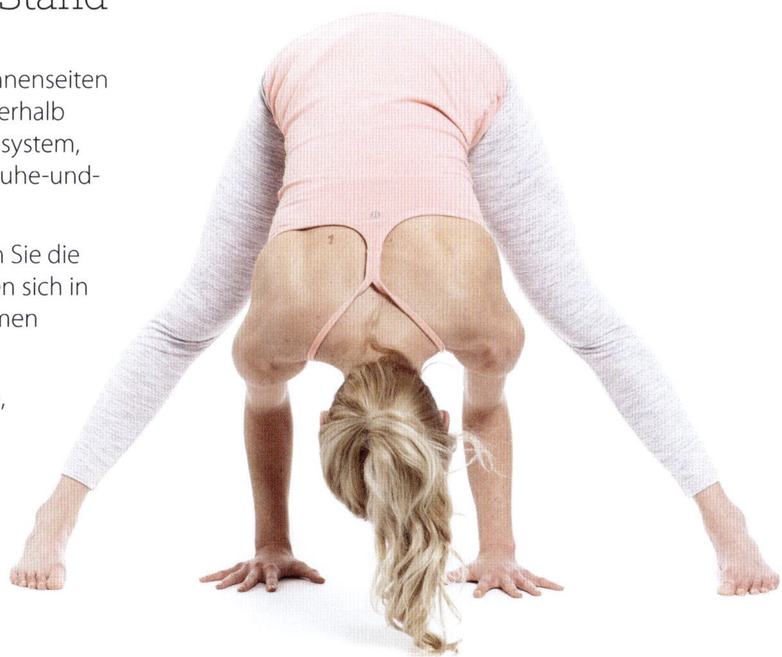

In dieser Haltung dehnen Sie sehr schön die Innenseiten der Oberschenkel. Weil Ihr Kopf sich dabei unterhalb des Herzens befindet, helfen Sie Ihrem Nervensystem, aus dem „Flucht-oder-Kampf-Modus“ in den „Ruhe-und-Verdauungs-Modus“ umzuschalten.

- Stellen Sie sich in die Grätsche und strecken Sie die Arme zur Seite aus. Die Fußknöchel befinden sich in einer Linie unter den Handgelenken. Stemmen Sie die Hände in die Hüften.
- Beim Einatmen strecken Sie die Wirbelsäule, beim Ausatmen beugen Sie sich aus der Hüfte heraus vor und bringen die Fingerspitzen schulterbreit auseinander und in einer Linie mit den Zehen auf den Boden.
- Bei jedem Einatmen verlängern Sie die Wirbelsäule, mit jedem Ausatmen gehen Sie tiefer in die Dehnung.

Tiefe Hocke (Kröte)

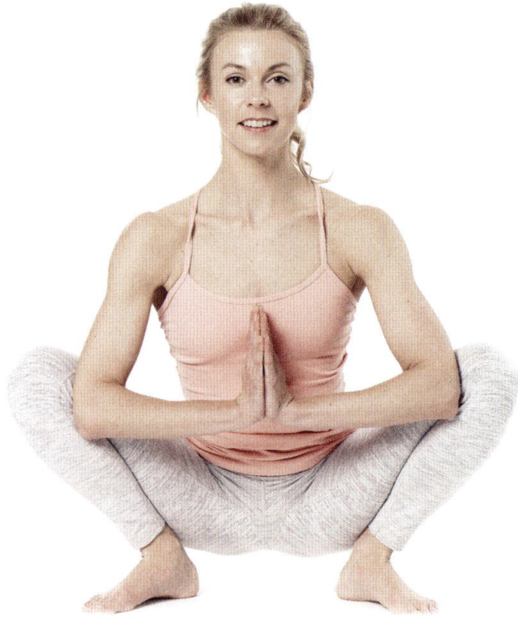

In der Hocke werden die Oberschenkelinnenseiten gedehnt und Verspannungen in der Hüfte gelöst.

- Sie beginnen im Stand, Ihre Füße stehen etwas mehr als hüftbreit auseinander und sind etwas nach außen gedreht. Gehen Sie in die Hocke und bringen Sie das Gesäß zwischen die Fersen. Legen Sie die Handflächen vor Ihrem Herzen aneinander, die Ellenbogen drücken die Knie nach außen.

Variation: Sind Ihre Hüften verspannt und Sie merken, dass sich Ihre Fersen vom Boden heben, legen Sie zwei Yogablöcke oder Kissen darunter, damit Sie stabil stehen.

Rockstar

Mit dem Rockstar erkunden Sie das Potenzial Ihres Körpers und entdecken neue Kraft und Offenheit.

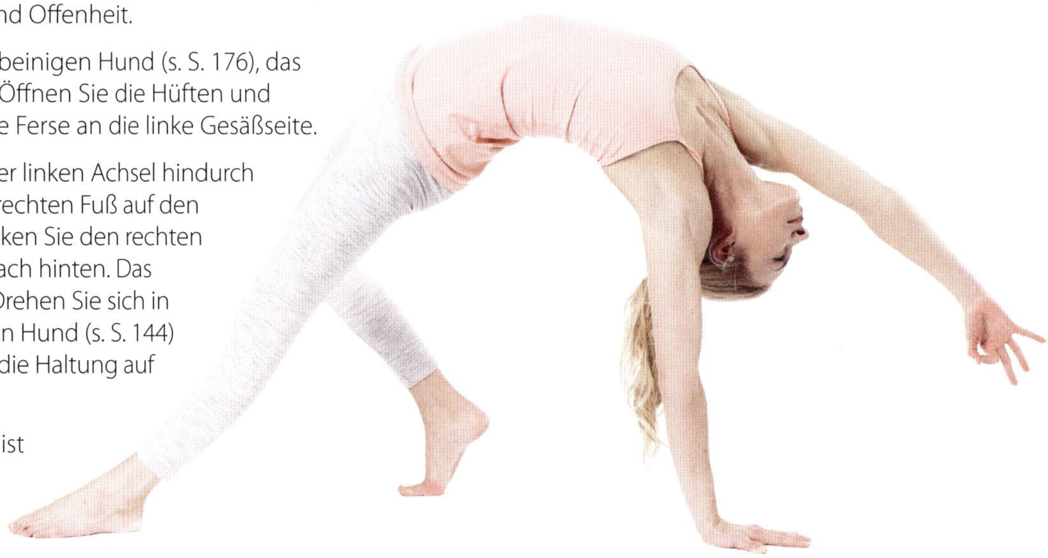

- Beginnen Sie im Dreibeinigen Hund (s. S. 176), das rechte Bein ist oben. Öffnen Sie die Hüften und bringen Sie die rechte Ferse an die linke Gesäßseite.
- Schauen Sie unter Ihrer linken Achsel hindurch und bringen Sie den rechten Fuß auf den Boden. Zugleich strecken Sie den rechten Arm über den Kopf nach hinten. Das Becken bleibt oben. Drehen Sie sich in den Herabschauenden Hund (s. S. 144) und wiederholen Sie die Haltung auf der anderen Seite.

Variation: Diese Übung ist bei Schulterproblemen ungeeignet. Sind die Schultern oder die Wirbelsäule verspannt, bleiben Sie im Dreibeinigen Hund mit geöffneten Hüften und gebeugtem Bein.

Scheibenwischer

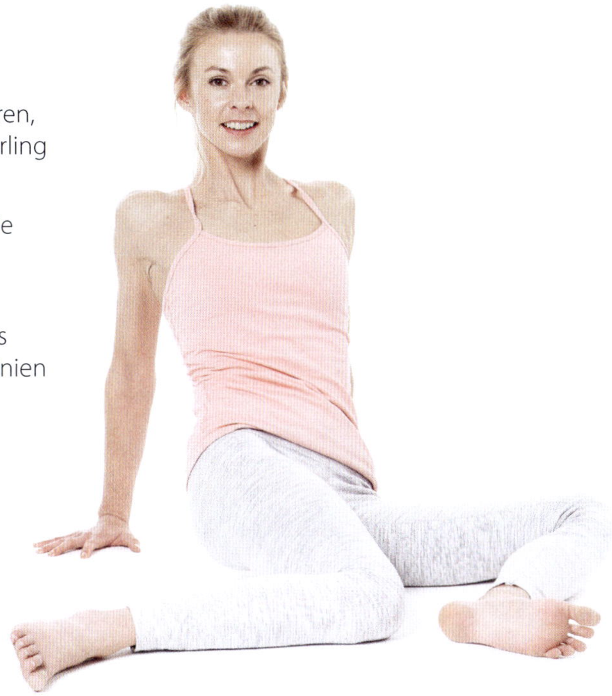

Diese Haltung lässt Sie die Freiheit und den Raum spüren, den Sie Ihren Hüften mit Übungen wie dem Schmetterling oder der Taube gegeben habe.

- Setzen Sie sich auf den Boden, stützen Sie die Hände hinter sich auf. Die Beine sind aufgestellt, die Füße mindestens hüftbreit auseinander.
- Lassen Sie die Beine mehrmals von rechts nach links fallen und versuchen Sie, dabei jedes Mal mit den Knien den Boden zu berühren.

Geflügelter Drache

Dieser Hüftöffner stärkt die Verbundenheit zum Körper.

- Ausgangsposition ist der Ruhende Drache (s. S. 145). Der rechte Fuß ist vorn und 45 Grad nach außen gekippt.
- Lassen Sie das rechte Bein sanft zur Seite sinken, das Gewicht liegt auf der Außenseite des rechten Fußes. Lassen Sie es dort, ohne einzugreifen, und entspannen Sie die Muskeln um die Hüfte herum, bevor Sie das Knie wieder aufrichten und die Haltung mit dem anderen Bein wiederholen.

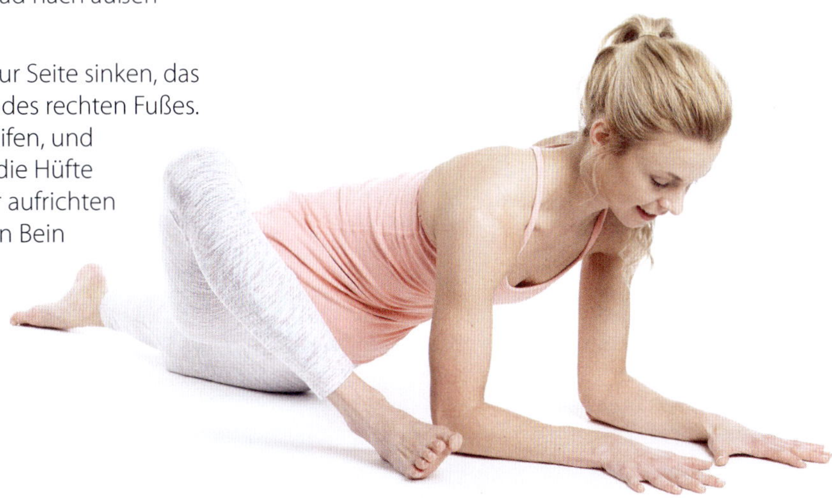

Danksagung

Dieses Buch habe ich Ihnen als Leserin oder Leser gewidmet. Denjenigen von Ihnen, die schon einmal das Gefühl hatten, nicht dazuzugehören. Die mit dunklen Tagen kämpfen und weitermachen, auch wenn das Leben schwer ist. Denen, die mit vielen metaphorischen Steinen beworfen wurden, aus denen Sie nun aber etwas Schönes bauen. Ich widme dieses Buch auch meinem Vater, der seinen Kampf gegen den Krebs verlor, während ich dieses Buch schrieb. Kurz bevor er starb, bat ich ihn um den besten Rat, den er mir für mein Leben geben könnte. Er sagte nur zwei Worte: „Sei gütig." Also, Dad, ich habe nicht immer auf dich gehört (und kenne immer noch nicht die Abseits-Regel oder den Unterschied zwischen „*Star Wars*" und „*Star Trek*"), aber dieser Rat ist mein Mantra geworden und das Buch hoffentlich ein Weg, Güte in der Welt zu verbreiten.

Ich möchte einigen Menschen danken, die mich auf meiner Reise unterstützt haben und ohne deren Hilfe dieses Buch nicht entstanden wäre. Zunächst meiner Mutter, die nicht nur mehrere Versionen des Buches gelesen und meine Rechtschreibung öfter korrigiert hat, als eigentlich nötig sein sollte, die aber nie den Glauben an mich verloren hat, selbst in meinen dunkelsten Augenblicken. Zweitens meiner Zwillingsschwester Rachel, die mich auf mehr Arten inspiriert, als sie sich je wird vorstellen können.

Und drittens meinem Neffen Finnley, der mir nicht nur jede Menge über Lego beigebracht hat, sondern mich auch lehrte, was bedingungslose Liebe ist.

Ich schulde auch meiner besten Freundin Lucy Waddell großen Dank, die ich im Sandkasten unseres Kindergartenspielplatzes kennengelernt habe, als wir vier Jahre alt waren. Sie unterstützt meine Ideen immer mit Begeisterung, egal wie verrückt oder unmöglich sie erscheinen. Und ich danke meinen anderen Schulfreundinnen, darunter Alice Hollingum, Neena Shea und Sarah Cadwallader, die mir auch treu blieben, als ich mit meinen Problemen zu kämpfen hatte.

Mein Dank geht an alle Yoga-Lehrer, die mich im Lauf der Jahre unterrichtet haben. Ich bekomme meinen Fuß immer noch nicht hinter den Kopf, aber ich verspreche mein Bestes zu tun, indem ich all das einsetze, was ich auf der Matte gelernt habe, um Frieden, Mitgefühl und Verbundenheit zu fördern.

Ich danke meinen Coaches beim Gewichtheben, Mike Pearman, John Walton, Andy McKenzie und Adam Willis, die mir nicht nur beigebracht haben, auf dem Stemmboden stark zu sein, sondern auch im Leben.

Und auch Dr. Deepika Rodrigo und allen am Ayurvedic Institute UK, die mir halfen einzusehen, dass ich mich für meine Reise nicht mehr schämen muss.

Ich bin auch allen Mitarbeitern bei Bloomsbury Publishing überaus dankbar, besonders meinen Herausgeberinnen Charlotte Croft und Sarah Connelly, die das Risiko eingingen, das Buch einer etwas hippieartigen Yogini zu veröffentlichten, die Handstände liebt und davon träumt, der Welt etwas mehr Liebe zu schenken. Und ich danke auch Glen Burrows, der alle Fotos für dieses Buch gemacht hat, meine Unbeholfenheit vor der Kamera hingenommen und mir das Gefühl gegeben hat, schön zu sein.

Und mein Dank geht an euch – ihr seid zu viele, um alle aufzählen zu können –, die da waren, als die Wände einzustürzen begannen, die mir halfen, in meinen Narben Schönheit zu sehen, und die mich dazu ermutigten, den verdammten Donut zu essen, ohne mir Sorgen um den Umfang meiner Oberschenkel zu machen. All denen, die mein Feuer entfacht und mein Herz haben höherschlagen lassen, die bei meinen verrückten Abenteuern mitgemacht und mir geholfen haben zu entdecken, was es heißt, wirklich zu leben.

Literaturverzeichnis

Teil 1

Anderson, N. B., Nordal, K. C., Breckler, S. J., Ballard, D., Bufka, L., Bossolo, L. und Vella, A. (2010): „Stress in America Findings", in *American Psychological Association*, 9.

Coid, J., Yang, M., Ullrich, S., Roberts, A. und Hare, R. D. (2009): „Prevalence and correlates of psychopathic traits in the household population of Great Britain", in *International Journal of Law and Psychiatry*, 32(2), 65–73.

Deshpande, P. B., Madappa, P. K. und Korotkov, K. (2014): „Can the Excellence of the Internal Be Measured? A Preliminary Study", in *Scientific GOD Journal*, 5(5).

Dienstmann, G. (o. D.): „Scientific Benefits of Meditation – 76 Things You Might Be Missing Out On", auf liveanddare.com

„Dieting In 2014? You're Not Alone – 29 Million Brits Have Tried To Lose Weight In The Last Year" (2014), auf www.mintel.com

Dreisbach, S. (2011): „Shocking Body-Image News: 97% of Women Will Be Cruel to Their Bodies Today", auf www.glamour.com

Hefferon, K., Grealy, M. und Mutrie, N. (2008): „The perceived influence of an exercise class intervention on the process and outcomes of post-traumatic growth", in *Mental Health and Physical Activity*, 1(1), 32–39. doi.org/10.1016/j.mhpa.2008.06.003.

Hoge, E. A., Chen, M. M., Orr, E., Metcalf, C. A., Fischer, L. E., Pollack, M. H. und Simon, N. M. (2013): „Loving-Kindness Meditation practice associated with longer telomeres in women", in *Brain, Behavior, and Immunity*, 32, 159–63.

„How Common Is OCD?" (o. D.), auf www.ocduk.org

Kiecolt-Glaser, J. K., Bennett, J. M., Andridge, R., Peng, J., Shapiro, C. L., Malarkey, W. B. und Glaser, R. (2014): „Yoga's impact on inflammation, mood, and fatigue in breast cancer survivors: a randomized controlled trial", in *Journal of Clinical Oncology*, 32(10).

McManus, S., Meltzer, H., Brugha, T. S., Bebbington, P. E. und Jenkins, R. (2009): „Adult Psychiatric Morbidity In England, 2007: Results Of A Household Survey", auf www.ukdataservice.ac.uk

Moore, P. (2015): „Americans Are Tired Most Of The Week", auf www.statista.com

Perälä, J., Suvisaari, J., Saarni, S. I., Kuoppasalmi, K., Isometsä, E., Pirkola, S. und Härkänen, T. (2007): „Lifetime prevalence of psychotic and bipolar 1 disorders in a general population", in *JAMA Psychiatry*, 64(1), 19–28.

Ranscombe, S. (2015). „British Women and the ‚Cult of Never Good Enough'", auf www.telegraph.co.uk

Rosch, P. J. (2009). „Bioelectromagnetic and subtle energy medicine", in *Annals of the New York Academy of Sciences*, 1172(1), 297–311.

Spinazzola, J., Rhodes, A. M., Emerson, D., Earle, E. und Monroe, K. (2011): „Application of yoga in residential treatment of traumatized youth", in *Journal of the American Psychiatric Nurses Association*, 17(6), 431–44. doi.org/10.1177/1078390311418359.

Spurio, M. G. (2016): „The new functional identity: a body that thinks, a mind that feels – Frontiers and unexplored territories of the 'Body and Mind Zone'", in *Psychiatria Danubina*, 28(Suppl. 1), 111.

Stambor, Z. (2006): „Stressed Out Nation", in *American Psychological Association*, auf www.apa.org

Tedeschi, R. G. und Calhoun, L. G. (1996). „The Posttraumatic Growth Inventory: Measuring the positive legacy of trauma", in *Journal of Traumatic Stress*, 9(3), 455–71.

„Why Do Most Women Hate Their Bodies?" (2001), auf www.dailymail.co.uk

Wood, J. V., Perunovic, W. E. und Lee, J. W. (2009). „Positive self-statements: Power for some, peril for others", in *Psychological Science*, 20(7), 860–66.

Teil 3

Amin, A. (o. D.): „The 31 Benefits of Gratitude You Didn't Know About: How Gratitude Can Change Your Life", auf happierhuman.com

Beck, M. (2012): „Anxiety Can Bring Out the Best", auf www.wsj.com

„Body Image Statistics" (o. D.), auf www.lookpositive.co.uk

Brooks, A. W. (2014): „Get excited: Reappraising preperformance anxiety as excitement", in *Journal of Experimental Psychology: General*, 143(3), 1144.

Brown, B. (2010): „The Power of Vulnerability", auf www.ted.com

Chevalier, G., Sinatra, S. T., Oschman, J. L., Sokal, K. und Sokal, P. (2012): „Earthing: health implications of reconnecting the human body to the earth's surface electrons", in *Journal of Environmental and Public Health*, doi 10.1155/2012/291541.

Desan, P. (2010): „Mihaly Csikszentmihalyi", auf www.pursuit-of-happiness.org

Donnelly L. (2013): „Almost half of Britons consider themselves ‚stressed'", auf www.telegraph.co.uk

Kellerman, J., Lewis, J. und Laird, J. D. (1989): „Looking and loving: The effects of mutual gaze on feelings of romantic love", in Journal of Research in Personality, 23(2), 145–61.

Kuppusamy, M., Kamaldeen, D., Pitani, R. und Amaldas, J. (2016): „Immediate Effects of Bhramari Pranayama on Resting Cardiovascular Parameters in Healthy Adolescents", in *Journal of Clinical and Diagnostic Research*: 10.5.

Meichenbaum, D. (2006): „Resilience and posttraumatic growth: A constructive narrative perspective", in *Handbook of Posttraumatic Growth: Research and Practice*, 355–68.

Melnick, M. (2013): „20 Scientifically Backed Ways to De-Stress Right Now", auf www.huffingtonpost.com

Morin, A. (2014): „7 Scientifically Proven Benefits Of Gratitude That Will Motivate You To Give Thanks Year-Round", auf www.forbes.com

Neff, K. (o. D.): „Exercise 3: Exploring Self-Compassion Through Writing", auf self-compassion.org/exercise-3-exploring-self-compassion-writing/

„PSYCHO-ONCOLOGY: Discover How Prolonged Chronic Stress Causes Cancer and How to Heal Within." (2012), auf www.alternative-cancer-care.com

Raidl, M. H. und Lubart, T. I. (2001): „An empirical study of intuition and creativity", in *Imagination, Cognition and Personality*, 20(3), 217–30.

Seligman, P. und Peterson, M. (o. D.): „The VIA Character Strengths Survey", auf www.viacharacter.org

Seppälä, E. (2014): „18 Science-Based Reasons to Try Loving-Kindness Meditation Today!", auf www.emmaseppala.com

Turner, K. (2014): „The Science Behind Intuition", auf www.psychologytoday.com

„What Can Mindfulness Do For You?" (o. D.): auf franticworld.com

Kontakt zur Autorin

Möchten Sie mit mir in Kontakt treten, ein Video der Neustart-Sequenz ansehen, die englische Audioversion der Meditationen hören oder Ihre Neustart-Reise fortsetzen, gehen Sie bitte auf meine Website

www.NicolaJaneHobbs.com.

Sie finden mich auch in den sozialen Medien:

Instagram: @NicolaJaneHobbs

Twitter: @NicolaJaneHobbs

Facebook page: Nicola Jane Hobbs

Über den Hashtag #ThriveThroughYoga können Sie Ihre Reise teilen.

Wenn Sie weitere Unterstützung benötigen, bieten Ihnen die folgenden Vereine und Gruppen Information und Hilfe.

Yoga-Haltungen alphabetisch

Register

Kursiv gedruckte Seitenzahlen zeigen einzelne Yoga-Haltungen an, die **fett** gedruckten Übungsreihen.